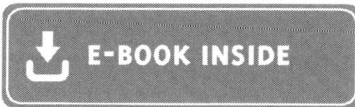

Fiedler: Sexuelle Störungen
Mit dem untenstehenden Download-Code erhalten Sie die PDF-Version dieses Buches.

So laden Sie Ihr E-Book inside herunter:

1. Öffnen Sie die Website: http://www.beltz.de/ebookinside
2. Geben Sie den untenstehenden Download-Code ein und füllen Sie das Formular aus.
3. Mit dem Klick auf den Button am Ende des Formulars erhalten Sie Ihren persönlichen Download-Link.
   [Für den Einsatz des E-Books in einer Institution fragen Sie bitte nach einem individuellen Angebot unseres Vertriebs: vertrieb@beltz.de. Nennen Sie uns dazu die Zahl der Nutzer, für die das E-Book zur Verfügung gestellt werden soll.]
4. Beachten Sie bitte, dass der Code nur einmal gültig ist. Bitte speichern Sie die Datei auf Ihrem Computer.

Download-Code

PDECX-H2D92-TV4CC

Fiedler

Sexuelle Störungen

Peter Fiedler

Sexuelle Störungen

| Mit E-Book inside

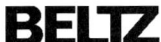

Anschrift des Autors:
Prof. Dr. Peter Fiedler
Psychologisches Institut
Universität Heidelberg
Hauptstr. 47–51
69117 Heidelberg
E-Mail: peter.fiedler@psychologie.uni-heidelberg.de

Das Werk einschließlich aller seiner Teile ist urheberrechtlich geschützt. Jede Verwertung ist ohne Zustimmung des Verlags unzulässig. Das gilt insbesondere für Vervielfältigungen, Übersetzungen, Mikroverfilmungen und die Einspeicherung und Verarbeitung in elektronische Systeme.

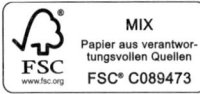

Dieses Buch ist erhältlich als:
ISBN 978-3-621-28439-4 Print
ISBN 978-3-621-28440-0 E-Book (PDF)

1. Auflage 2018

© 2018 Programm PVU Psychologie Verlags Union
in der Verlagsgruppe Beltz • Weinheim Basel
Werderstraße 10, 69469 Weinheim

Lektorat: Karin Ohms
Bildnachweis: Getty Images/Ekely
Herstellung: Lelia Rehm
Satz: Reemers Publishing Services GmbH, Krefeld
Druck und Bindung: Beltz Bad Langensalza GmbH, Bad Langensalza
Printed in Germany

Weitere Informationen zu unseren Autoren und Titeln finden Sie unter: www.beltz.de

Inhaltsübersicht

	Vorwort	10
1	Sexuelle Entwicklung, sexuelle Orientierung und Partnerwahl	13
2	Psychische Störungen in Verbindung mit der sexuellen Entwicklung und Orientierung	34
3	Geschlechtsdysphorie und die Störungen der Geschlechtsidentität	55
4	Sexuelle Funktionsstörungen	84
5	Sexuelle Deviationen und Paraphilien	120
6	Sexualität und sexuelle Störungen im Wandel der Zeiten	157
	Literatur	175
	Sachwortverzeichnis	187

Inhalt

Vorwort		10
1	**Sexuelle Entwicklung, sexuelle Orientierung und Partnerwahl**	**13**
1.1	Einführung	13
1.2	Sex und Gender	14
1.3	Die Entwicklung des Sexualverhaltens	14
1.3.1	Geschlechtsidentität	15
1.3.2	Geschlechtsrolle	16
1.3.3	Geschlechtsrollenpräsentation	16
1.3.4	Die Entwicklung sexueller Präferenzen, Vorlieben und Neigungen	17
1.4	Sexuelle Orientierung und Partnerwahl	17
1.4.1	Biologische Faktoren und sexuelle Orientierung	20
1.4.2	Herkömmliche psychoanalytische und verhaltenstheoretische Erklärungen	22
1.4.3	Geschlechtsrollenkonformes und nicht-geschlechtsrollenkonfordescendant::mes Verhalten in der Kindheit	26
1.4.4	Eine integrative Perspektive	28
1.5	Stört das Alter die Sexualität?	31
1.5.1	Biophysiologische Veränderungen	31
1.5.2	Sexuelle Interessen und Aktivitäten im Alter	32
1.5.3	Fazitname()	33
2	**Psychische Störungen in Verbindung mit der sexudescendant::name()ellen Entwicklung und Orientierung**	**34**
2.1	Einführung	34
2.2	Verläufe und Entwicklungen	35
2.3	Risikozeit: Coming-out	36
2.4	Diagnostik (ICD-10: F66)	38
2.5	Affirmative Psychotherapie und Beratung	39
2.5.1	Entwicklung und Stabilisierung der sexuellen Orientierung	41
2.5.2	Allgemeine Leitlinien der affirmativen Psychotherapie	43
2.5.3	Coming-out: Psychotherapie als Begleitschutz	44
2.5.4	Akzeptanz und Integration	48
2.6	Affirmative Paartherapie	50
2.6.1	Partnerschaftsmodelle	51
2.6.2	Lesben und Schwule als Eltern	52

3 Geschlechtsdysphorie und die Störungen der Geschlechtsidentität — 55

- 3.1 Einführung — 55
- 3.2 Störungen der Geschlechtsidentität in der Kindheit — 57
- 3.2.1 Auffälligkeiten bei Mädchen und Jungen — 58
- 3.2.2 Entwicklungspfade in der späten Kindheit und Jugend — 59
- 3.2.3 Erklärungsversuche — 62
- 3.2.4 Transgenderismus — 64
- 3.2.5 Die affirmative Behandlung von Kindern — 67
- 3.3 Transsexualität — 68
- 3.3.1 Beginn transsexueller Entwicklungen in der Jugend — 69
- 3.3.2 Rechtliche Aspekte: das Transsexuellen-Gesetz — 70
- 3.3.3 Standards und Phasen der affirmativen Behandlung — 71
- 3.4 Intersexualität — 74
- 3.4.1 Chromosomale Abweichungen und Hermaphroditismus — 76
- 3.4.2 Intersexsyndrome und Pseudo-Hermaphroditismus — 79
- 3.4.3 Implikationen einer affirmativen Behandlung — 82

4 Sexuelle Funktionsstörungen — 84

- 4.1 Einführung — 84
- 4.2 Allgemeine Aspekte und Epidemiologie — 85
- 4.2.1 Der sexuelle Reaktionszyklus — 85
- 4.2.2 Wann werden sexuelle Funktionsstörungen diagnostiziert? — 86
- 4.2.3 Häufigkeit und Verbreitung — 89
- 4.3 Differenzialdiagnostik sexueller Funktionsstörungen — 90
- 4.3.1 Der diagnostische Prozess — 90
- 4.3.2 Sexuelle Funktionsstörungen beim Mann — 92
- 4.3.3 Sexuelle Funktionsstörungen bei der Frau — 95
- 4.4 Die Suche und Analyse möglicher Ursachen — 99
- 4.4.1 Psychische Ursachen — 100
- 4.4.2 Somatogene Ursachen — 102
- 4.5 Die Behandlung sexueller Funktionsstörungen — 109
- 4.5.1 Sensualitätstraining — 110
- 4.5.2 Spezifische weitere Möglichkeiten — 111
- 4.5.3 Systemische Sexualtherapie — 115
- 4.5.4 Partnerschaft und Kommunikation — 118

5 Sexuelle Deviationen und Paraphilien — 120

- 5.1 Einführung — 120
- 5.2 Psychiatrische Klassifikation — 121
- 5.3 Epidemiologie — 123
- 5.3.1 Paraphilien bei männlichen Sexualdelinquenten — 124
- 5.3.2 Paraphilien bei Frauen — 125

5.4	Symptomatik und Differenzialdiagnostik nicht-problematischer Paraphilien	126
5.4.1	Fetischismus	126
5.4.2	Transvestitismus	130
5.4.3	Inklinierender Sexueller Sadomasochismus	132
5.5	Symptomatik und Differenzialdiagnostik rechtlich problematischer und gefahrvoller Paraphilien	134
5.5.1	Voyeurismus, Exhibitionismus, Frotteurismus	134
5.5.2	Sexueller Sadismus	138
5.5.3	Pädophilie	140
5.6	Ätiologie und Pathogenese rechtlich problematischer und perikulärer Paraphilien	143
5.6.1	Pathogenetische Funktion psychischer Störungen bei perikulären Paraphilien und Sexualdelinquenz	144
5.6.2	Ein Entwicklungsmodell perikulär-paraphiler Sexualdelinquenz	145
5.7	Verlauf und Prognose rechtlich problematischer und perikulärer Paraphilien	147
5.7.1	Behandlungswirkungen	148
5.7.2	Entwicklungsbedingungen	149
5.8	Psychotherapie bei rechtlich problematischen Perikulären Paraphilien und bei Sexualdelinquenz	150
5.8.1	Vermittlung und Einübung sozialer Fertigkeiten und Kompetenzen	150
5.8.2	Entwicklung von Empathie für die Opfer	152
5.8.3	Systematische Rückfallprävention	153
5.8.4	Weitere Behandlungsmodule	155
5.8.5	Zusammenfassung und Ausblick	155

6 Sexualität und sexuelle Störungen im Wandel der Zeiten 157

6.1	Einführung	157
6.2	Der Kreuzzug gegen die Masturbation	157
6.3	Psychopathia Sexualis	160
6.4	Die Psychopathologisierung der Homosexualität	162
6.5	Das Zeitalter der sexuellen Liberalisierung	165
6.6	Das allmähliche Verschwinden sexueller Lust	169
6.7	Sexuelle Kultur ohne Tabu	170
6.8	Blick in die Zukunft	173

Literatur	175
Sachwortverzeichnis	187

Vorwort

Die öffentliche Diskussion über sexuelle Fragen hat die alten Tabus so wirksam aufgelockert, dass sexuelles Erleben und Verhalten für die meisten Menschen zu einer Selbstverständlichkeit des sozialen Umgangs miteinander geworden ist. Zugleich haben sich neue Normvorstellungen entwickelt. Seitdem es nämlich unsere Sexualität als etwas Abgegrenztes und Allgemeines gibt, also erst seit dem 19. Jahrhundert (→ Abschn. 6.3), haben sich Vorstellungen von natürlicher und widernatürlicher, von normaler und abnormer, von gesunder und kranker Sexualität ständig verändert. Entwicklungsgeschichtlich wurde der Sexualität offiziell nur eine Fortpflanzungsfunktion zuerkannt. Diese reproduktive Funktion ist natürlich auch heute noch wesentlicher Teil der menschlichen Sexualität, wenngleich sie viele rekreative, Partnerschaft erhaltende und Lustgewinn versprechende Funktionen hinzu gewonnen hat.

Für diese Einstellungsänderung gegenüber der Sexualität sind wesentlich Entwicklungen in den 1960er-Jahren verantwortlich, als junge Menschen weltweit begannen, sich gegen gesellschaftlich auferlegte Zwänge, »Herrschaftsmechanismen« und »Unterdrückungsstrukturen« in Staat und Gesellschaft aufzubäumen (→ Abschn. 6.5). In diesen Prozess wurde auch die »Befreiung der Sexualität« einbezogen. Bereits seit den 1950er-Jahren hatten Untersuchungen von Alfred Kinsey und seinen Mitarbeitern (1948, 1953) über die Sexualität der Frau und des Mannes einen Liberalisierungsprozess in der öffentlichen Einstellung in Gang gesetzt. Die Entwicklung der Antibabypille in den 1960er-Jahren war eine weitere Voraussetzung dafür, dass die neue sexuelle Freiheit überhaupt gelebt werden konnte: Ohne das Risiko einer Schwangerschaft kamen für Frauen nun auch Intimpartner in Frage, an die sie sich nicht fest binden wollten.

Die positive Seite des Liberalisierungsprozesses ist unzweifelhaft der Abbau von Ängsten, Konflikten und Schuldgefühlen im Zusammenhang mit der Sexualität. Dennoch nimmt die Zahl der Personen zu, die wegen sexueller Störungen einen Therapeuten aufsuchen. Das hängt u. a. damit zusammen, dass der Kenntnisstand auf beiden Seiten, aufseiten der Patienten wie der Therapeuten, über Sexualstörungen und deren Behandlungsmöglichkeiten gelegentlich als unzureichend angesehen werden muss. Hieraus leitet sich das Ziel der vorliegenden Monografie ab: Sie soll in komprimierter Form wesentliche Informationen liefern. Und sie soll insbesondere für den psychotherapeutisch Interessierten Anreiz und Anleitung sein, sich über die Vielfalt von Sexualstörungen und deren Behandlungsmöglichkeiten einen Überblick zu verschaffen.

Aufbau des Buches
Die Gliederung des Buches folgt in gewisser Hinsicht mehrfach der Entwicklung der Sexualität sowie der jeweiligen Entwicklungspsychopathologie einzelner Störungen

und Störungsgruppen. So steht als Ausgangspunkt und Grundlage die Entwicklung der Sexualität, der sexuellen Orientierung und der Partnerwahl des Menschen in → Kapitel 1 im Vordergrund. Wie entwickeln sich bei Kindern normalerweise die Geschlechtsidentität, die Geschlechtsrolle und die später wichtigen sexuellen Präferenzen, Vorlieben und Neigungen? Was wissen wir heute über die Hintergründe und Bedingungen, die in der Heterosexualität, Homosexualität bzw. Bisexualität zu unterschiedlichen Vorlieben bei der Partnerwahl führen? Das Entwicklungskapitel schließt mit einem Exkurs über das Sexualleben im höheren Lebensalter.

Bereits in den ersten Lebensjahren können psychische Probleme und Störungen auftreten, die mit der sexuellen Entwicklung und Orientierung zusammenhängen. Angesichts nach wie vor bestehender Norm- und Moralvorstellungen über eine vermeintlich angemessene Sexualentwicklung von Kindern entstehen diese Probleme vorwiegend aus einem Unverständnis der Angehörigen, dies insbesondere dann, wenn das Verhalten der Kinder dem geschlechtsrollenkonformen Verhalten von Jungen und Mädchen zu widersprechen scheint. In → Kapitel 2 wird erstmals das Behandlungskonzept der sogenannten Affirmativen Psychotherapie eingeführt, mit dem Betroffene Hilfestellungen bei der Stabilisierung ihrer jeweiligen sexuellen Orientierung und damit einen Begleitschutz bei einem notwendig werdenden Coming-out erhalten können.

Das → Kapitel 3 beschäftigt sich schwerpunktmäßig mit den Phänomenen der sogenannten Geschlechtsdysphorie, also der persönlichen Unsicherheit von Betroffenen hinsichtlich ihrer Geschlechtsidentität als Mann oder Frau. Dabei stehen u. a. die Transsexualität und der sogenannte Transgenderismus im Mittelpunkt mit der Vielfalt der transsexuell möglichen Entwicklungen. Weiter werden jene zumeist organisch bedingten Auffälligkeiten vorgestellt, die üblicherweise unter der Überschrift Intersexualität zusammengefasst werden und die ihren Ausdruck ebenfalls in einer Geschlechtsdysphorie finden können. Die Möglichkeiten und Grenzen psychotherapeutischer Behandlung und die in beiden Bereichen gegebene Notwendigkeit enger Zusammenarbeit der Psychotherapeuten mit medizinischen Fachdisziplinen wie Endokrinologie und Chirurgie werden ausführlich beschrieben und bewertet.

Im → Kapitel 4 stehen mit den sexuellen Funktionsstörungen jene Sexualstörungen im Vordergrund, die im klinischen Alltag am häufigsten sind und deren Darstellung man deshalb auch als zentral unter der allgemeinen Überschrift Sexualstörungen erwartet. In diesem Kapitel wird einerseits ausführlich in eine Differenzialdiagnose unterschiedlicher Funktionsstörungen beim Mann bzw. bei der Frau eingeführt nebst einer Analyse möglicher Bedingungen. Breiten Raum nehmen dabei Hinweise auf Ursachen ein, die sich durch das Vorhandensein körperlicher Erkrankungen oder den Gebrauch von Medikamenten oder Suchtmitteln ergeben. Neben bereits längere Zeit bewährten Psychotherapieverfahren werden aktuelle Möglichkeiten einer Systemischen Sexualtherapie bei Problemen in der Partnerschaft und in der Kommunikation von Paaren vorgestellt.

In → Kapitel 5, das die Paraphilien zum Thema hat, werden im Diagnostikteil wie auch im Behandlungskapitel die engen Zusammenhänge von Paraphilie und sexueller

Delinquenz herausgearbeitet und beachtet. Dazu werden zunächst die Unterschiede zwischen nicht-problematischen und problematischen, weil periculären Paraphilien vorgestellt. Die Konzepte, die gegenwärtig zur Behandlung periculärer Sexualdelinquenz zum Einsatz kommen, werden praxisbezogen erläutert und in ihrer Wirksamkeit bewertet. Schließlich wird – wie dies übrigens bereits wiederholt in den vorausgehenden Kapiteln der Fall war – auch in diesem Kapitel der Diskussion aktueller Rechtsfragen ausführlich Raum gewährt.

Im → Schlusskapitel 6 findet sich einerseits ein Rückblick über den Wandel der Auffassungen über Sexualität im Verlauf der letzten Jahrhunderte und wie diese sich im Verlauf der zurückliegenden Jahre einer vermeintlich sexuellen Liberalisierung weiterentwickelt haben. Unsere Untersuchung schließt mit Überlegungen zur Zukunft der Sexualität ab: Wie wird es im 21. Jahrhundert weitergehen?

Das Buch wendet sich nicht nur an Psychologen, Mediziner und Psychotherapeuten mit Abschluss oder in der Ausbildung, die Menschen mit sexuellen Störungen helfen wollen, sondern es wendet sich an alle Interessierten, die sich einen Überblick über den aktuellen Wissensstand über Sexuelle Störungen verschaffen möchten.

Heidelberg, im Herbst 2017 *Peter Fiedler*

1 Sexuelle Entwicklung, sexuelle Orientierung und Partnerwahl

Sexualität ist das Zentrum der Vitalität.
Sie ist die Antwort auf die Bedrohung durch den Tod.
Irvin D. Yalom

1.1 Einführung

Wer der Meinung ist, Heterosexualität sei normal, Homosexualität dagegen abnorm, begründet dies häufig damit, dass es im Tierreich keine ausschließliche Homosexualität gebe, solange andersgeschlechtliche Partner verfügbar sind. Es wird behauptet, dass alle Arten heterosexuelle Kontakte in der Population maximierten, um das Fortbestehen der Art zu sichern. Zwar werden in unseren Zoos immer wieder Beobachtungen homosexueller Partnerschaft unter Tieren gemacht. Sie wurden bisher jedoch zumeist mit dem Argument heruntergespielt, dass dies aus Mangel an Sexualpartnern geschehe. Diese auch gern von Wissenschaftlern vertretene Meinung gerät inzwischen ins Wanken, nachdem der Biologe Bruce Bagemihl über viele Jahre hinweg mehrere hundert Studien gesammelt und inzwischen (1999) zusammenfassend publiziert hat.

Auch wenn nicht einfach von Beobachtungen im Tierreich auf den Menschen zurückgeschlossen werden darf, geben sie doch zum Nachdenken Anlass: Gerade bei Tierarten, die wie z. B. Pinguine oder Schwäne ebenfalls lebenslange Partnerschaften bevorzugen, gibt es gleichgeschlechtlich orientierte Weibchen oder Männchen – nicht nur das, sie ignorieren ausdrücklich auch dann das andere Geschlecht, wenn das Angebot groß genug ist. Und diese gleichgeschlechtlichen Tierpärchen bleiben sich, wenn dies bei gegengeschlechtlichen Beziehungen der jeweiligen Art allgemein üblich ist, ebenfalls ein Leben lang treu – oder wechseln zu einem neuen gleichgeschlechtlichen Partner. Für Bagemihl ist die »Homosexualität« im Tierreich vor allem Ausdruck der Spiel- und Experimentierfreude der Natur. Und er bedauert sehr, dass im Bereich der in der Natur beobachtbaren Vielfalt sexueller Orientierungsmöglichkeiten der Mensch offensichtlich die einzige Spezies darstellt, der die Homosexualität als etwas Abnormes betrachtet. Wie gesagt, mit Rückschlüssen vom Tierverhalten auf den Menschen ist dennoch kritisch zu verfahren.

Damit nähern wir uns einer der zentralen Fragen dieses Kapitels: Wie kann sich die Unterschiedlichkeit der menschlichen Geschlechtspartnerorientierung entwickeln? Etwa vererbt? Oder durch Erziehung bedingt? Oder durch beide Faktoren? Natürlich ist die Antwort von Bagemihl (1999), dass es sich dabei um eine Experimentierfreude der Natur (in den Randgruppen der Population einer Spezies) handelt, wenig befriedigend.

1.2 Sex und Gender

In öffentlichen Diskursen werden die biologischen Voraussetzungen eines Menschen (engl.: *sex*) häufig kaum oder nur ungenau von ihren gesellschaftlich-kulturell möglichen Ausdrucksformen (engl.: *gender*) getrennt. Für ein Verständnis der weiteren Ausarbeitungen in diesem Buch ist es jedoch sinnvoll, zwischen Geschlecht als *biologischer Voraussetzung* und Geschlecht als *subjektiv erlebter Identität* (Geschlechtsidentität) beziehungsweise auch noch als Geschlecht einer *öffentlich präsentierten sozialen Rolle* (Geschlechtsrolle) begrifflich zu unterscheiden.

Der Sexualforscher John Money (z. B. 1986, 1994; Money & Ehrhardt, 1972) sowie der Psychoanalytiker Robert Stoller (1968, 1976) sorgten dafür, dass diese Differenzierung von Wissenschaftlern und in alltäglichen Diskussionen aufgegriffen wurde. Insbesondere die beiden Gender-Perspektiven der Geschlechtsidentität und der Geschlechtspräsentation sind für ein Verständnis der sexuellen Interessen und Vorlieben des Menschen und – in noch stärkerem Ausmaß – für psychische Störungen in Verbindung mit der sexuellen Entwicklung und Orientierung (→ Kap. 2) sowie für Störungen der Geschlechtsidentität (→ Kap. 3) bedeutsam.

Die biologischen Merkmale sind nämlich nicht ausschließlich dafür maßgeblich, wie Geschlecht und Geschlechtlichkeit vom Menschen selbst erlebt und gelebt oder nach außen dargestellt werden (vgl. Pfäfflin, 2003; Simon & Gagnon, 1986). Das innerpsychische Skript (die subjektiv erlebte Geschlechtsidentität und die interpersonell gelebte sexuelle Orientierung) folgt einer Logik, die subjektives Begehren möglich macht. Das sozial praktizierte Skript sexueller Handlungen (die präsentierte Geschlechtsrolle und die Sexualpraktiken) gehorcht einer Logik, die Verhalten üblicherweise sozial-gesellschaftlich akzeptabel macht. Letzteres, die *interpersonell-soziale* Dimension ist deshalb zumeist jene, die der Beurteilung von Handlungen als »abweichend« (im Sinne psychischer Gestörtheit) und »delinquent« (im Sinne juristischer Beurteilung) zugrunde gelegt werden kann (Fiedler, 2004).

Dies bleibt zu beachten, wenn es darum geht, Menschen mit Problemen der Geschlechtsidentität, der sexuellen Orientierung und ihrer sexuellen Präferenzen mittels psychologischer Behandlung hilfreich zur Seite zu stehen. Denn wir werden im Folgenden begründen, warum sich die einmal ausgebildete individuelle Geschlechtsidentität und die Geschlechtspartnerorientierung offensichtlich kaum mehr ändern oder warum sie sich nur sehr bedingt beeinflussen lassen – vom Kleinkindalter vielleicht abgesehen. Psychologische Therapie lässt sich nach aller Erfahrung gegenwärtig nur mit Erwartungen verbinden, die sich auf eine Änderung der interpersonellen Präsentation der Geschlechtsrolle einschließlich der sexuellen Präferenzen und der objektbezogenen Sexualpraktiken beziehen.

1.3 Die Entwicklung des Sexualverhaltens

Die Frage, ob »es« denn nun ein Mädchen oder ein Junge geworden ist, klärt sich heute nicht erst, wenn das Kind zur Welt gekommen ist. Dank bildgebender Diagnostik kann das morphologische Geschlecht schon während der Schwangerschaft mit relativer Sicherheit bestimmt werden und das genetische Geschlecht auf der Grundlage zytologischer Zusatzuntersuchungen. Spätestens mit der Geburt jedoch erfolgt durch die Geburtshelfer in den Geburtsunterlagen die Festlegung des administrativen (»bürgerlichen«) Geschlechts anhand des aktuellen Zustands der äußeren Geschlechtsorgane. Das Geschlecht, das Eltern ihrer Erziehung zugrunde legen, baut üblicherweise auf diese Festlegungen auf – kann jedoch durch eventuell enttäuschte vorbestehende Erwartungen überformt werden.

Üblicherweise jedoch führt die klare Beantwortung dieser Frage zu entscheidenden Unterschieden in der Beziehung, die unterschiedliche Personen zum Mädchen oder Jungen aufbauen: Namensgebung, Kleiderwahl, Haarschnitt, Geschenke und Spielsachen – bei fast allem wird hinfort den kulturellen Gepflogenheiten entsprechend geschlechtsspezifisch gedacht, gehandelt und erzogen. Die Entwicklung einer Geschlechtsidentität beginnt mit den ersten Lebensminuten und Sexualforscher gehen heute sicher davon aus, dass sich in Entsprechung zur Erziehungsumwelt auch die subjektive Geschlechtsrollenfestlegung des Kindes rasend schnell entwickelt und bereits etwa im Alter zwischen 18 Monaten und zwei Jahren weitgehend vollzogen ist.

1.3.1 Geschlechtsidentität

Kommt im zweiten und dritten Lebensjahr die Sprache hinzu, dauert es nach groben Schätzungen und gewissen Unterschieden zwischen Kindern nur noch weitere zwei Jahre, bis die Geschlechtsidentität bei den meisten Jungen und Mädchen auch im Selbstbild unwiderruflich festgelegt ist und damit im Geschlechtsrollenverhalten seinen Ausdruck findet. Es kann in dieser Zeit noch vorkommen, dass Kinder die weiblichen und männlichen Geschlechtsorgane verwechseln, was überhaupt nicht heißt, dass sie sich über die eigene Geschlechtlichkeit im Unklaren sind. Kinder dieses Alters nehmen die Unterscheidung nicht anhand der Geschlechtsorgane vor, sondern orientieren sich an den Merkmalen, mit denen ihnen diese Unterschiede von Geburt an durch die Erziehungspersonen näher gebracht wurden.

Die Sicherheit, mit der Forscher heute eine endgültige Festlegung der Geschlechtsidentität im vierten Lebensjahr behaupten, wird noch durch andere Beobachtungen gestützt (Cohen-Kettenis & Pfäfflin, 2003). In einigen Fällen wurden Kinder, bei denen wegen sexueller Missbildungen das Geschlecht bei Geburt falsch beurteilt wurde, in einer Geschlechtsrolle erzogen, die nicht ihrem biologischen Geschlecht entsprach (→ Abschn. 3.3 zur Intersexualität). Wird dies entdeckt, kann eine Umkehrung der Geschlechtsrollenerziehung sinnvoll sein. Aus den Erfahrungen mit solchen Versuchen lässt sich ableiten, dass eine solche Umkehrung dann möglich ist, wenn die Erziehung zum eigentlichen Geschlecht möglichst frühzeitig (in den ersten Lebensmonaten) beginnt und mit äußerster Geduld und Konsequenz durchgehalten wird. Nach 18 Monaten wird ein solcher Versuch schwieriger. Nach dem vierten Lebensjahr scheint es sicher, dass er fast immer misslingt (Money et al., 1957).

Das Geschlechterkonzept von Money beinhaltete die Möglichkeit der erzieherischen Beeinflussung der Geschlechtsidentität nur in einem sehr frühen Alter. Mit seinem Ansatz bricht er den überkommenen Erbe-Umwelt-Dualismus auf, den er durch einen Dreischritt »Erbe → sensible Phase → Umwelt« ersetzt. Als erläuterndes Beispiel wählt Money gern den Erwerb der Muttersprache. Man wird zwar ohne Muttersprache geboren; ist diese aber erst einmal erworben, dann bleibt sie so einflussstark, als sei sie Natur.

1.3.2 Geschlechtsrolle

Mit zunehmendem Sprachvermögen organisiert sich beim Kind auf der Grundlage der erlebten Geschlechtsidentität die subjektive und mitteilbare Selbsterkenntnis, einem bestimmten Geschlecht anzugehören. Dies führt das Kind auch dazu, geschlechtsrollentypische Verhaltensweisen zu bevorzugen und gleichgeschlechtliche Personen als Rollenmodelle auszuwählen. Die subjektiv erlebte Geschlechtsidentität und die persönliche Geschlechtsrolle entwickeln sich vermutlich nur sehr bedingt nacheinander, über die ersten Jahre hinweg in vielerlei Hinsicht eher gleichsinnig und sich wechselseitig beeinflussend. Dennoch scheint die Geschlechtsidentität bereits in den ersten Lebensjahren weitgehend festgelegt zu sein, während sich die weitere Entwicklung der persönlichen Geschlechtsrolle und Rollenpräsentation wesentlich an kulturspezifischen Vorstellungen und Normen sowie an sozialen Erwartungen orientiert und ausdifferenziert.

1.3.3 Geschlechtsrollenpräsentation

Schließlich beinhaltet die öffentliche Präsentation der Geschlechtsrolle all das, was ein Mensch nach außen hin sagt oder tut, um sich als Junge oder Mann bzw. Mädchen oder Frau darzustellen (Money & Tucker, 1975; Cohen-Kettenis & Pfäfflin, 2003). Es besteht inzwischen Konsens darüber, dass sich die Geschlechtsrollenpräsentation zwar durch die Geschlechtsidentität mit bestimmt, sich in der Vielfalt ihrer Erscheinungsformen jedoch nach und nach durch Erfahrungen aufbaut und vervollständigt. Wesentlich dafür scheinen erzieherische Einflüsse und soziale Erwartungen zu sein – aber das ist gar nicht so einfach zu belegen.

> **Beispiel**
>
> In den sogenannten Kinderläden in den Folgejahren der 1968er-Bewegung versuchten Eltern, ihren Kindern eine Erziehung anzubieten, die frei von Geschlechtsorientierung sein sollte. Forscher kamen zu dem überraschenden Ergebnis, dass sich die Verhaltensunterschiede zwischen den Geschlechtern in den Kinderläden als weit ausgeprägter erwiesen und viel mehr den gängigen Klischees entsprachen als in traditionellen Kindergärten (Nickel & Schmidt-Denter, 1980; Schmidt-Den-

ter & Nickel, 1995). Mädchen entwickelten in besonderer Weise eine Vorliebe für Mutter-Kind-Spiele, Jungen für technisches Spielzeug. Alles lief in den Interaktionen zwar erheblich konfliktärmer zwischen den Kindern ab, was aber daran lag, dass die Mädchen sich angesichts einer auffällig dominierenden Aggressionsneigung der Jungen eher bereitwillig bis ängstlich zurückzogen.

1.3.4 Die Entwicklung sexueller Präferenzen, Vorlieben und Neigungen

Mit Beginn der Jugend kommt es zur Ausbildung erotischer und sexueller Wünsche, die sich in den sexuellen Präferenzen und in der sexuellen Orientierung oder (genauer:) in der Geschlechtspartnerorientierung wiederfinden. Diese hängen vorrangig mit deutlichen hormonellen Veränderungen in der Pubertät zusammen, die eine rasch zunehmende sexuelle Reaktionsfähigkeit bewirken.

Erste Erfahrungen. Im deutschsprachigen Raum wurde in einigen Studien mit Wiederholung in größeren Zeitabständen das Sexualverhalten junger Menschen im Alter zwischen elf und 30 Jahren untersucht (Sigusch & Schmidt, 1973; Clement, 1986; Schmidt, 1993). Dabei lassen sich deutliche Auswirkungen der zunehmenden Offenheit feststellen, mit der Sexualität öffentlich diskutiert und dargestellt wird. So sinkt im beobachteten Zeitraum von 20 Jahren das Alter um durchschnittlich drei Jahre auf eine Zeit vor dem 16. Lebensjahr, zu dem Jugendliche mit Verabredungen, Küssen, Petting und Geschlechtsverkehr beginnen. Etwa drei Fünftel der deutschen Jugendlichen berichten vor dem 17. Lebensjahr über sexuelle Erfahrungen mit Geschlechtsverkehr. Diese Zahlen entsprechen in etwa denen, wie sie aus Studien in den USA zu finden sind: Dort gaben im Alter von 17 Jahren 67 Prozent der jungen Männer und 56 Prozent der jungen Frauen an, ein- oder mehrmals Geschlechtsverkehr gehabt zu haben (Smith, 1998).

Man könnte diese Vorverlagerung folgendermaßen deuten: Offensichtlich haben die religiösen und sozioökonomischen Vorgaben an eine gesellschaftlich akzeptierte Volljährigkeit über längere Zeit den Kohabitationsbeginn nach hinten verschoben. Im Moment beobachten wir eine Rückkehr zu biologischen Normalverhältnissen, wie sich diese mit sexuellen Gepflogenheiten und insbesondere mit den Heiratsaltern in anderen Epochen und Kulturen vergleichen lassen.

1.4 Sexuelle Orientierung und Partnerwahl

Bei heranwachsenden Jungen ist es nicht unüblich, ab Beginn der Pubertät in Gruppen zu masturbieren und auf diese Weise erste quasi homosexuelle Kontakte zu pflegen. Auch jugendliche Mädchen tauschen gelegentlich quasi lesbische Erfahrungen miteinander aus. Es ist in diesem Zusammenhang sehr sinnvoll, zwischen quasi homosexuellem *Verhalten* (spielerischer Erfahrungsaustausch, Mut- und Initiationsproben sowie sexuelles Konkurrenzgebaren oder schlichte Neugier zwischen Gleichgeschlechtlichen) und homosexueller *Orientierung* (überdauernde sexuelle Attraktivität und Wunsch nach Geschlechtsverkehr mit gleichgeschlechtlichen Partnern) zu unterscheiden. Denn die meisten der frühen homosexuellen Kontakte unter Jugendlichen sind auf kürzere Episoden begrenzt, bis sie älter werden und Gelegenheiten zu heterosexuellen Kontakten finden.

Da eine solche Grenzziehung zwischen homosexuellem Verhalten und sexueller Orientierung nicht streng durchgehalten werden kann, gibt es nach wie vor Kontroversen über die Anzahl von Personen, die im Verlauf ihrer Entwicklung nicht ausschließlich heterosexuell orientiert sind. Die Angaben der organisierten Schwulen und Lesben zu homosexueller Orientierung und Partnerwahl lagen viele Jahre lang »konsensuell« bei durchschnittlich 10 Prozent, eine Zahl, die auch heute noch im Internet weite Verbreitung findet.

Andererseits hat sich in den fünf Jahrzehnten, die seit dem Kinsey-Report zu dieser Frage (1948, 1953) vergangen sind, eine deutliche Veränderung ergeben (Sigusch, 1998; Smith, 1998). Machten bis in die 1970er-Jahre hinein noch etwa 20 Prozent der Jungen im Jugendalter frühe homosexuelle Erfahrungen, so ging diese Zahl in den 1990er-Jahren auf 2 Prozent zurück. Erklärt wird dies zumeist mit der durchgreifenden sexuellen Liberalisierung in unserer Gesellschaft. Die symbolische, teils mystische Bedeutung der Sexualität hat in dem Maße abgenommen, wie es zu einem Abbau von Sexualverboten und zur Egalisierung der Geschlechter kam.

Bisexualität als eigene Option

Mit dem öffentlichen Coming-out der Homosexuellen setzte fast zeitgleich ein Prozess der Konstituierung der manifesten Bisexualität als eigenständige Möglichkeit der sexuellen Orientierung ein, für welches das Buch *The Bisexual Option* stimulierender Ausdruck war (Klein, 1978). Gleichwohl fand die beginnende Selbstorganisation der bisexuellen Männer und Frauen, einen eigenen Emanzipationsprozess in Gang zu setzen, gesellschaftlich und wissenschaftlich zunächst wenig Beachtung. Erst mit dem Auftauchen von AIDS rückten die bisexuellen Männer in das Zentrum der Aufmerksamkeit, als ihnen eine enorme Bedeutung für den Verlauf der HIV-Epidemie zugeschrieben wurde. Von sexualwissenschaftlicher Seite wurde die Bisexualität zunächst als transitorisch, also als Übergangsform etwa im Rahmen eines homosexuellen Coming-out betrachtet. Es schien so, als würden Bisexuelle in einem nicht abgeschlossenen Integrationsprozess auf dem Weg zur Homosexualität stagnieren, wofür Psychoanalytiker bis vor Kurzem das Konstrukt der »Abwehrbisexualität« diskutierten (Reiche, 1990).

Vermutlich wird das Modell einer Übergangsphase sehr eingeengt durch die Annahme einer hetero-/homosexuellen Dichotomisierung der sexuellen Orientierung geprägt und es dürfte sich wie das Konstrukt der »Abwehrbisexualität« – jedenfalls empirisch – wohl kaum in dieser Eindeutigkeit rechtfertigen lassen (Goos, 2003). Auch dann, wenn einige Homosexuelle eine Phase der Heterosexualität durchlaufen, ist überhaupt nicht sicher, ob die Bisexualität immer mit einem Homosexualitätskonflikt angesichts gesellschaftlicher Heterosexualitätserwartungen verbunden ist. Das kann in einigen Fällen so sein, in anderen Fällen aber nicht. Die voreilige Diagnose »Abwehrbisexualität« könnte in vielen Fällen den Blick auf eine eigenständige bisexuelle Differenzierung verstellen.

Erst nachdem bisexuelle Frauen und Männer, zunächst in den USA und in den letzten Jahren auch hierzulande, den Versuch unternahmen, sich zu organisieren, haben die Sexualforscher damit begonnen, die manifeste Bisexualität als eigenständige Möglichkeit sexueller Orientierung wahrzunehmen. Wie so oft scheint sich auch diesmal die Wissenschaftsgeschichte sexueller Anpassung im Abendland durch öffentliches Eintreten von Betroffenen für eigene Bedürfnisse und Rechte fortzuentwickeln – *panta rhei*: So wird es gegenwärtig interessant, auch die Bisexualität als eigenständige, nicht aus Hetero- oder Homosexualität abgeleitete Form der Sexualität zu verstehen und zu untersuchen.

Unterschiede. Bisexuell und monosexuell differenzierte Menschen unterscheiden sich vor allem dadurch, dass die bisexuellen eine doppelte, eine homosexuelle *und* eine heterosexuelle Option haben. Die häufig vertretene Vermutung, dass Bisexuelle indifferent gegenüber dem Geschlecht ihrer Partnerinnen und Partner sind, ist dabei nur eine denkbare Hypothese, auf die eine Bisexualitätsforschung nicht reduziert werden darf. Homosexualität und Heterosexualität schließen sich nicht wechselseitig aus, sondern können in Form einer bisexuellen Erotisierung miteinander verbunden sein. Bisexualität könnte vielleicht über Geschlechtergrenzen hinweg einen Zusammenhang stiften – ein Aspekt, der zeitweilig in der Diskussion über eine Androgynität des Menschen im Mittelpunkt stand (Wolf, 1979). Bisexuelle wären – positiv ausgedrückt – in der Lage, »das beste beider Welten in Erfahrung zu bringen« (Zinik, 1985, S. 9). Das Besondere ist, dass sie beide Geschlechter erotisieren können und von beiden Geschlechtern sexuell angezogen werden.

Passagere serielle Monogamie. Da unsere Kultur auf derartige Möglichkeiten nicht eingestellt ist, wird verständlich, warum sich Bisexuelle gegenwärtig organisieren und »bisexuelle Orte« schaffen – das heißt: Orte, an denen sie nicht wie in hetero- oder homosexuellen Zusammenhängen ständig damit rechnen müssen, auf Partnerinnen oder Partner zu treffen, die sich auf die jeweilige Monosexualität festlegen wollen. Realisieren sie dabei ihre Bisexualität in selbstbewusster Weise und haben sie befriedigende sexuelle Kontakte mit Männern wie mit Frauen erlebt, »sind sie in dem Sinne flexibel, dass sie sich entscheiden können, periodenweise monosexuell zu leben, ohne ihre bisexuelle Option aufgeben zu müssen« (Goos, 2003, S. 63). Der Autor vermutet sogar, dass Bisexuelle nicht Frauen und Männer als solche erotisch besetzen, sondern dass sie sich aufgrund ihrer Struktur insbesondere von Männern und Frauen sexuell angezogen fühlen, die, wie sie selber, die Geschlechter bisexuell erotisieren. Das würde bedeuten, dass Bisexuelle sich sexuell gegenseitig anziehen.

In einer Hinsicht unterscheiden sich Bisexuelle heute nicht mehr ausdrücklich von Hetero- wie Homosexuellen, nämlich in der zurzeit allgemein häufiger gewählten Form der »seriellen Monogamie«, vor allem, weil diese inzwischen freier gelebt werden kann – mit dem Unterschied jedoch, dass Bisexuelle in der spezifischen Partnerwahl zwischen unterschiedlichen Welten hin und her pendeln können. Das wiederum heißt nicht, dass die bisexuelle Orientierung als solche frei gewählt wurde. Sie hat wie die hetero- bzw. homosexuelle Orientierung vermutlich ihr eigenes »Schicksal«. Und die Forscher hätten heute endlich freiere Hand, vorurteilsfrei auch das Geheimnis der Bisexualität allmählich zu lüften.

Aktuelle Situation
Gegenüber dem Kinsey-Report jedenfalls lässt sich insbesondere bei Männern ein auffälliger Rückgang hinsichtlich einer homo- bzw. bisexuellen Aktivität beobachten (vgl. Fiedler, 2010). Überblickt man unterschiedliche Zeitspannen, so bezeichnen sich für zurückliegende zwölf Monate etwa 2,4 Prozent der Männer als schwul und 0,6 Prozent als bisexuell, über einen Zeitraum von fünf vorausgehenden Jahren 2,5 Prozent als schwul und 1,4 Prozent der Männer als bisexuell. Die Angaben für lesbische bzw. bisexuelle Frauen liegen jeweils geringfügig niedriger. Insgesamt kann man heute auf der Grundlage epidemiologischer Studien davon ausgehen, dass sich seit ihrem 18. Lebensjahr etwa 5 bis 6 Prozent der Männer und 4 bis 5 Prozent der Frauen entweder ausschließlich homosexuell oder jeweils mehr oder weniger häufig bisexuell engagiert haben. Entsprechend liegt die Zahl der Männer ohne gleichgeschlechtliche Beziehungen bei 94 bis 95 Prozent und die Zahl der heterosexuell orientierten Frauen bei 95 bis 96 Prozent.

Erklärt wird dieser Rückgang mit der durchgreifenden sexuellen Liberalisierung in unserer Gesellschaft. Seitdem die Homosexualität als eigene Sexualform in die öffentliche Diskussion eingedrungen ist, lassen sich paradoxerweise zunehmende Befürchtungen unter herangewachsenen Jungen ausmachen, womöglich als »Schwuler« angesehen zu werden. Wieweit dazu auch Befürchtungen um die Krankheit AIDS beigetragen haben, lässt sich nur schwer entscheiden, wenngleich sie durchaus Relevanz besitzen dürften.

1.4.1 Biologische Faktoren und sexuelle Orientierung

Die sich spätestens bei Jugendlichen zeigende Geschlechtspartnerorientierung ist das Resultat einer Vielzahl von Einflüssen. Zwei Aspekte sind jedoch – egal ob späterhin hetero-, homo- oder bisexuell – als Voraussetzung zu beachten:
▶ Die Geschlechtsidentität bleibt »Mann« oder »Frau«. Schwule erleben sich wie bisexuelle oder heterosexueller Männer subjektiv gleichermaßen dem männlichen Geschlecht zugehörig wie sich Lesben, heterosexuelle und bisexuelle Frauen eindeutig dem weiblichen Geschlecht zurechnen (seltene Ausnahme: Transsexualität; → Kap. 3 über Störungen der Geschlechtsidentität).
▶ Die Geschlechtsrolle ist und bleibt eindeutig »männlich« oder »weiblich«. Die von heterosexuellen oder bisexuellen oder homosexuellen Menschen nach außen präsentierte Geschlechtsrolle entspricht der Geschlechtsidentität und lässt sich auch in der Außenperspektive zumeist recht eindeutig als »männlich« oder »weiblich« zuordnen (seltene Ausnahmen: Transsexualität und Transvestitismus; → Kap. 4 über Störungen der Sexualpräferenz).

Genetik
Im Mittelpunkt der meisten Studien zur Genetik sexueller Orientierung standen homosexuelle Männer, dies nicht zuletzt deshalb, weil sich Hinweise auf hereditäre Einflüsse bei gleichgeschlechtlich orientierten Frauen nicht so leicht wie bei Männern nachweisen ließen und lassen (Veniegas & Conley, 2000). Gewisse Ausnahmen bilden Zwillingsstudien einer australischen Forschergruppe (Bailey et al., 1991, 1993). Es wurden jeweils 115 Schwule und Lesben mit ihren Brüdern bzw. Schwestern verglichen. Immerhin waren 52 Prozent der eineiigen Zwillingsbrüder der einbezogenen Schwulen ebenfalls homosexuell, jedoch nur 22 Prozent der zweieiigen Brüder. Bei den Frauen waren 48 Prozent der monozygoten Zwillingsschwestern ebenfalls lesbisch, jedoch nur 16 Prozent der dizygoten Schwestern sowie schließlich 6 Prozent von in diese Studie einbezogenen Adoptivschwestern. In einer noch größeren Stichprobe (mit 668 männlichen und 376 weiblichen Zwillingspaaren) haben die Autoren das Ergebnis zu replizieren versucht (Bailey et al., 2000). Einerseits ließen sich die signifikanten Unterschiede zwischen den gleichgeschlechtlich orientierten monozygoten und dizygoten Zwillingsbrüdern replizieren, andererseits waren die zwar tendenziell sichtbaren Unterschiede zwischen gleichgeschlechtlich orientierten eineiigen und zweieiigen Zwillingsschwestern nicht mehr signifikant. Kritisierbar an diesen Studien bleibt, dass sich Erziehungseinflüsse nicht angemessen kontrollieren ließen.

Genetische Marker
Hamer und Mitarbeiter (1993) publizierten als erste Studienergebnisse zur Bedeutsamkeit genetischer Marker, konkret: über das mögliche Vorhandensein solcher DNA-Marker in der Xq28-Region des X-Chromosoms bei homosexuellen Männern und ihren ebenfalls schwulen Brüdern. In einer zweiten Validierungsstudie dieser Autorengruppe wurden dann auch lesbische Schwestern einbezogen und mit homosexuellen Brüdern verglichen (Hu et al., 1995). Wiederum fanden sich bei homosexuellen Brüdern Marker in der Xq28-Region, nicht jedoch bei lesbischen Schwestern. Diese Befunde sind jedoch nach wie vor umstritten, zumal sie bisher außerhalb dieser Forschungsgruppe nicht repliziert werden konnten.

Endokrinologie
In einer der ältesten Hypothesen zur sexuellen Orientierung wurde die Vermutung geäußert, dass homosexuelle Männer zu wenig und homosexuelle Frauen zu viel des androgen wirkenden Steroidhormons Testosteron produzieren. Diese Annahme musste jedoch Anfang der 1980er-Jahre – wohl endgültig – verworfen werden (vgl. Meyer-Bahlburg, 1984).

Nur kurze Zeit später jedoch tauchte bereits eine neue faszinierende Vermutung auf. Man untersuchte in Tierexperimenten mit Ratten die Frage, welche Auswirkungen sich bei Nachkommen zeigen, wenn bereits während der Schwangerschaft der pränatale androgene Hormonspiegel deutlich variiert würde. Man konnte daraufhin bei den Nachkommen recht geschlechtsuntypische Verhaltensweisen beobachten.

Unter anderem erwiesen sich weibliche Ratten, die pränatal Überdosen von Testosteron erhalten hatten, als deutlich aggressiver. Und männlichen Ratten, bei denen der Testosteronspiegel pränatal deutlich vermindert worden war, versuchten ungewöhnlich häufig, mit gleichgeschlechtlichen Artgenossen zu kopulieren (z. B. Ellis & Ames, 1987).

Einmal abgesehen davon, dass aus sexuellen Aktionen der Rattenmännchen nicht auf etwaige »homosexuelle Neigungen« zurückgeschlossen werden kann, wurden aus dieser und ähnlichen zuvor durchgeführten Studie(n) von einigen Autoren weitreichende Schlüsse auf die Möglichkeit der neuroendokriologischen Erklärung der Homosexualität gezogen. Diese gewagten Rückschlüsse von Tierexperimenten auf den Humanbereich wurden zwischenzeitlich einer fundierten Kritik unterzogen (zusammenfassend: Pfäfflin, 1990) und sollten bis zum empirischen Nachweis ihrer Relevanz für den Humanbereich nicht weiter vertreten werden. Denn selbst entsprechende Beobachtungen bei Personen mit hormonell bedingten Intersexsyndromen (→ Abschn. 3.4) dürfen nicht ohne weiteres auf Menschen ohne diese Störungen übertragen werden (Fiedler, 2004).

Schlussfolgerungen
Fasst man die bisherigen Erkenntnisse zusammen, finden sich keine eindeutigen Befunde, aus denen auf eine Heredität sexueller Orientierung rückgeschlossen werden könnte. Die vorliegenden Zwillingsstudien lassen vorläufig lediglich marginale Rückschlüsse auf genetische Einflüsse bei der männlichen Homosexualität zu, nicht in gleicher Weise jedoch bei einer lesbischen Orientierung von Frauen. Bedacht werden sollte auch, dass Gene kein Schicksal per se sind, sondern in den Stoffwechselkaskaden und Entwicklungsturbulenzen des Lebendigen nur die Voraussetzung dafür schaffen, dass weitere Faktoren ihre Wirksamkeit entfalten können. So verweisen auch die bisherigen Studien zu pränatalen neuroendokrinen Einflüssen vor allem auf die Notwendigkeit zur Entwicklung von Erklärungsmodellen, die nicht mehr auf Alles-oder-Nichts-Hypothesen beruhen. Vielmehr sollten sie den komplexen Wechselwirkungen zwischen biologischem Substrat, Entwicklung, Umwelt und sexueller Orientierung in ihrer Vielfältigkeit gerecht zu werden versuchen.

1.4.2 Herkömmliche psychoanalytische und verhaltenstheoretische Erklärungen

Die Frage nach der Entwicklung lesbischer, schwuler und bisexueller Menschen kann angemessen vernünftig nur gestellt werden, wenn sie gleichzeitig Antworten auf die spiegelbildlich zu stellende Frage danach erlaubt, wie es bei Heterosexuellen zu einem ausschließlichen Interesse an gegengeschlechtlichen Partnern oder Partnerinnen kommt. Wir stoßen auf das Problem, dass – solange man die Homosexualität als psychische Abweichung ansah – in wissenschaftlichen Publikationen Auffassungen vertreten wurden, die selten mit Blick auf die gleichwertig interessanten heterosexuellen Entwicklungen hin durchdacht und ausgearbeitet wurden. Außerdem hängen sie sehr eng mit bestimmten Forschungstraditionen zusammen (vor allem der Psychoanalyse oder den psychosozialen Lerntheorien). Da die dort entwickelten Hypothesen, obwohl sie inzwischen als unzureichend angesehen werden müssen, gelegentlich immer noch vertreten werden, kommen wir nicht umhin, sie kurz darzustellen, um dann nachfolgend darauf einzugehen, weshalb sie auf der Grundlage aktuellerer Forschungsarbeiten als wenig oder auch nicht mehr akzeptabel angesehen werden müssen.

Psychoanalytische Perspektiven
Sigmund Freud (1905) und die meisten seiner psychoanalytischen Nachfolger haben hereditäre Ursachen für die sexuelle Orientierung nicht in Abrede gestellt. Dennoch stand für sie außer Frage, dass sich die sexuelle Orientierung wesentlich bereits in den ersten Kindheitsjahren strukturiert und sich dann in einer ganz spezifischen Weise weiter entwickelt und ausdifferenziert. (Das Problem dieser Ansicht: Für Psychoanalytiker liegen die Ursprünge der meisten menschlichen Eigenarten oder Ursachen von späteren psychischen Problemen fast immer und gelegentlich ausschließlich in den Bindungserfahrungen der ersten vier oder fünf Kindheitsjahre, was regelmäßig die Kritik empirisch arbeitender Forscher herausfordert, da es nicht oder selten gelingt, Belege für die Stichhaltigkeit dieser Hypothese zu finden.)

»Klassische« Perspektiven. Die meisten Psychoanalytiker jedenfalls sind immer noch der Auffassung Freuds, dass ein ursprünglich diffuser (noch bisexuell) ungerichteter Sexualtrieb danach ein »Schicksal« bekommt, eine individuelle, unverwechselbare, stabile Gestalt, die das weitere Leben entscheidend prägt – wichtig für Freud: ohne dass dabei die homosexuelle wie die heterosexuelle Orientierung per se als psychische Störung zu betrachten sei. Viele Nachfolger Freuds haben dann – insbesondere die Psychiater unter ihnen und dies ganz im Unterschied zu Freud – aus der Homosexualität erneut eine »psychische Störung« werden lassen. Und in der Folge wurde häufiger darüber gestritten, ob es sich um ein pathologisches Phänomen aus dem Bereich »Perversionen« handelt, welches sich postödipal »spiegelbildlich« zu den Neurosen entwickelt, oder um eine sogenannte »frühe Störung«, die eher an eine Charakter- oder Persönlichkeitsstörung denken lässt. Als einer der Ersten hatte Sullivan (1940) – interessanterweise selbst Homosexueller – die Homosexualität dem Bereich der Persönlichkeitsstörungen zugeordnet, nahm davon aber wenig später wieder Abstand.

Eine häufig zitierte Studie, mit der man diese Frage zu klären versuchte, stammt von Bieber et al. (1962). Bieber und Kollegen hatten Fallberichte inhaltsanalytisch ausgewertet und auf diese Weise die aus Psychotherapien von 106 homosexuellen und 100 heterosexuellen Patienten durch ihre 77 Therapeuten mitgeteilten Angaben miteinander verglichen. Man stellte seinerzeit fest, dass männliche homosexuelle Analysanden häufiger eine »enge, intime Bindung« zu einer Mutter mit dominanten Persönlichkeitszügen hatten und zugleich emotional gleichgültige, ablehnende Väter mit eher »schwacher Charakterstruktur«. Die Autoren glaubten, dass ihre Befunde eher die

Ansicht der Entwicklung einer Persönlichkeitsstörung stützten, und bezeichneten starke Intimität mit der dominanten Mutter und Gleichgültigkeit der Väter als »klassisches Muster« der Entwicklung von Homosexualität.

Diese Studie jedoch hat in vielerlei Hinsicht nicht nur methodische Kritik erfahren, sondern sie wurde von Nicht-Analytikern auch kritisch hinterfragt – etwa danach, was denn an einer »engen Mutterbindung« so problematisch sei, »wenn sie nicht zufällig in der Geschichte von Menschen auftauche, deren Verhalten man von vorneherein als pathologisch beurteilt hat« (Davison, 1976, S. 159). Dennoch fanden die Annahmen von Bieber und Kollegen weite Verbreitung und blieben bis in die jüngste Vergangenheit in der Diskussion der (nicht nur amerikanischen) Psychoanalytiker als »Lehrmeinung« sehr bestimmend.

Aktueller Wandel. Seitdem die Homosexualität aus den Diagnosesystemen gestrichen wurde, hat sich die psychoanalytische Theoriebildung gewandelt (hierzu ausführlich: Rauchfleisch, 2001). Zunächst einmal wurden die Ansichten von Freud (1905/1915) zur »Normalität« bisexueller, homosexueller und heterosexueller Orientierungen wieder entdeckt. Und entsprechend wird heute (erneut) davon ausgegangen, dass sich aufgrund von Beziehungserfahrungen in den ersten Lebensjahren auf das eigene Geschlecht ausgerichtete, entsprechend »narzisstisch getönte Kristallisationskerne« der Geschlechtsidentität ausbilden. Diese strukturieren die späteren sozialen Erfahrungen der Kinder und Jugendlichen in zwei Entwicklungsperioden. In einer postödipal folgenden zweiten Phase werden vom Kind eigene sexuelle Präferenzen zunehmend gegen elterliche Einflüsse vertreten. Homosexuelle Orientierung entwickelt sich in dem Maße, wie die Betreffenden im Bemühen um Autonomie und Abgrenzung gegenüber elterlichen Erziehungseinflüssen die bereits vorhandenen sexuellen Vorlieben weiter verfolgen (Morgenthaler, 1987). In der Jugend erfolgt dann in einer dritten Entwicklungsphase das mühevolle Coming-out, mit dem die homosexuelle Orientierung auch noch gegenüber bestehenden gesellschaftlich-kulturellen Einflüssen durchzusetzen ist.

Ein für psychoanalytisches Denken etwas ungewohnter Akzent findet sich in einer Perspektive von Isay (1989). Er nimmt einen umgekehrten Ödipus-Prozess an: Der Junge begehrt den Vater und identifiziert sich mit der Mutter, da er weiß, dass der Vater die Mutter begehrt. Hierüber erkläre sich das geschlechtsrollenuntypische Verhalten. Der Vater jedoch lehne dies ab, was zu einem konfliktreichen Verhältnis zwischen Vater und schwulem Sohn führen kann. Die Frage, wie und warum es zu einer »umgekehrten ödipalen Entwicklung« komme, bleibt Isay allerdings schuldig.

Bei genauem Hinsehen hat die aktuelle Erweiterung der Entwicklungsperspektive bis in die Jugend nichts an der eigentlichen Auffassung der Psychoanalytiker geändert, dass nämlich die entscheidenden »Kristallisationskerne« bereits (präödipal) in den ersten drei Lebensjahren relativ unveränderbar durch elterliche Einflüsse angelegt werden. Homosexualität ist damit nach wie vor das Ergebnis von »zwangsläufig immer wieder auftretenden größeren und kleineren Verletzungen« und von »Irritationen und Krisen in der Eltern-Kind-Beziehung« in den ersten Beziehungserfahrungen (Rauchfleisch, 2001, S. 52). Heute ist lediglich die Wahl des Sprachgebrauchs und entsprechend die Definition von Konstrukten der Tatsache angepasst worden, wonach nicht mehr nach den interpersonellen Hintergründen für eine »pathologische« Entwicklung, sondern nach Erklärungen für eben »unterschiedlich mögliche Sexualorientierungen« gefragt wird – egal ob diese heterosexueller, homosexueller oder bisexueller Natur sind.

Psychosoziale Lerntheorien: Erziehung, Verstärkung, Modelllernen
Aus der Perspektive der sozialen Lerntheorien wurden früher vor allem zwei Prozesse als wesentlich postuliert:
- die differenzielle Verstärkung kindlicher sexueller Vorlieben durch Bezugspersonen
- das Modelllernen

Kinder werden sehr unterschiedlich hinsichtlich ihrer sexuellen Verhaltensmuster erzogen, wobei sich eben auch Vorlieben für gleichgeschlechtliche Orientierungen entwickeln können (vgl. Fagot & Hagan, 1991). Wenn dann mit dem Eintritt in die Schule der Erziehungseinfluss der Eltern zunehmend sinkt, kommen die Gleichaltrigen und öffentlichen Medien als wichtige Einflussgrößen dazu, wobei das Lernen über Modelle eine immer bedeutsamere Einflussgröße darstellt (z. B. Golombok & Tasker, 1994).

»Klassische« Auffassungen. In diesem Zusammenhang wurde gelegentlich die Hypothese aufgestellt, dass das »Risiko« der homosexuellen Entwicklung dann erhöht sei, wenn Kinder lesbische Mütter oder homosexuelle Väter hätten (Patterson, 1992). Obwohl sich die Befundlage dazu mehr als kümmerlich ausnimmt und wissenschaftlich nicht haltbar ist, wurde die provokante These in den Medien aufgegriffen und hat tiefe Spuren in der öffentlichen Meinung hinterlassen. Ähnliches gilt für die unter Laien verbreitete sogenannte Verführungshypothese, nach der sich überdauernde homosexuelle Neigungen abgehoben von homosexueller Aktivität auf der Grundlage homosexueller Intimerfahrung in Kindheit oder Jugend bzw. durch sexuellen Missbrauch durch gleichgeschlechtliche Täter ausbilden würden. Auch für diese Ansicht lassen sich keinerlei empirischen Belege finden (Bell et al., 1981).

Aktueller Wandel. Soweit entspricht die Zeitstruktur der lerntheoretischen Auffassungen grob den Phasenmodellen, wie sie von Psychoanalytikern vertreten werden. Der Unterschied liegt darin begründet, dass Lern- und Entwicklungspsychologen die wichtigsten »Kristallisationskerne« für die Geschlechtspartnerorientierung akzentuierter im *Übergang zur Jugendzeit* und nicht bereits in den ersten Bindungserfahrungen vermuten (Cates, 1987). Wie die Psychoanalytiker haben zwischenzeitlich auch die sozialen Lerntheoretiker ihren Sprachgebrauch den veränderten Einstellungen von Wissenschaft und Gesellschaft der Homosexualität gegenüber angepasst. Wurde zunächst als Ursache der Homosexualität noch ein »Fehler« in jeweils postulierten Stufenabfolgen hin zu einer »normalen« heterosexuellen Entwicklung vermutet (Taylor, 1983; Zuger, 1984), werden heute Entwicklungen *unterschiedlicher* sexueller Orientierung als »normal« betrachtet.

Für die Lernpsychologen gelangen hetero-, homo- und bisexuelle Entwicklungen jedoch zunehmend unter das Regime verschiedener Orientierungs*ziele* und werden auf diese Weise angeregt und gefestigt, schließlich im Coming-out durch Betroffene zunehmend autonom nach außen vertreten. Für diesen Prozess sind die unterschiedlichsten Erziehungsinstanzen und Sozialisationsagenten in Schule, in Freundschaftsbeziehungen, im Berufsleben und öffentliche Medien verantwortlich – ein Prozess, an dem auch die Betroffenen selbst aktiv beteiligt sind und bleiben, nämlich durch die selektive Ausbildung und Favorisierung von zum Teil stereotyp wirkenden hetero-, homo- bzw. bisexuellen Orientierungsschemata (Frable, 1997).

Kurz: Im Sinne aktueller lerntheoretischer Konzeptualisierung gibt es ein Coming-out *auch* bei heterosexueller Orientierung: Denn auch im Fall der heterosexuellen Partnerorientierung gibt es vielfältige kulturell-gesellschaftlich oder familiär vorgegebene Tabuzonen und Altersgrenzen zu überwinden – wenngleich dieser Prozess bei weitem nicht so problematisch verläuft wie bei der Homosexualität. Andererseits lassen sich in allgemein sexualitätsfeindlich eingestellten Familien erhebliche psychische Probleme auch bei ansonsten heterosexuell orientierten Kindern und Jugendlichen beobachten, die denen homosexueller Menschen durchaus ähnlich sind.

1.4.3 Geschlechtsrollenkonformes und nicht-geschlechtsrollenkonformes Verhalten in der Kindheit

Bereits Anfang der 1980er-Jahre wurde in einer breit angelegten Interviewstudie des Kinsey Instituts für Sexualforschung versucht, den Realitätsgehalt psychoanalytischer und lerntheoretischer Entwicklungsperspektiven zu überprüfen (Bell et al., 1981). In der als San Francisco-Studie bekannt gewordenen Untersuchung interviewten Forscher annähernd 1.000 Lesben und Schwule und verglichen die Ergebnisse mit Daten aus gleichartigen Interviews mit 500 heterosexuellen Männern und Frauen. Diese Studie gilt nach wie vor als Meilenstein, weil sich mit den Ergebnissen erhebliche Zweifel an vielen der bis dahin und auch heute noch vertretenen Hypothesen der Psychoanalytiker und Lernpsychologen begründen lassen.

Kurz zusammengefasst (ausführlich Bell et al., 1981, S. 184 – 189): Es ließen sich *überhaupt keine* nennenswerten familiären Variablen und Erziehungsstile identifizieren, mit denen sich ein Einfluss auf die spätere sexuelle Orientierung hätte voraussagen lassen. Dies gilt einerseits für die bindungstheoretisch begründeten psychoanalytischen Annahmen (Mutterdominanz und Vaterindifferenz): Es fanden sich zwischen homosexuell bzw. heterosexuell orientierten Personen keinerlei Unterschiede, vielmehr überwog in beiden Gruppen gleichwertig häufig eine Dominanz des Vaters. Gleichzeitig ließen sich auch für viele Hypothesen der sozialen Lerntheoretiker keine Entwicklungspfade finden, weder mit Blick auf eine differenzielle Verstärkung noch eine mögliche Modellierung sexueller Orientierungsmuster. Schließlich erwies sich die auch unter Laien weit verbreitete Verführungshypothese als völlig unhaltbar.

Die San Francisco-Studie widerlegt eindeutig die Vermutung, dass erst eigene heterosexuelle oder homosexuelle Erfahrungen die Grundlage für die spätere sexuelle Orientierung darstellen: Die meisten homosexuellen bzw. bisexuellen Erfahrungen werden gemacht, *nachdem* sich die Betreffenden ihrer Orientierung selbst bewusst geworden sind – das heißt, die Orientierung ist bereits angelegt, wenn eigene Aktivitäten aufgenommen werden: Die 1.000 Schwulen und Lesben der Interviewstudie jedenfalls hatten typischerweise erst drei Jahre (!) später, nachdem sie sich selbst ihrer homosexuellen Neigungen bewusst geworden waren, ihre ersten gleichgeschlechtlichen Kontakte – was im Übrigen den Entwicklungen der ebenfalls zur Jugendzeit befragten Heterosexuellen in der Kontrollgruppe entspricht.

Und beachtenswert ist weiter, dass viele Homosexuelle berichten, während der Jugendzeit auch zahlreiche heterosexuelle Erfahrungen gemacht zu haben, und dass ihnen diese nicht nur gelegentlich Spaß und Freude bereitet hätten. Mit Ausnahme von Angst vor sozialer Stigmatisierung und Ausgrenzung wurden nur wenige negative Ereignisse in der Entwicklung sexueller Neigungen berichtet, die unangenehm in Erinnerung geblieben sind. Und auch noch in einer anderen Hinsicht, nämlich dem gelegentlichen pubertären Leiden an Liebesbeziehungen (die gelegentlich sogar heterosexuell ausgerichtet waren), unterscheiden sich die späteren Homosexuellen überhaupt nicht von jenen, die eine heterosexuelle Entwicklung beibehalten.

Die Ergebnisse der San Francisco-Studie bedeuten ohne jeden Zweifel, dass die Frage nach den Ursachen und Hintergründen der sexuellen Orientierung viel radikaler *neu* gestellt werden muss. Dabei ist ein Phänomen von besonderer Wichtigkeit, auf das andere Autoren bereits zuvor wiederholte Male hingewiesen hatten. Immer wieder war beobachtet worden, dass viele Schwule und Lesben bereits in ihrer Kindheit mit einem nicht-geschlechtsrollenkonformen Verhalten aufgefallen waren.

Nicht-geschlechtsrollenkonformes Verhalten in der Kindheit. Spätestens seit der San Francisco-Studie (Bell et al., 1981) steht fest, dass als einer der sicheren Prädiktoren für die spätere Geschlechtspartnerorientierung das geschlechtsrollenkonforme bzw. das nicht-geschlechtsrollenkonforme Verhalten in der Kindheit anzusehen ist. Zum Beispiel unternahmen die Schwulen in ihrer Kindheit im Unterschied zu den heterosexuellen Männern eher selten und mit nur wenig Freude Aktivitäten, die für Jungen als typisch gelten (z. B. Fußball spielen, abenteuerliche Unternehmungen), während genau diese für Jungen typischen Aktivitäten im Kindesalter die Lieblingsbeschäftigung der späteren Lesben ausmachten. Überhaupt wird von den späteren Homosexuellen angegeben, dass auch ihre frühen Freundschaftsbeziehungen eher untypisch waren: Während Jungen und Mädchen üblicherweise gleichgeschlechtliche Beziehungen pflegen, bestanden sowohl bei Schwulen als auch Lesben in der Kindheit vorrangig Freundschaftsbeziehungen zum anderen Geschlecht (vgl. hierzu → Kap. 3 über Störungen der Geschlechtsidentität).

In der San Francisco-Studie war das geschlechtsrollenkonforme bzw. nicht-geschlechtsrollenkonforme Verhalten in der Kindheit nicht nur der bedeutsamste, sondern zugleich auch noch der *einzige* signifikante Prädiktor für die spätere sexuelle Orientierung sowohl bei den Männern als auch bei den Frauen. Seither ist es in einschlägigen Forschungsarbeiten üblich, diesen Aspekt immer mitzuerheben. In einer Metaanalyse von Bailey und Zucker (1995) über bis dahin einbezogene 48 Studien mit Stichprobengrößen zwischen 34 und 8.751 Personen findet sich immer wieder der hochgradig signifikante Befund von Zusammenhängen zwischen späterer Geschlechtspartnerorientierung und den jeweiligen *nicht* für das eigene Geschlecht typischen kindlichen Interessen und Aktivitäten (bei Homosexuellen) bzw. den jeweiligen für das eigene Geschlecht typischen kindlichen Interessen und Aktivitäten (bei Heterosexuellen). Die Autoren sind sich sicher, dass es sich bei den von ihnen generierten Effektstärken (zwischen 0.96 und 2.09, je nach Studie) um die größten handelt, die gegenwärtig zur Voraussage sexueller Orientierung zu finden seien.

Fehlende Prospektivstudien. Anzumerken bleibt jedoch, dass es sich bisher fast ausschließlich um Ergebnisse aus retrospektiven Befragungen erwachsener Personen handelt und dass Prospektivstudien fehlen. Eine Voraussage auf die spätere Geschlechtspartnerorientierung kann also aus entsprechend beobachtbaren Vorlieben in der Kindheit nicht vorgenommen werden. Auch bei später heterosexuell orientierten Menschen finden sich in Befragungen zur eigenen Kindheit entsprechende Neigungen und Verhaltensmuster in nicht unbeträchtlichem Umfang. Auch wird den immer gefundenen 10 bis 30 Prozent Homosexuellen, deren Geschlechtsrollenverhalten in der Kindheit *nicht* von dem für Jungen oder Mädchen typischen abweicht, in der Forschung leider selten gesonderte Aufmerksamkeit gewidmet. Seltene Ausnahme stellt eine Arbeit von Grossmann (2002) dar, der prähomosexuelle Kindheiten in ihrer Unterschiedlichkeit untersuchte. Der Autor beschreibt eine interessante Untergruppe Homosexueller mit geschlechtsrollenkonformem Verhalten in der Kindheit, deren damalige Interessen und Vorlieben als geradezu geschlechtsprototypisch angesehen werden können.

1.4.4 Eine integrative Perspektive

Eine die bisherigen Befunde integrierende Erklärungsperspektive wurde von Bem (1996) vorgelegt. Der Autor stellt in seiner sogenannten EBE-Theorie (**E**xotic **B**ecomes **E**rotic) einen »zentralen Wendepunkt« in das Zentrum seiner Überlegungen, der sich offensichtlich bei allen Menschen irgendwann in der Jugend oder im frühen Erwachsenenalter vollzieht: Jene Menschen, die in der Kindheit gern mit Mädchen spielen (nämlich homosexuelle Männer und heterosexuelle Frauen), bevorzugen im späteren Leben Männer als Sexual- und Lebenspartner. Diejenigen, die in der Kindheit lieber mit Jungen spielen (nämlich homosexuelle Frauen wie heterosexuelle Männer), fühlen sich im späteren Leben vorzugsweise von Frauen angezogen. Bem (1996) macht darauf aufmerksam, dass dieser bedeutsame und entscheidende Wechsel im Interesse am Geschlecht von Bezugspersonen im Lebenslauf in der bisherigen Forschung zur Partnerwahl (in der von »Heterosexualität« als Normalzustand ausgegangen wurde) kaum beachtet wurde.

Angesichts dieses sowohl für männliche wie weibliche Jugendliche geltenden pubertären Wechsels des Interesses hin zum in der Kindheit nicht favorisierten »anderen Geschlecht« postuliert Bem (1996) folgende phasenhafte Entwicklung (ausführlich auch: Fiedler, 2004):

Von der Genetik zum Temperament. Angesichts der nach wie vor eher als tendenziell zu bezeichnenden Hinweise der biologischen Forschung auf mögliche Einflüsse genetischer oder pränatal-hormoneller Voraussetzungen geht die EBE-Theorie der Geschlechtspartnerorientierung davon aus, dass die hereditären bzw. pränatalen Faktoren *keinen direkten* Einfluss auf die spätere sexuelle Orientierung haben. Vielmehr wird postuliert, dass diese eher für die Entwicklung von Temperamentsvariablen eine wichtige Rolle spielen, also für Persönlichkeitsmerkmale, die sich auf einer Dimension zwischen »aktiv« und »passiv« einordnen lassen.

Vom Temperament zum Rollenverhalten. Das kindliche Temperament jedoch ist Voraussetzung dafür, an welchen Aktivitäten das Kind bevorzugt Interesse und Freude entwickelt. So wird das eine Kind (egal ob Junge oder Mädchen) zunehmend Spaß an Rauf-und-Kampf-Spielen, an Fußballspielen und anderen Wettkampfsportarten entwickeln (die als typisch für Jungen angesehen werden); ein anderes Kind (egal ob Junge oder Mädchen) wird sich eher zurückhaltend entwickeln, Spiele mit Puppen und Vater-Mutter-Kind-Spiele bevorzugen (die eher als typisch für Mädchen gelten).

Vom Rollenverhalten zur Geschlechtspartnerorientierung. Die Theorie postuliert weiter, dass praktisch jedes Kind – egal ob geschlechtsrollenkonform oder nicht – in der Entwicklungsphase von der Kindheit zur Pubertät in der Gegenwart von Gleichaltrigen, die nicht den eigenen Neigungen entsprechen, regelhaft erhöhte nichtspezifische Erregungsphasen durchmacht, weil sich in dieser Zeit gravierende geschlechtshormonelle Veränderungen vollziehen. Im subjektiven Erleben wird dies für viele Kinder ein neuartig unbekanntes, vielleicht sogar angstvolles Geschehen darstellen. Nicht jedes Kind ist sich zunächst bewusst, dass diese Erregung aus einer geschlechtshormonell bedingten Veränderung der Beziehung zu jenen Gleichaltrigen erwächst, die über eine bis dahin eher dem Selbst wenig vertraute (»exotische«) Typik der Geschlechtsrollenpräsentation verfügen.

Exotic Becomes Erotic. Im Verlauf der weiteren Entwicklung verändert sich diese spezifische Eigenart affektiver Erregung vor allem mit den weiter zunehmenden hormonellen Veränderungen in der Jugend in Richtung auf ein – jetzt – *erotisches* Interesse an jenen, denen man bis dahin eher reserviert gegenüber gestanden hat und deren »exotische« Eigenarten und Gewohnheiten man bisher nicht genau kennt. Auf diese Weise könnte die EBE-Theorie auch noch andere Phänomene einordnen helfen wie zum Beispiel, dass auf hellhäutige Menschen plötzlich dunkelhäutige Personen erotisierend wirken. Postuliert wird von Bem (1996, 2000), dass spezifische psychologische Mechanismen dafür verantwortlich zeichnen, wenn sich zunächst »exotisch« erlebte Merkmale in »erotisierende« Attraktoren verwandeln.

Empirie

In seinen bisherigen Ausarbeitungen hat Bem eine Reihe von Forschungsarbeiten an Belegen für die Sinnhaftigkeit einer solchen Stufenabfolge zusammengetragen (1996, 2000). Zugleich hat er dies durch Reanalysen und eigene Pfadanalysen auf der Grundlage von Ergebnissen der Genetikforschung untermauern können, sodass es außerordentlich wertvoll wäre, in der zukünftigen Erforschung der sexuellen Orientierung ein ausdrückliches Augenmerk auf die psychophysiologischen, psychologischen und sozialen Bedingungen zu lenken, die für die Übergänge der empirisch bereits geprüften Phasen bedeutsam sind (→ Abb. 1.1). Zugrunde gelegt wurden die Daten einer Studie von Dunne et al. (2000), der weitere Hinweise entnommen werden können: Für beide Geschlechter finden sich signifikante Voraussagen, ausgehend vom Genotyp hin zu nicht-geschlechtsrollenkonformem Verhalten in der Kindheit bis hin zur späteren sexuellen Orientierung – *nicht jedoch* direkt vom Genotyp zur sexuellen Orientierung.

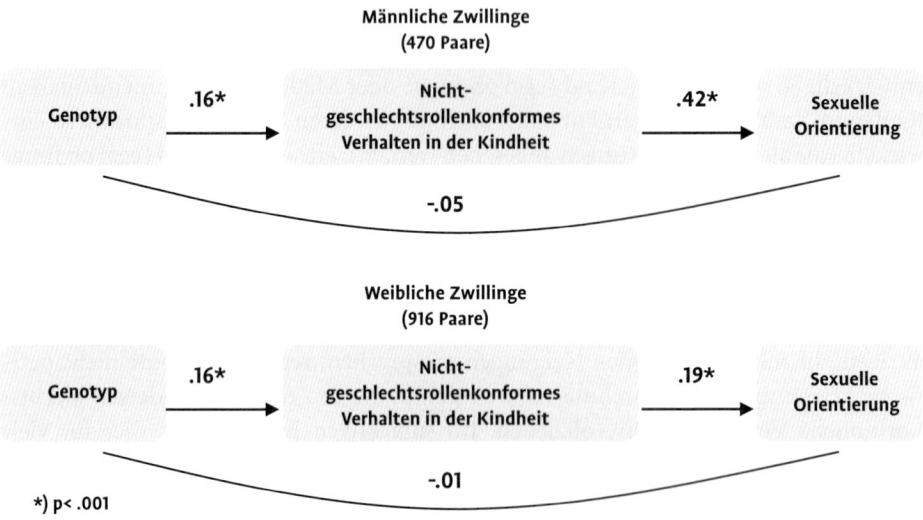

Abbildung 1.1 Pfadkoeffizienten zwischen gleichem Genotyp, gleichartig beobachtbarem nicht-geschlechtsrollenkonformen Verhalten in der Kindheit und gleichartiger sexueller Orientierung im Erwachsenenalter für männliche und weibliche Zwillingspaare (Bem, 2000)

Natürlich eröffnen sich spannende Forschungsfragen danach, wie denn nun der eigenwillige Wechsel von gefühlsmäßiger Abneigung über eine zunehmende erotisierende Neugierde hin zu sexueller Attraktion an Personen erfolgt. Bem geht davon aus, dass bereits der zeitweilig zunehmenden Abneigung ähnliche Erregungstendenzen zugrunde liegen wie dem erlebten Wandel in Richtung Erotisierung – nur dass diese Erregungen in der Frühphase durch die Kinder anders interpretiert werden: Zu wenig vertraut und fremdartig mögen ihnen jene Gleichaltrigen vorkommen, deren Einstellungen und Verhaltensweisen sie bis dahin nicht geteilt und entsprechend wenig gut kennengelernt haben. Später gewinnt dann die hormonell gesteuerte sexuell-erotisierende Neugier überhand.

Der genaue Zeitpunkt, zu dem sich die später bleibende sexuelle Orientierung subjektiv im homosexuellen wie heterosexuellen Coming-out offenbaren kann, wird durch sehr unterschiedliche Faktoren beeinflusst, einschließlich jener von schlichter Neugier getriebenen Begegnungen, in denen Kinder die Unterschiede und Gleichartigkeiten des gleichen oder anderen Geschlechts bei Eltern, Geschwistern oder Spielkameraden untersuchen (dürfen). Eine Mitte der 1990er-Jahre dazu durchgeführte Studie kommt zu dem Ergebnis, dass Männer wie Frauen sich daran erinnern, dass sich ihre erste sexuelle Zuneigung durchschnittlich etwa im Alter von zehn Jahren entwickelte – und zwar war es dabei egal, ob sich diese auf das eigene oder andere Geschlecht bezog (McClintock & Herdt, 1996).

Natürlich beeinflussen kulturelle Normen und soziale Erwartungen entscheidend die Möglichkeiten der Bewusstwerdung oder Interpretationen subjektiver Erregung – und damit die Möglichkeiten eines eher entlastenden oder eher bedrückenden Coming-out, was im Falle sozialer Restriktionen natürlich seinerseits zur weiteren Erregungssteigerung beitragen kann. Die meisten Menschen gehen in unserer nach wie vor geschlechtspolarisierenden Gesellschaft eben schlicht davon aus oder werden mehr oder weniger in diese Denkrichtung gedrängt, dass sich romantisches Erleben und erotisierende Erregung auf das andere Geschlecht auszurichten habe. Entsprechend viele Personen ignorieren und unterdrücken sexuelle Erregung, die sich auf das gleiche Geschlecht bezieht, oder deuten und interpretieren sie zeitweilig völlig fehlerhaft (Savin-Williams, 1996).

Angesichts der sich vollziehenden Veränderungen in der öffentlichen Meinung gegenüber der Homosexualität sollte also zu erwarten sein, dass sich bei Vorliegen einer gleichgeschlechtlichen Orientierung auch die beobachtbare Zeitspanne zwischen Bewusstwerdung und aktiver Aufnahme sexueller Beziehungen weiter verringern dürfte. Nach wie vor jedenfalls ist das Coming-out für die Heterosexuellen zumeist ein recht problemloses Unterfangen, für die meisten Homosexuellen jedoch ein eher langwieriger und dornenreicher Weg (Biechele et al., 2001).

1.5 Stört das Alter die Sexualität?

Die Zahl älterer Menschen, die bei guter Gesundheit ein hohes Alter erreichen, nimmt kontinuierlich zu. Verschiedenen Untersuchungen zufolge betrachten die wohl meisten von ihnen die Erotik und Sexualität als wichtigen Bestandteil ihrer Lebensqualität (Kockott & Fahrner, 2004; Buddeberg, 2009). Dies hat dazu geführt, dass sich die sexologische Forschung der letzten Jahrzehnte auch für die sexuellen Bedürfnisse und Verhaltensweisen älterer Menschen sowie für ihre Einstellungen der Sexualität gegenüber interessiert.

1.5.1 Biophysiologische Veränderungen

Im höheren Alter kommt es zu einigen auffälligen, eben altersbedingten Veränderungen in der sexuellen Reaktionsfähigkeit, auf die unterschiedliche Faktoren Einfluss nehmen: Im Vordergrund stehen neben dem erreichten Lebensalter der eigene körperliche und psychische Gesundheitszustand und die Gesundheit des Partners, die frühere sexuelle Aktivität sowie die familiären Situation und Eingebundenheit (Kockott & Fahrner, 2004). Für beide Geschlechter gilt zwar, dass sowohl hinsichtlich der somatischen und psychologischen Reaktionen individuell große Unterschiede bestehen und bei sexuellen Störungen ursächlich sowohl psychische als auch somatische Faktoren zusammenwirken (→ Kap. 4 über Sexuelle Funktionsstörungen). Dennoch verläuft die Veränderung der Sexualphysiologie im höheren Lebensalter bei Mann und Frau weitgehen parallel.

Im Vergleich zu jüngeren Männern benötigt der Mann jenseits des 50. Lebensjahres für eine Erektion eine längere Stimulierung. Zugleich können die Erektionen von geringerer Stärke sein, sind zugleich jedoch länger zu halten und der Prozess des Samenausstoßes wird besser kontrollierbar. Nach dem Orgasmus klingt die Erektion gegenüber früher rascher ab und die Refraktärzeit bis zur neuen Erektion ist länger. Bei Frauen über 50 setzt als altersbedingte Veränderung beispielsweise die Lubrikation der Scheide während der sexuellen Erregung wesentlich später ein als in jungen Jahren. Häufiger Grund hierfür ist eine beginnende Atrophie der Scheidewand, sodass die Flüssigkeitsabsonderung erschwert ist. Und die Orgasmusphase ist im Alter zumeist verkürzt.

1.5.2 Sexuelle Interessen und Aktivitäten im Alter

Schneider (1980) befragte 285 Personen, die älter als 45 waren. Er unterteilte diese in eine jüngere (45 bis 64 Jahre) und eine ältere (über 64 Jahre) Gruppe. Für die »Jüngeren« hatte der Geschlechtsverkehr die höchste Bedeutung für das Erleben von Sexualität, gefolgt von den Dimensionen Zärtlichkeit und Zufriedenheit. Bei der älteren Gruppe hingegen stand die Dimension Zärtlichkeit an erster Stelle der Bedeutung, gefolgt von der Dimension Zufriedenheit mit der Partnerschaft. Erst an dritter Stelle kam der Geschlechtsverkehr.

Zu ganz ähnlichen Ergebnissen kam eine etwa zeitgleich (1999) in der deutschsprachigen Schweiz durchgeführte Befragung von 1.498 Personen (857 = 57,2 % Frauen; 641 = 42,8 % Männer), die im Alter zwischen 45 bis 91 zu ihrem Sexualleben mittels Fragebogen untersucht wurden (Bucher et al., 2003). Mit zunehmendem Alter stand auch in dieser Studie das Bedürfnis nach Zärtlichkeit im Vordergrund, wobei die Zufriedenheit nicht zwingend mit dem erfüllten Wunsch nach Geschlechtsverkehr korrelierte. Einige Ergebnisse dieser Studie liefern zudem einige interessante Hinweise zum Wandel der Sexualität älterer Menschen, hier kurz in Anlehnung an kommentierenden Bemerkungen von Buddeberg, einem Mitarbeiter der Untersuchung, zusammengefasst (2009, S. 28):

▶ **Wunsch nach Zärtlichkeit.** Dieser ist bei beiden Geschlechtern bis ins hohe Alter deutlich vorhanden. Der Austausch von Zärtlichkeiten findet jedoch seltener statt als er gewünscht wird, wobei offenkundig die Zärtlichkeitswünsche der Männer häufiger befriedigt werden als die der Frauen.

▶ **Wunsch nach Geschlechtsverkehr.** Bis zum 60. Lebensjahr wünschen Frauen und Männer – letztere etwas häufiger – ca. einmal pro Woche einen Geschlechtsverkehr. Danach nimmt der Wunsch mit zunehmendem Alter kontinuierlich ab. Mit

75 Jahren haben beide Geschlechter durchschnittlich einmal im Monat den Wunsch nach Geschlechtsverkehr.

Wie schon beim Austausch von Zärtlichkeiten, so ist es auch beim eigentlichen Geschlechtsverkehr. Dieser findet deutlich seltener statt als er gewünscht wird und dies bei beiden Geschlechtern. 45- bis 50-Jährige geben an, zwei- bis dreimal pro Monat Geschlechtsverkehr zu haben, 70- bis 75-Jährige seltener als einmal pro Monat. Frauen geben in der Frequenz aller Altersstufen etwas niedrigere Werte an, wobei dies vor allem mit dem häufigeren Fehlen eines (zumeist verstorbenen) Partners zusammenhängt.

▶ **Sexuelle Zufriedenheit.** Diese wird in gleicher Weise von Frauen und Männern über alle Altersstufen hinweg als »eher zufrieden« beurteilt.

Wie lässt sich dieses eher überraschende Ergebnis erklären? Buddeberg (2009) bietet als eine Erklärungen das aus der Sozialpsychologie bekannte Phänomen des sogenannten »response shift« an, womit gemeint ist, dass man bei abnehmenden Möglichkeiten und Ressourcen mit weniger zufrieden ist als früher. In Bezug auf die Sexualität älterer Menschen bedeutet das: Mit zunehmendem Alter verschlechtern sich die somatischen Determinanten der sexuellen Reaktionsfähigkeit. In dieser Phase ist man jedoch mit dem, was an sexueller Aktivität noch realisierbar ist, zufriedener.

1.5.3 Fazit

Zusammengefasst lässt sich also die Frage »Stört das Alter die Sexualität?« mit Buddeberg (2009) mit einem klaren »Nein« beantworten. Mit dem Alter wird die Sexualphysiologie zwar störungsanfälliger, die damit zusammenhängende »sexuelle Vulnerabilität« wird aber mehrheitlich gut bewältigt – wenngleich natürlich nicht immer. Das hängt übrigens zudem auch noch mit erschwerenden gesellschaftlichen Erwartungen zusammen. Obwohl die Haltung der Allgemeinheit zur Sexualität im Alter freizügiger geworden ist, haben ältere Menschen mehrheitlich den Eindruck, dass sie in der Gesellschaft als asexuelle Wesen gelten (Berberich & Brähler, 2001). Zum Teil übernehmen diese Einstellung besonders Hochbetagte. Hier spielen auch biografische Aspekte eine Rolle. Viele dieser Menschen sind unter inzwischen als überholt geltenden sexuellen Normen aufgewachsen, lange vor der sogenannten sexuellen Liberalisierung der 1960er-Jahre. Auf die kulturell-gesellschaftlichen Einflüsse der letzten Jahrzehnte mit nicht unerheblichen Auswirkungen auch auf Vieles, was unter der Überschrift »Sexuelle Störungen« zusammengeführt werden kann, soll in den nachfolgenden Kapiteln eingegangen werden.

2 Psychische Störungen in Verbindung mit der sexuellen Entwicklung und Orientierung

2.1 Einführung

Es könnte ja in absehbarer Zukunft tatsächlich einmal so sein, dass es einer administrativen Unterscheidung von Personen hinsichtlich ihrer Geschlechtspartnerorientierung nicht mehr bedarf. Die Gegenwart sieht beträchtlich anders aus. Zwar wurde die Homosexualität aus den psychiatrischen Diagnose-Systemen gestrichen und die sexuelle Orientierung an sich nicht mehr als Störung angesehen (seit 1980 mit dem DSM-III der APA und seit 1991 mit der ICD-10 der WHO). Damit sind die Betroffenen trotzdem nicht der Probleme enthoben, die sich nach wie vor aus politischen, rechtlichen, gesellschaftlichen und kulturellen Diskriminierungsprozessen ergeben und ableiten lassen, auch wenn die gesellschaftliche Akzeptanz homosexueller Partnerschaften gegenwärtig deutlich zunimmt. Dennoch werden bei Schwulen, Lesben und Bisexuellen nach wie vor psychische Störungen zum Teil erheblichen Ausmaßes als Folge der öffentlich weiter bestehenden Vorurteile und Ausgrenzungen beobachtet, wenn sie deren persönliche Möglichkeiten und Kompetenzen im Umgang mit Stigmatisierungserfahrungen überschreiten.

Weil dies so ist, wurde in die ICD-10 (WHO, 1991/1993) eine eigene Störungsgruppe eingeführt: »Psychische und Verhaltensstörungen in Verbindung mit der sexuellen Entwicklung und Orientierung« (F.66). Diese bezieht sich auf das Vorhandensein psychischer Störungen (z. B. Ängste, Depressionen) und/oder auf zwischenmenschliche Schwierigkeiten, die in der Folge subjektiver Unsicherheiten mit der eigenen Geschlechtsidentität oder Geschlechtspartnerorientierung auftreten können. Eine solche Störungsgruppe ist im DSM-5 (APA, 2013) nicht vorgesehen, weil für Ängste, Depression oder Beziehungsschwierigkeiten eigene Störungskategorien bestehen und sich deshalb keine eigene Störungsgruppe rechtfertigen lässt, die sich nur auf *eine* spezifische Ursachenhypothese für psychische Auffälligkeiten mit Behandlungswert bezieht: nämlich auf Schwierigkeiten mit der eigenen sexuellen Orientierung.

Andererseits kann man durchaus den Standpunkt vertreten, dass die nicht-heterosexuelle Geschlechtspartnerorientierung so lange ein eigenes Thema in der klinischen Praxis und Forschung bleiben sollte, wie sich angesichts sozialer Ausgrenzung und Stigmatisierung bei Schwulen und Lesben auffällige psychische Störungen beobachten lassen (Fiedler, 2004). Und weil die ICD-10 als international gültige Klassifikation in vielen Ländern zur Anwendung kommt, in denen die Homosexualität nach wie vor aus politischen oder religiösen Gründen abgelehnt wird, wurde diese Störungskategorie von den Psychiatern der Weltgesundheitsorganisation sehr bewusst eingefügt. Gleichzeitig wurde dies als ein wichtiger Beitrag der Medizin und Psychologie zu einer besonderen Art Wiedergutmachung diskutiert, war und ist die (frühere) klinisch-diagnostische Festlegung, dass es sich bei der Homosexualität um eine psychische Störung handelt, noch bis vor wenigen Jahren erheblich mitverantwortlich dafür, dass zwar wissenschaftlich vertretene, empirisch jedoch nicht begründbare Vorurteile gegenüber nicht-heterosexuell orientierten Menschen weite Verbreitung gefunden haben.

2.2 Verläufe und Entwicklungen

Bis Anfang der 1990er-Jahre war es üblich, die nicht-heterosexuellen Entwicklungen in Phasen- oder Stufenmodellen darzustellen. In den letzten Jahren werden zeitlich organisierte Abfolgemodelle zunehmend als unzureichend angesehen. Das Coming-out gilt inzwischen als hoch komplexer Prozess, der sich zeitlich auf verschiedenen emotionalen, kognitiven und verhaltensnahen Dimensionen sehr unterschiedlich entwickeln kann (Rosario et al., 2001). Dabei stehen folgende Entwicklungsdimensionen im Vordergrund:
- die sexuelle Orientierung bzw. Identität (also die persönliche Identifikation als schwul, lesbisch oder bisexuell)
- Eigenarten und Vorlieben des Sexualverhaltens und die konkrete Partnerwahl (insbesondere Häufigkeit sexueller Kontakte; ob und wie sich Betreffende bei sexuellen Kontakten vor Infektionen schützen)
- die Entwicklung und Darstellung eines homosexuellen Lebensstils (z. B. in der Freizeit und bei anderen sozialen Aktivitäten)
- persönliche Einstellungen gegenüber der Homosexualität (und Heterosexualität)
- Art und Ausmaß der Verheimlichung oder Veröffentlichung der eigenen sexuellen Orientierung gegenüber anderen Menschen

Einige der auf diese Weise in der Forschung generierten Erkenntnisse seien kurz erwähnt.
Bewusstwerdung – erste Kontakte. Wie Heterosexuelle auch machen Schwule wie Lesben ihre ersten homosexuellen Kontakte im Durchschnitt erst im zeitlichen Abstand von drei Jahren nach der Bewusstwerdung ihrer sexuellen Orientierung (Bell et al., 1981). Die Zeitspanne kann sich bei einzelnen Frauen wie Männern, die sich ihrer sexuellen Orientierung unsicher sind, jedoch bis zu 35 Jahren erstrecken.
Selbstdefinition. Das Alter, in dem sich die Betreffenden selbst als eindeutig homosexuell definieren, wird in verschiedenen Studien für Schwule mit 16 bis 18 Jahren angegeben, wobei der Range zwischen 8 und 24 Jahren liegt. Bei Lesben liegt die Zeit der eindeutigen Selbstdefinition bei durchschnittlich 20 bis 22 Jahren (Barber, 2000). Der Zeitpunkt, zu dem Homosexuelle ihre sexuelle Orientierung einem heterosexuell orientierten Menschen gegenüber das erste Mal offenbaren, liegt bei etwa 20 Jahren für Schwule und bei etwa 21 Jahren für Lesben (Herek et al., 1998).
Erste homosexuelle Erfahrungen. Durchschnittlich liegt das Alter für die ersten sexuell zu nennenden Erfahrungen mit gleichgeschlechtlichen Personen bei Schwulen etwa zwischen 13 und 14 Jahren und das von Lesben mit 16 bis 18 Jahren etwas höher (vgl.

Barber, 2000). Dabei dürfte das Durchschnittsalter, mit dem sich Schwule ihrer homosexuellen Neigungen bewusst werden, heute durchschnittlich bei etwa zehn und das der Lesben bei etwa elf Jahren zu verorten sein.

Heterosexuelle Kontakte. In einer Reihe von Studien wird die Zahl der Lesben, die jemals zuvor bereits heterosexuelle Kontakte hatten, zwischen 57 und 90 Prozent angegeben. Dabei ergeben sich keinerlei bemerkenswerte Veränderungen über eine Zeitspanne von 30 Jahren, in denen Studien dazu durchgeführt wurden (Übersicht: Fiedler, 2004). Ähnliches gilt für Schwule, deren heterosexuelle Erfahrungen zwischen 52 und 72 Prozent angegeben werden. Im jeweils einer Befragung direkt vorausgehenden Jahr hatten noch 5 bis 26 Prozent der befragten Lesben heterosexuelle Kontakte und 15 bis 18 Prozent der Schwulen.

2.3 Risikozeit: Coming-out

Inzwischen ist es durch Forschungsarbeiten eindrücklich belegt, dass sich die kurz und knapp mit *Coming-out* bezeichnete Entwicklung zwischen der Bewusstwerdung einer homosexuellen Orientierung und der Entscheidung für einen Lebensstil mit entsprechender Geschlechtspartnerwahl in sehr unterschiedlicher Weise ausgestalten kann. Für viele Betroffene bestehen dabei angesichts der vorhandenen gesellschaftlichen Vorurteile und homophobischen Befürchtungen in den Familien nach wie vor erhebliche Probleme, mit der eigenen sexuellen Orientierung nach außen zu treten. Für andere gilt das aber eher nicht mehr. Angesichts politisch-rechtlicher Verbesserung hat sich vieles zum Positiven geändert und verändert sich günstig weiter, sodass ein Coming-out heute manchen Betroffenen etwas einfacher erscheint. Schriftsteller, Künstler, Schauspieler und selbst Politiker und Sportler fassen inzwischen Mut und vermögen offensichtlich ohne gravierende Konsequenzen die Öffentlichkeit mit einem Coming-out zu überraschen. Und dieser Trend dürfte sich, nachdem in Deutschland die sogenannte »Ehe für alle« eine rechtliche Grundlage gefunden hat, weiter fortsetzen (→ Abschn. 2.6).

Dennoch beeinflusst die Notwendigkeit, eine nicht-heterosexuelle Orientierung in die eigene Identität zu integrieren, in vielerlei Hinsicht eine ganze Spannbreite adaptiver und gesundheitsbezogener Eigenschaften, Einstellungen und Verhaltensweisen (Rosario et al., 2001). Zum Beispiel finden sich bei einer größeren Zahl von Betroffenen in dieser Lebensperiode konsistent eine Abnahme des Selbstwertgefühls sowie ein Anwachsen von Stresserleben und innerer Anspannungen. Ängste, Panikstörungen und Schlaflosigkeit können die Folge sein. Damit häufig einhergehend werden auffällige Störungen des Sozialverhaltens beobachtet sowie mit wachsendem Sexualverlangen in der Jugend ein zunehmendes Risiko ungeschützten Geschlechtsverkehrs und damit des Infektionsrisikos für Geschlechtskrankheiten. Diese Auswirkungen werden nicht nur durch die allgemeine homophobische Stigmatisierung homosexueller Neigungen weiter bekräftigt, sondern auch durch Restriktionen verstärkt, wie sie entgegen einer sexuellen Liberalisierung im sozialen Umfeld der

Betroffenen und in Religionsgemeinschaften bis in die Gegenwart beobachtet werden können (Übersicht: Fiedler, 2004).

Soziale Isolation und Suizidrisiko. Weiter kommt es nicht selten vor, dass Schwule und Lesben im Unterschied zu gleichaltrigen Heterosexuellen schlicht und einfach keinen Partner finden, um ihre Neigungen zu erproben und auszuleben. Bei einigen kann es zu sozialer Isolation, zunehmender Einsamkeit, Alkoholmissbrauch, Ess- und Körperbildstörungen bis hin zu Depressivität und Anpassungsstörungen kommen. Unter schwulen, lesbischen und bisexuell orientierten Jugendlichen lag Anfang dieses Jahrtausends die Rate der Suizidversuche in Vergleichsstudien mit weit über 20 Prozent jeweils mehr als doppelt so hoch, als sie in dieser Zeit allgemein bei Jugendlichen bekannt war (Rosario et al., 2001; vgl. auch für die 1990er-Jahre: D'Augelli & Hershberger, 1993; Remafedi et al., 1991; Rotheram-Borus et al., 1994). Hier ist ein Stadt-Land-Gefälle zu beachten. Als mögliche Ursache dafür lässt sich finden, dass die Betreffenden im Vorfeld ihrer Suizidversuche kränkende familiäre Zurückweisungen und soziale Ausgrenzungen über sich ergehen lassen mussten, nachdem ihre homosexuelle Neigung öffentlich geworden war.

HIV-Risikozeit: Coming-out bei Männern. Schließlich wird seit Jahren über die Beobachtung berichtet, dass ein ungeschütztes Sexualverhalten von homosexuellen Jugendlichen und jungen Erwachsenen mit einigen Bedingungen assoziiert zu sein scheint, die eng mit der Entwicklungsphase des Coming-out verbunden sind. Dies gilt insbesondere für junge Männer. Einige Schwule neigen während der Zeit ihrer sexuellen Identitätsfindung und zunehmenden Sexualbeziehungen häufiger als andere zu risikoreichem Verhalten einschließlich ungeschützter sexueller Kontakte, wenn sie vermehrtem Stress und Belastungen ausgesetzt sind. Das heißt, das Risiko ungeschützter sexueller Beziehungen steigt an,

▶ wenn homosexuell orientierte männliche Jugendliche in ihrem Umfeld mit starken Vorurteilen gegenüber der Homosexualität zu kämpfen haben (Lima et al., 1993; Perkins et al., 1993; Ross & Rosser, 1996),
▶ wenn sie damit scheitern und große Probleme haben, ihre Identität anderen gegenüber öffentlich zu machen (Cole et al., 1996; Seibt et al., 1993; Rosario et al., 2001) – und dann eigentümlicherweise häufig auch noch,
▶ wenn sie zusätzlich zur Gruppe der bisexuell orientierten Personen gehören (McKirnan et al., 1995).

Schließlich scheint das Ausmaß an subjektiver Belastung und sozialer Ausgrenzung die Häufigkeit sexueller Kontakte mit gleichgeschlechtlichen Partnern zu erhöhen, die dann zumeist in homosexuellen Subgruppen gesucht werden (Rosario et al., 2001).

Ungeschütztes Sexualverhalten bei Frauen. Nun ist es zweifellos so, dass schwule und bisexuelle männliche Jugendliche ein hohes Risiko für eine HIV-Infektion eingehen, wenn sie ungeschützten Sexualverkehr ausüben. Weniger eindeutig scheint die Befundlage für lesbische und bisexuelle junge Frauen. Andererseits mehren sich die Hinweise auf ein erhöhtes Risiko auch bei Frauen, die sexuelle Kontakte nur zu Frauen oder zu Männern und zu Frauen pflegen. Das Risiko fällt offensichtlich höher aus als bei Frauen, die ausschließlich heterosexuelle Sexualbeziehungen unterhalten (Bevier et al., 1995; Einhorn & Polgar, 1994; Lemp et al., 1995).

HIV-infizierte lesbische Frauen beispielsweise berichten über oralen Verkehr mit ihren Sexualpartnerinnen sowie über risikoreiche Sexualpraktiken wie zum Beispiel vaginale Stimulation mit der ganzen Hand bzw. Faust (*vaginal fisting*) oder mittels Dildo beziehungsweise Vibrator. Insbesondere letztgenannte Praktiken können leicht zu Verletzungen und damit zum wechselseitigen Austausch von Körperflüssigkeiten führen, insbesondere wenn zugleich orale Praktiken einbezogen werden. Obwohl das Infektionsrisiko zwischen Frauen geringer eingeschätzt wird, ist es also keinesfalls auszuschließen.

Unzureichende Aufklärungskampagnen. Kurz zusammengefasst scheint sich Folgendes zu bestätigen: Je weniger psychosoziale Belastungen etwa in Form sozialer Ausgrenzung im Prozess des Coming-out auftauchen, umso günstiger sind die Auswirkungen auf die Entwicklung eines gesunden Selbstwertgefühls – und umso häufiger entscheiden sich die Betreffenden für sexuelle Praktiken, die ein geringeres Risiko der HIV-Infektion haben. Dies scheint in gleicher Weise für Schwule wie für Lesben zu gelten (Rosario et al., 2001).

Aktuell laufende Safer-Sex-Kampagnen müssen also immer dann als unzureichend angesehen werden, wenn sie vorrangig darauf hinzielen, die Bereitschaft zu geschütztem Geschlechtsverkehr zu erhöhen, ohne die genannten psychosozialen Rahmenbedingungen berücksichtigen. Hier scheint ein Umdenken erforderlich (Dannecker, 2002). Zumindest was Schwule und Lesben als Zielgruppe einer HIV-Prävention angeht, sollten sich die Safer-Sex-Kampagnen sowie weitere vorbeugende und therapeutische Maßnahmen viel stärker als bisher mit der sozialen Situation im Coming-out, den damit verbundenen Belastungen und Ängsten, mit der sozialen Ausgrenzung und Isolation und mit den daraus folgenden Anpassungs- und Verhaltensstörungen der jugendlichen Homosexuellen auseinandersetzen.

2.4 Diagnostik (ICD-10: F66)

Im Bereich F.66 der ICD-10 (»Psychische und Verhaltensstörungen in Verbindung mit der sexuellen Entwicklung und Orientierung«) werden drei Störungen genauer beschrieben (WHO, 1993, 2015, S. 303f). Mit ihnen sollen Probleme erfasst werden, die von Variationen der sexuellen Entwicklung und Orientierung herrühren, auch wenn die Sexualpräferenz als solche nicht unbedingt problematisch oder abnorm ist. Einbezogen werden im Übrigen auch Störungen der Geschlechtsidentität, auf die ausführlich in → Kapitel 3 eingegangen wird. Die sexuelle (Geschlechtspartner-)Orientierung an sich wird nicht als Störung angesehen. Mit einer fünften Stelle können die spezifischen Variationen der sexuellen Entwicklung und Orientierung, die für die betroffene Person problematisch sind, gekennzeichnet werden:

F66.x0 Heterosexuell
F66.x1 Homosexuell
F66.x2 bisexuell (nur bei eindeutiger sexueller Anziehung zu beiden Geschlechtern)
F66.x8 sonstige, einschließlich Vorpubertät

F66.0 Sexuelle Reifungskrise
»Die betroffene Person leidet unter einer Unsicherheit hinsichtlich ihrer Geschlechtsidentität oder der sexuellen Orientierung, was zu Ängsten oder Depressionen führt. Dies kommt meist bei Heranwachsenden vor, die sich hinsichtlich ihrer homo-, hetero- oder bisexuellen Orientierung nicht sicher sind, aber auch bei Menschen, die nach einer Zeit scheinbar stabiler sexueller Orientierung – oftmals einer lange dauernden Beziehung – die Erfahrung machen, dass sich ihre sexuelle Orientierung ändert« (WHO, 2015, S. 303).

Anmerkung des Autors: Diese Diagnose gilt für Jugendliche und Erwachsene. Für Kinder ist in entsprechenden Fällen die diagnostische Kategorie einer »Geschlechtsidentitätsstörung im Kindesalter« vorgesehen (ergänzend hierzu → Abschn. 3.2).

F66.1 Ichdystone Sexualorientierung
»Die Geschlechtsidentität oder sexuelle Ausrichtung ist eindeutig, aber die betroffene Person hat den Wunsch, diese wäre wegen der damit verbundenen psychischen oder Verhaltensstörungen anders, und unterzieht sich möglicherweise einer Behandlung, um diese zu ändern« (WHO, 2015, S. 303).

Anmerkung des Autors: Eine teilweise entsprechende Kategorie der »Ichdystonen Homosexualität« im DSM-III (APA, 1980) wurde 1987 gestrichen (DSM-III-R; APA, 1987). Die ICD-Diagnose rechtfertigt sich dennoch, weil nach wie vor darüber Unwissen besteht, dass sich eine von der Heterosexualität abweichende sexuelle Orientierung nicht durch psychotherapeutische Maßnahmen verändern lässt. Im Prozess des Coming-out kann es deshalb durchaus zu erheblichen Unsicherheiten bezüglich der eigenen sexuellen Orientierung kommen.

F66.2 Sexuelle Beziehungsstörung
»Die Geschlechtsidentität oder die Störung der Sexualpräferenz bereitet bei der Aufnahme und der Aufrechterhaltung einer Beziehung mit einem Sexualpartner Probleme« (WHO, 2015, S. 303 f.).

Anmerkung des Autors: Hier sind erwachsene Personen mit abweichenden sexuellen Präferenzen einzubeziehen, beispielsweise jene, auf die das Transgenderismus-Phänomen des Transvestitismus zutreffen könnte (vgl. → Abschn. 5.4.2).

2.5 Affirmative Psychotherapie und Beratung

Menschen jedweder sexueller Orientierung haben das Recht auf Rücksichtnahme, Wertschätzung und Schutz ihrer Integrität. Nach wie vor besteht Bedarf an kompetenter therapeutischer Hilfe, um die Betroffenen darin zu stärken und zu unterstützen, einer erlebten Diskriminierung aktiv und selbstbewusst entgegentreten zu können. Angesichts der nach wie vor bestehenden »homophoben« bzw. »heterosexistischen« Tendenzen in Teilen der Bevölkerung gilt es weiter, die Betroffenen in dieser Situation nicht sich selbst zu überlassen, sondern sie vonseiten der Wissenschaft mit zu unterstützen. Dies gilt insbesondere in Zeiten der Zuwanderung von Ausländern, Flüchtlingen und Asylsuchenden, die häufig aus Kulturen oder Religionsgemeinschaften stammen, in denen die Homosexualität strikt abgelehnt, wenn nicht gar bestraft wird. Dies gilt weiter, weil es unzweifelhaft darum geht, auch seitens der Medizin, Psychologie und Psychotherapie Wiedergutmachung für schuldhaftes Versagen zu leisten, in das sich diese Professionen lange Zeit »kollektiv« verstrickt hatten – und gelegentlich noch verstrickt sind.

Denn immer wieder gibt es auch heute noch Berichte von Menschen mit nicht-heterosexueller Geschlechtspartnerorientierung, dass ihnen Psychotherapeuten ihre Hilfe versagt hätten, weil die Betroffenen selbst sich nicht mit ihrer »Homosexualität als dem *eigentlichen* Problem« auseinandersetzen wollten (Shidlo et al., 2002; Fiedler, 2010 a). Diese Psychotherapeuten sahen sich zum Beispiel nicht in der Lage, dem geäußerten Wunsch nach Hilfe im Coming-out zu entsprechen. Sie versagten ihre Hilfe gegenüber dem Wunsch der unter Vorurteilen in Familie, Beruf oder Gesellschaft leidenden Personen, sie in ihrer Absicht zu unterstützen, sich zukünftig besser in Familie, Beruf und Gesellschaft als nicht-heterosexuell orientierter Mensch zurechtzufinden.

Die zuletzt dargestellten Anliegen der Betroffenen bestimmen die Erwartungen, die an eine modern zu nennende Therapie von Menschen mit nicht-heterosexueller Orientierung zu stellen wären. Sie entspricht zugleich einer Haltung, wie sie Sigmund Freud 1935 in Antwort auf einen Brief an eine amerikanische Mutter formuliert hat, die ihn um helfenden Rat für ihren homosexuellen Sohn gebeten hatte (publiziert: 1947). In diesem Brief gibt Freud einige Ratschläge, die einer Psychotherapie als allgemeine Prinzipien gut zugrunde gelegt werden könnten, nämlich die Betroffenen darin zu unterstützen, die eigene sexuelle Orientierung zu erforschen, zu festigen und zu integrieren.

Im Folgenden sollen die wichtigsten Aspekte einer solchen affirmativen Psychotherapie dargestellt werden. Wir orientieren uns dabei unter anderem an Überlegungen, wie sie in den letzten Jahren recht konvergent von Autoren mit unterschiedlichster Therapieschulenorientierung vorgeschlagen und eingesetzt werden (z. B. Davies & Neal, 1996, 2000; Neal & Davies, 2000; Whitman & Boyd, 2002; Zinik, 1996). Inzwischen wurden von der American Psychological Association (2000) ethische Leitlinien für eine affirmative Behandlung von Lesben, Schwulen und Bisexuellen herausgegeben, die der nachfolgenden Darstellung ebenfalls weitgehend entsprechen.

2.5.1 Entwicklung und Stabilisierung der sexuellen Orientierung

Affirmative Psychotherapie unterstützt ratsuchende Menschen, die eigene sexuelle Orientierung zu erforschen, zu bejahen und festigen (lat. *affirmare*: befestigen, bekräftigen, bestätigen). In einer die eigene sexuelle Orientierung bejahenden Psychotherapie werden heterosexuelle wie nicht-heterosexuelle Einstellungen und Lebensstile grundsätzlich als gleichwertig, natürlich und normal betrachtet (Fiedler, 2010 b). Entsprechend zielt eine Psychotherapie mit Lesben, Schwulen oder bisexuellen Menschen auf eine Erforschung, Entwicklung und Stabilisierung ihrer jeweiligen sexuellen Orientierung. Gleiches gilt natürlich auch für jene Menschen, die sich ihrer heterosexuellen Geschlechtspartnerorientierung unsicher sind.

Information und Aufklärung. Affirmative Psychotherapie und Beratung verlangt vom Psychotherapeuten gelegentlich eine Blickwinkeländerung bei der Benennung und Behandlung von Problemen, mit denen nicht-heterosexuell orientierte Menschen eine Behandlung aufsuchen. Dies gilt es insbesondere zu beachten, wenn man sich mit den Betroffenen auf eine Ursachensuche für vermeintliche oder reale Probleme begibt. Einsichtsorientiert oder psychodynamisch arbeitende Therapeuten, für die eventuell Abstinenz, inhaltliche Enthaltsamkeit und die Analyse innerpsychischer Konflikte bisher als Maxime gelten, sollten sich vor Augen führen, dass eindeutige Wertsetzungen und Stellungnahmen durch die Psychotherapeuten, und zwar im oben angedeuteten *affirmativen* Sinne, nicht nur Voraussetzung und Begleitschutz für das wechselseitige Vertrauen darstellen. Vielmehr gehören Aufklärung und Informationen über den Stand der Erforschung sexueller Orientierung gelegentlich an den Beginn der Behandlung. Dies ist sinnvoll, wo es darum geht, Betroffene von eventuell vorhandenen Schuldgefühlen zu entlasten.

Aus den gleichen Gründen rückt denn auch die Homophobie möglichst unmittelbar in den Mittelpunkt. Denn die Homophobie und ein eventuell vom Patienten erfahrener Heterosexismus hängen mit der Homosexualität unverbrüchlich und komplementär zusammen. Dies dürfte auch längere Zeit noch so bleiben, bis sich die Akzeptanz jedweder sexueller Orientierung allgemein durchgesetzt hat. Die Homophobie jedenfalls gilt nach wie vor als die wichtige »pathologische Variable« in der Entwicklung von psychischen Problemen und Störungen, mit denen es Psychotherapeuten in der Behandlung nicht-heterosexuell orientierter Menschen zu tun bekommen (Davies, 1996a).

Wertschätzung und Akzeptanz. Wollen Psychotherapeuten in der Behandlung von Lesben, Schwulen und bisexuellen Menschen erfolgreich handeln, müssen sie zunächst »mit sich selbst im Reinen« sein. Sie sollten bejahen können, dass es sich bei den unterschiedlichen Möglichkeiten der heterosexuellen wie der nicht-heterosexuellen Orientierung um gleichermaßen gesunde menschliche Neigungen, Vorlieben und Lebensstile handelt. Während diese wissenschaftliche Haltung noch intellektualisierend eingenommen werden kann, bedürfen interferierende tieferliegende Einstellungen gelegentlich einer vorgeschalteten Selbsterfahrung. Psychotherapeuten, die im Sinne einer affirmativen Psychotherapie arbeiten möchten, verstehen sich dann eher als Partner ihrer Patienten, die sich mit den Betroffenen zusammen auf eine Erkundungsreise begeben – ohne vorschnell in die Rolle eines Reiseleiters zu verfallen.

Die Richtung, in die diese Reise gehen kann, verbleibt in der Selbstbestimmung und Selbstverantwortung der Patienten. Konkrete Hilfestellungen können immer nur angeboten, niemals forciert eingesetzt werden (Clark, 1987; Isay, 1989). Schwierigkeiten könnten sich für Therapeuten ergeben, wenn sie Eigenarten und Gewohnheiten homosexueller Lebenswelten nicht zu akzeptieren vermögen. Denn in unserer geschlechtspolarisierenden Gesellschaft unterscheidet sich die Lebenskultur von Menschen mit heterosexueller versus nicht-heterosexueller Geschlechtspartnerorientierung in vielerlei Hinsicht.

Transparenz und Zieloffenheit. Einige Lesben, Schwule und Bisexuelle leben in partnerschaftlichen Beziehungen, die sich von außen betrachtet nur geringfügig von heterosexuellen Partnerschaften unterscheiden. Andere wiederum leben doch sehr anders. Einige leben allein und haben mehrere Sexualpartner, andere haben gar keinen Partner. Es ist zu erwarten, dass sich Psychotherapeuten gelegentlich mit ihren Patienten auf eine Reise in für sie unvertraute Milieus, Subkulturen oder ökologische Nischen begeben. Positiv gesprochen ist auch zu erwarten, dass sie selbst, also die Psychotherapeuten, viel über die Vielfalt sexueller Orientierungsmöglichkeiten und Lebensgewohnheiten lernen könnten – eventuell sogar zunächst hinzulernen *müssen*. Dies impliziert gelegentlich einige bedenkenswerte Konsequenzen insbesondere für jene Therapiekonzepte, die – wie beispielsweise die Verhaltenstherapie – auf therapeutisches Wissen, auf therapeutische Kompetenz und auf die Expertise ihrer Psychotherapeuten setzen.

Das Überdenken psychotherapeutischer Routinen in der Arbeit mit Lesben, Schwulen und Bisexuellen gilt in gewisser Hinsicht auch für psychodynamisch arbeitende Psychotherapeuten, wenn diese bis dahin psychotherapeutische Einflussnahme vorrangig über die Analyse und Ausdeutung der Übertragungssituation zum Patienten realisiert haben. Diese werden beobachten, dass ihnen nicht-heterosexuell orientierte Menschen zur eigenen Versicherung wiederholt viele Fragen stellen, die sie offen und ehrlich beantwortet haben möchten – da sie sich vergewissern müssen, dass ihre Sexualorientierung akzeptiert und nicht »bearbeitet« wird.

Dies könnte für Therapeuten mit Schwierigkeiten verbunden sein, die es nicht gewohnt sind, auf Patientenfragen aller Art offen zu antworten, sondern die sich in guter Absicht bemühen, den psychodynamischen »Sinn hinter Fragen« zu analysieren und mit Deutungen zu beantworten – das heißt, die nicht gut darauf vorbereitet sind, zwischen wiederholt notwendiger Beziehungsklärung und therapeutischer Arbeit in der Therapiebeziehung längerfristig hin und her zu wechseln. Denn auch nach der phasengerechten Beziehungsklärung im Sinne der anfänglichen Abwehrbearbeitung bleibt die Beziehungsfrage zwischen zwei sexuell eventuell unterschiedlich ausgerichteten Personen bestehen, wobei der Therapeut für den Klienten genauso unerklärlich und exotisch wirken kann wie umgekehrt.

Therapeuten sollten beachten, dass hohe Transparenz über therapeutische Ziele und die konkreten therapeutischen Handlungen ihrerseits unmittelbar therapeutisch wirken. Im Falle geringer Offenheit und Transparenz fehlen den Patienten wichtige Anhaltspunkte dafür, weshalb sich Therapeuten genau so und nicht anders verhalten. Patienten müssen in solchen Fällen schlicht glauben bzw. darauf vertrauen, dass das, was der Therapeut beabsichtigt, richtig sein wird – ein schwieriges Unterfangen, denn ein sexuell anders orientierter Therapeut lebt ebenfalls in schwer nachvollziehbaren Konstellationen. Erst Transparenz und Offenheit schaffen gute Voraussetzungen dafür, die Mitverantwortung der Patienten an ihrer Therapie zu stärken.

Bibliotherapie. Was die Information und Aufklärung des Patienten angeht, so hat sich auch die Bibliotherapie als ausgesprochen hilfreich erwiesen. Gemeint ist die therapeutische Nutzung von Literatur jedweder Couleur, wenn sie versprechen könnte, die Selbstentfaltung und den Stabilisierungsprozess der Patienten voranzubringen. Die therapeutische Wirkung bibliotherapeutischer Initiativen scheint weitgehend unabhängig davon, ob den Betroffenen sogenannte schöngeistige oder wissenschaftliche Literatur empfohlen wird. Beides kann zur inneren Sicherheit und zur selbstbewussten Außendarstellung beitragen. Außerdem gilt Bibliotherapie als kostensparende Möglichkeit, den Therapieprozess eindrücklich in Gang zu bringen und zu beschleunigen (vgl. Davies, 1996c).

2.5.2 Allgemeine Leitlinien der affirmativen Psychotherapie

Im Rückgriff auf eine viel beachtete Buchpublikation von Clark (1987) hat Davies (1996c) einige Leitlinien der affirmativen Psychotherapie sexueller Orientierung zusammengefasst und diskutiert, von denen wir einige den nachfolgenden Abschnitten voranstellen möchten (vgl. auch die Behandlungsleitlinien der American Psychological Association, 2000):

(1) In der affirmativen Psychotherapie sollte die subjektive Realität der bisherigen Erfahrungen mit Akzeptanz oder Ablehnung der sexuellen Orientierung angesprochen werden, um Perspektiven für den zukünftigen Umgang damit zu entwickeln.

(2) Nicht-heterosexuelle Patienten sollten angeregt werden, die auch bei ihnen vorhandenen stereotypen Vorstellungen über Homosexualität zu identifizieren, um dann ungünstige Anteile dieser Stereotypien herauszufiltern und sie auf ihren Realitätsgehalt zu überprüfen.

(3) Negative soziale Erfahrungen wurden vielleicht über lange Zeit hinweg abgewehrt und damit zusammenhängender Ärger unterdrückt. Ständige Abwehr negativer Gefühle könnte depressive Verstimmungen bewirkt haben, einschließlich suizidaler Krisen. Patienten sollten angeleitet werden, berechtigte Ärger- und Wutgefühle *konstruktiv* auszudrücken, um sie in akzeptierbare Formen der Selbstmitteilung und Stellungnahme zu verändern – auch um auf diese Weise aus dem Hilflosigkeitserleben und aus depressiven Verstimmungen herauszukommen.

(4) Die Patienten sollten ermutigt werden, auf die Entwicklung eines Systems sozialer Unterstützung und wechselseitiger Wertschätzung hinzuarbeiten und Freund-

schaftsbeziehung aufzubauen und zu pflegen, die von gemeinsamen Interessen und Aktivitäten bestimmt werden. Diese Leitlinie ist für Betroffene von Bedeutung, die ihr Leben bisher isoliert und auf sich allein gestellt geführt haben.
(5) Patienten könnten eigene Werthaltungen und Einstellungen kritisch überprüfen, auf die sie ihre bisherige nicht-heterosexuelle Orientierung aufgebaut haben. Therapeuten sollten sich nicht scheuen, auf Gefahren zu verweisen, die sich mit ungünstigen gesellschaftlich und religiös vertretenen Wertvorstellungen verbinden.
(6) Die therapeutische Besprechung und Desensibilisierung von Scham- und Schuldgefühlen, die sich mit der sexuellen Orientierung verbinden, stellen besondere Möglichkeiten bereit, auf dem Weg zu klaren eigenen Wertvorstellungen voranzukommen.
(7) Schließlich wird es sinnvoll, gelegentlich notwendig sein, Einstellungen und Gefühle anzusprechen, die Patienten mit HIV, AIDS und Safer-Sex-Kampagnen verbinden. Affirmative Psychotherapie ist genau jener Ort, an dem diese Themen ausdrücklich zur Sprache gebracht werden. Dies sollte schon deshalb geschehen, weil insbesondere der Prozess des Coming-out mit besonderen Risiken ungeschützten Geschlechtsverkehrs verbunden ist.
(8) Sollten Schwule, Lesben und Bisexuelle ihre sexuelle Orientierung verheimlichen, könnte dies als Zugeständnis an die gesellschaftlich erzeugte Drucksituation aufgefasst werden, nach der es offensichtlich opportun erscheint, seine sexuelle Orientierung zu verheimlichen. Spätestens gegen Ende einer affirmativen Psychotherapie sollte dieser Mythos, der für Heterosexuelle nämlich nicht gilt, symbolisch zu Grabe getragen werden.

2.5.3 Coming-out: Psychotherapie als Begleitschutz

Ein Coming-out beinhaltet das zunehmende Gewahrwerden homosexueller Gefühle, Fantasien und Gedanken, realisiert sich in der Bewusstheit der eigenen sexuellen Ausrichtung, zielt auf die Integration der Sexualität in das Selbst- und Fremdbild und beschließt sich im günstigsten Falle im Ausleben der gefundenen Genderrolle. Für einige Personen vollzieht sich dieser Prozess rasch und ohne größere Komplikationen. Andere erleben diesen Weg als dornenreich und voller innerer Widersprüche und Selbstzweifel (Biechele, 2001). Das Coming-out darf also nicht in der Form eines linearen Entwicklungsprozesses gesehen werden.

Das Gewahrwerden sozial weniger akzeptierter sexueller Neigungen kann zu sehr unterschiedlichen Reaktionsmustern führen. Ängste, Panikstörungen und Schlaflosigkeit können Folge der Erkenntnis sein, sich von den meisten anderen Menschen in der sexuellen Orientierung zu unterscheiden. Psychotherapeuten werden im einfacheren Fall mit dem Wunsch der Patienten konfrontiert, die eigene sexuelle Orientierung besser zu verstehen und die damit verbundenen neuen Konflikte lösen zu wollen. Schwieriger könnten sich Fälle gestalten, in denen Patienten mit therapeutischer Hilfe zur Heterosexualität zurückkehren möchten, etwa um die subjektiv bis dahin gelebte Identität zu bewahren, einschließlich des gewohnten Lebensstil mit vermeintlich heterosexueller Orientierung – das heißt, sich dem gesellschaftlichen Anpassungsdruck zu beugen.

Verleugnung, Hilflosigkeit. Eine Umkehr der sexuellen Orientierung als etwaiges Ziel einer Psychotherapie ist nach allem, was die Wissenschaft hierzu weiß, nicht mehr vertretbar. Insofern besteht dem Patienten gegenüber zwangsläufig Aufklärungspflicht. Verständlicherweise wird gelegentlich zu erwarten sein, dass Patienten auf solchermaßen aufklärende Hinweise mit Ärger oder Wut reagieren. Dem lässt sich in vielen Fällen dadurch vorbeugen, dass man als Therapeut natürlich die subjektive Sicht der Patienten und ihre damit zusammenhängenden Wünsche verstehen und akzeptieren kann. Dies schon deshalb, weil homophobe Tendenzen nach wie vor weit verbreitet sind. Von diesen Vorurteilen sind auch die meisten Betroffenen nicht unberührt geblieben – dies insbesondere dann nicht, wenn sie religiösen Gemeinschaften angehören, in denen die Homosexualität nach wie vor als Sünde betrachtet, eventuell sogar sanktioniert und bekämpft wird.

Andererseits können Therapeuten perspektivisch vertreten, welche Möglichkeiten eine psychotherapeutische Behandlung bereitstellen kann: nicht nur eine Unterstützung bei eventuell vorhandenen psychischen Problemen (wie z. B. Angst, Panik, Depressivität, Schlaflosigkeit), sondern eine Auseinandersetzung mit der eigenen sexuellen Orientierung zu beginnen. Eine offensive, empathische und hilfreich aufklärende Grundhaltung könnte in vielen Fällen sogar die Neugierde von Patienten anregen, mit dem Therapeuten in einen interessanten Vergleich der eigenen Lebensgeschichte mit den vorliegenden Erkenntnissen der Erforschung sexueller Orientierungen einzutreten (→ Kap. 1). Was kulturell oder religiös motivierte Vorbehalte angeht, kann es gelegentlich sinnvoll sein, sich der kooperierenden Unterstützung jener kirchlichen Institutionen und kulturellen Repräsentanten zu versichern, die der Homosexualität gegenüber eine aufgeschlossene Haltung einnehmen und eigene Beratungs- und Behandlungsangebote entwickelt haben (z. B. Malony, 2002).

Depressivität und suizidale Neigungen. Im Coming-out besteht gelegentlich auch heute noch die Gefahr, dass Betroffene die Unterstützung oder Verbundenheit in der Familie oder im Freundeskreis verlieren. Der Verlust von Zuneigung und Unterstützung kann seelische Krisen zur Folge haben. Solche Krisen können verstärkt werden, wenn die Betroffenen mit Beginn des Coming-out ihrerseits anderen Lesben und Schwulen ablehnend gegenüber eingestellt sind und wenn diese dann nicht als positive Rollen- oder Identifikationsmodelle erfahren werden. Aus diesen Erfahrungen können Unsicherheiten, Ängste, Panikstörungen und bei anhaltender Hilflosigkeit depressive Verstimmungen resultieren, die nicht selten in suizidale Handlungen einmünden (Baker, 2002).

Identitätsambivalenz. Wird den Betroffenen die »normabweichende« Geschlechtspartnerorientierung bewusst, können sie recht unterschiedlich reagieren. Die zunehmende Gewissheit, lesbisch oder schwul zu sein, kann im günstigen Fall unmittelbar zur Auswahl von Informationsquellen über die nicht-heterosexuellen Orientierung führen oder Anlass sein, gezielt Personen vermehrte Aufmerksamkeit zu schenken, die zulassen, als schwul oder lesbisch identifiziert zu werden. Andererseits kann sich zeitweilig aber auch eine reaktive Abwehr aufbauen, und zwar gegenüber dem eigenen Erleben und mit Vermeiden von sozialen Kontakten und Kontexten, welche die bisherige Identität bedrohen könnten.

Diese gelegentlich ins Phobische reichende Abwehr jedoch bricht unaufhaltsam zusammen. Insbesondere die Fantasiewelt lässt sich kaum einschränken. Erregung, Glücksgefühle und Neugierde können sich mit Schreckerleben und Angstgefühlen abwechseln, wenn z. B. jugendliche Frauen beim Ansehen von Filmen mit einer lesbischen Schauspielerin sexuelle Erregung erleben oder beim späteren (Tag-)Träumen sexuelle Kontakte mit dieser Schauspielerin fantasieren. Solche Erregungen werden sich zunehmend auch in alltäglichen zwischenmenschlichen Kontakten einstellen, ohne dass eine Abwehr dagegen möglich ist.

Therapeutische Hilfe wird gelegentlich aufgesucht, weil die Versuche einer Abwehr des neuartig-fremden Erlebens bis hin zum Vermeiden sozialer Kontakte ihrerseits zum Auslöser für entsprechende Fantasien werden und sich dadurch ihre vermeintliche Bedrohlichkeit nur noch verstärkt. Wenn man Schwule und Lesben fragt, ist es erstaunlich, wie lange eine Art »doppelter Buchführung« gelebt werden kann: Obwohl mit homosexuellen Fantasien masturbiert wird, kommen viele lange Zeit nicht auf die Idee, diese Erfahrungen als Handlungsanleitung zu benutzen oder aber sich selbst als schwul oder lesbisch zu bezeichnen.

Identitätstoleranz. In der Phase der beginnenden Identitätsakzeptanz liegt das therapeutische Ziel in der Auflösung von Ungewissheiten, die sich häufig mit der Frage verbinden: »Wer bin ich eigentlich?« Bisher geträumte Ideale könnten zusammenbrechen, z. B. bei jugendlichen Lesben die bis dahin fantasierte Hoffnung, verheiratet zu sein, eine eigene Familie zu gründen und Kinder zu bekommen. Die Therapie wird sich in vielfältiger Weise mit der möglichen Trauer über eventuell nicht mehr realisierbare Hoffnungen und Lebensziele auseinandersetzen.

Diese Durchgangsphase hin zu einer stabilen nicht-heterosexuellen Identität berührt fast immer die Frage, ob es nicht besser sei, nach außen hin das Bild heterosexueller Geschlechtsorientierung zu wahren. Damit wäre man vermeintlich geschützt vor negativen Einstellungen und homophoben Ausgrenzungserfahrungen. Für eine gewisse Zeit wird die Stützung einer solche Haltung sicherlich sinnvoll sein, schon um mit den Patienten über dessen persönliche Erfahrungen und das vorhandene Wissen über Homophobie und Heterosexismus und die Konsequenzen eines Coming-out zu sprechen. Der soziokulturelle Lebensraum des Klienten ist dabei zu beachten. Sollte dieser keine ökologischen Nischen für eine nicht-heterosexuelle Lebensgestaltung bieten, wären auch die Möglichkeiten einer noch tiefer greifenderen Lebensveränderung zu hinterfragen.

Denn: Die nicht-heterosexuellen Neigungen nach außen hin über längere Zeit erfolgreich zu tarnen, impliziert vielfältige Probleme. Das gelingt nur, wenn man beispielsweise Partys vermeidet, auf denen erwartet wird, dass man mit Partnerin oder Partner kommt. Das wird kaum befriedigend durchzuhalten sein. Auch wird es schwierig werden, persönliche Gespräche zu vermeiden, in denen danach gefragt wird, was man am Wochenende macht, was man gern anzieht oder wenn man – wie allgemein unter Gleichaltrigen üblich – über Beziehungen spricht, auch über die zum anderen Geschlecht. Auch das Vermeiden homosexueller Kontakte, nur um sich zu tarnen, ist Arbeit gegen sich selbst und wird langfristig wenig erfolgreich sein. Unentdeckt zu bleiben kann zwar das hier gemeinte Dilemma mit seinen vielen Inkongruenzen abmildern. Gelöst wird es damit nicht, schon deshalb nicht, weil man sich in ständiger Ungewissheit wie ein Spion oder Freiheitskämpfer in einem besetzten Land durchschlagen müsste (Davies, 1996).

Beginnende sexuelle Kontakte. Wenn Betroffene ihre nicht-heterosexuelle Orientierung zu bejahen beginnen, wird das Bedürfnis nach Kontakten mit ebenfalls lesbischen, schwulen oder bisexuellen Menschen zunehmen. Therapeuten sollten dazu anregen, nicht zu ungeduldig und überstürzt zu handeln. Dies insbesondere dann, wenn die bisherige Ambivalenz in ungestümen Tatendrang umzukippen droht, etwa dergestalt, dass jetzt endlich und sofort etwas getan werden müsse. Der Patient könnte überprüfen, ob hinter der zunehmenden Toleranz eigener sexueller Bedürfnisse auch tatsächlich bereits eine Akzeptanz der reifenden Geschlechtspartnerorientierung deutlich wird. Das Gelingen einer Sozialisation in der sexuellen Orientierung ist entscheidend von der Qualität der gewählten Partnerbeziehungen abhängig. Eine Reihe von Faktoren könnte die weitere Entwicklung erschweren oder behindern und therapeutische Stützung erfordern: Schüchternheit, verminderte soziale Fertigkeiten, ein vermindertes Selbstwertgefühl, noch vorhandene Ängste gegenüber dem Coming-out, letztlich auch noch bestehende eigene internalisierte homophobe Einstellungen.

Therapeutische Präsenz kann auch den weiteren Verlauf des Coming-out günstig beeinflussen. Ein erstes Mal mit zunehmender Sicherheit als Nicht-Heterosexueller in eine Disco zu gehen, kann für einige ein hochgradig spannendes Erlebnis sein, für andere jedoch eine eher niederschmetternde Erfahrung, die viele überwunden geglaubte Ängste erneut zum Leben erweckt. Mit ihrem ersten Hineingehen in homosexuelle Gemeinschaften sehen sich Lesben und Schwule unvermittelt mit unbekannten Ansprüchen, Normen und Erwartungen konfrontiert, die sie so nicht erwartet hatten. Zum Beispiel erleben viele plötzlich eine Drucksituation, nach außen hin erkennbar auf bestimmte Weise aussehen oder sich verhalten zu müssen. Gelegentlich drängt sich der Eindruck auf, dass viele Lesben und Schwule noch höhere Erwartungen an eine bestimmte, durch Subgruppen geprägte Stilisierung der eigenen Körperlichkeit (unterstützt durch das Tragen einer typischen Designer-Kleidung) entwickeln, als dies bei jungen (gleichaltrigen) heterosexuellen Erwachsenen ebenfalls augenfällig üblich ist. Und Bisexuelle experimentieren nicht selten mit androgyn anmutenden Erscheinungsweisen.

Selbstpräsentation und Körperlichkeit. Hier sollen jetzt keine negativen Vorurteile neu belebt werden, wie sie in der Öffentlichkeit und in Medien gelegentlich mit dem Auftreten und der Präsentation der Körperlichkeit durch Lesben und Schwule verbreitet werden. Psychotherapeuten sehen sich jedoch auch in der Behandlung nicht-heterosexuell orientierter Menschen mit Problemen konfrontiert, die ganz eindeutig mit sozial-gesellschaftlichen Erwartungen an die (heterosexuelle) Präsentation von Weiblichkeit oder Männlichkeit zusammenhängen: Der gesellschaftliche Druck zur Anpassung an geschlechtsstereotype Standards der äußeren Erscheinung verleitet offensichtlich auch Lesben und Schwule zu vermehrter Anstrengung, sich möglichst feminin bzw. maskulin darzustellen. Sogar Körperbildstörungen und Essstörungen können die Folge sein (Moon, 1996).

In der Art, wie Schwule und Lesben auf ihre körperliche Erscheinung und ihr Äußeres Wert zu legen beginnen, und in dem Ausmaß, wie sie hohe Erwartungen auch an ihre Partnerinnen und Partner entwickeln, unterscheiden sie sich in der Tat von anderen Gruppen (Etnyre, 1990; Blumstein & Schwartz, 1983). Das Risiko der Entwicklung von Körperbildstörungen und Essstörungen liegt z. B. für Schwule deutlich über dem heterosexueller Männer, dies insbesondere dann, wenn in Schwulengemeinschaften viel Wert auf Körpererscheinung und Kleidung gelegt wird (Silberstein et al., 1989; Moon, 1996).

Psychotherapeuten sollten mit den Patienten ohne Scheu Konflikte ansprechen, die mit Mythen über die öffentliche Körperpräsentation und das Erleben der eigenen Körperlichkeit zusammenhängen. Für die Stabilisierung des Selbstwertsystems kann es außerordentlich förderlich sein, die Unterschiede zwischen subjektivem Körpererleben, eigenen Überzeugungen und den medial vermittelten hetero-/homosexuellen Bildern und öffentlichen Erwartungen in der Gesellschaft sorgsam herauszuarbeiten, um damit Grundlagen für Entscheidungen zu finden, wie Betroffene zukünftig mit der eigenen Körperlichkeit umgehen möchten.

2.5.4 Akzeptanz und Integration

Mittelfristig ist zu erwarten, dass der Umgang mit Gleichgesinnten und die lebendige Auseinandersetzung mit subkulturellen Eigenarten und Gewohnheiten mehr Vorteile als Nachteile verspricht. Die vorhandene Vielfalt sozialer Gemeinschaften von Lesben, Schwulen und bisexuellen Menschen bietet inzwischen unterschiedlichste Möglichkeiten, Kontakt zu suchen und zu pflegen. Nicht zuletzt bieten sich dabei angstfreie Möglichkeiten, Sexualpartner kennenzulernen und erste sexuelle Beziehungen anzuknüpfen. Die meisten Autoren und Betroffenen scheinen sich einig, dass noch bestehende Widerstände und Abwehrhaltungen gegenüber der eigenen sexuellen Orientierung erst dann endgültig überwunden werden, wenn sich Schwule, Lesben oder bisexuelle Menschen ein erstes Mal so richtig verlieben (Isay, 1989; Davies, 1996).
Freundschaftsbeziehungen. Es sind zumeist günstige subkulturelle Sozialisationserfahrungen, die eine Entwicklung und Vermehrung stützender Sozialbeziehungen ermöglichen, auch jene Freundschaftsbeziehungen, in denen nicht nur Intimität und Sexualität im Vordergrund stehen. Therapeuten könnten verdeutlichen, dass es durchaus unterschiedliche Wege gibt, die Geschlechtspartnerorientierung in die eigene Identität zu integrieren. Einige Schwule wie Lesben machen keine deutlichen Unterschiede darin, ob und wie sie ihre sexuelle Orientierung in persönlichen und privaten

Beziehungen entwickeln bzw. ob und wie sie ihre Identität in öffentlichen Kontexten präsentieren. Andere wiederum erleben es als sehr angenehm, dass außerhalb der gleichgeschlechtlichen Beziehungen nur sehr ausgewählte heterosexuelle Freunde etwas von der eigenen Geschlechtspartnerorientierung wissen. Über diesen ausgewählten Freundeskreis hinaus jedoch vermeiden sie jedwede Präsentation ihrer sexuellen Orientierung, tragen grundsätzlich keine Zeichen, an denen man ihre sexuellen Vorlieben erkennen könnte, und sie beteiligen sich auch nicht an sozialen oder politischen Aktionen in der Szene.

Angesichts bestehender Vorurteile kann der letztgenannte Weg durchaus klug gewählt sein und darf nicht verbaut werden. Dennoch ist es so, dass viele Autoren, Therapeuten und Betroffene die Vermeidung des öffentlichen Eintretens für die eigene Geschlechtspartnerorientierung als letzte Barriere auf dem Weg zur vollständigen Integration betrachten (Cass, 1979; Savin-Williams, 1990; Davies, 1996b). Der Rückzug auf eine selbstgewählte Subkultur ist möglicherweise Ausdruck einer Abgrenzung, die ebenfalls nur mittels Vorurteilen gegenüber der heterosexuellen Welt aufrechterhalten werden kann. Für diese Autoren scheint der Prozess hin zur vollständigen Identitätssynthese erst dann gelungen, wenn die bis dahin gepflegte Strategie des Einteilens von Menschen als homosexuell und heterosexuell einen endgültigen Abschluss findet und sich nicht mehr als nützlich und hilfreich erweist.

Zu bedenken bleibt, dass dies aber auch ein gesellschaftspolitischer Vorgang ist, der nur von solidarischen und kämpferischen Gemeinschaften getragen werden kann. Es bleibt also zu prüfen, ob der Klient einen Anschluss an eine solche stützende Gemeinschaft gefunden hat und ob er die Fähigkeiten mitbringt, sich derart zu exponieren.

Integration. Therapeutisch ist die den Prozess des Coming-out abschließende Integrationsentwicklung gut daran erkennbar, dass der Patient sich zunehmend klarer darüber wird, dass grob verallgemeinernde oder gar negative Einstellungen zur Heterosexualität genau so wenig haltbar sind wie jene, die in grober Vereinfachung über die Homosexualität bestehen. Auch wenn die eigene Homosexualität in der Gesellschaft erst ganz allmählich eine allgemeine Zustimmung findet, kann die homosexuelle Orientierung dennoch voll in die eigene Identität integriert werden. Sie wird damit zugleich mit vielen anderen Aspekten des eigenen Selbst vereinbar, könnte als solche sogar modellbildende Funktionen für jene Menschen übernehmen, die der Homosexualität ablehnend und feindselig gegenüberstehen. Es bleibt immer zu bedenken, dass die Homophobie-Forschung eindrücklich belegt, dass negative Einstellungen und Ängste gegenüber Schwulen, Lesben und Bisexuellen fast ausschließlich bei jenen Menschen bestehen, die bisher keine persönlichen Beziehungen zu Menschen mit nicht-heterosexueller Geschlechtspartnerorientierung hatten.

2.6 Affirmative Paartherapie

Erst seit wenigen Jahren besteht die Möglichkeit, gleichgeschlechtliche Partnerschaftsbeziehungen angstfreier auch in der Öffentlichkeit zu leben. Dennoch halten viele homosexuelle Paare ihre Partnerschaft nach außen hin bedeckt. Natürlich ist es verständlich, wenn aufgeschlossene Psychotherapeuten und Autoren bereits davon ausgehen, dass es für Schwule, Lesben und bisexuelle Menschen inzwischen problemlos sei, gleichgeschlechtliche Partnerschaften offen zeigen zu können. Dabei wird übersehen, dass gesellschaftliche Vorurteile nach wie vor bestehen und die Zeit der Ablehnung und Ausgrenzung homosexueller Neigungen in familiären und beruflichen Kontexten noch längst nicht der Vergangenheit angehört.

Internalisierte Homophobie. Insbesondere wenn nicht-heterosexuell orientierte Menschen nicht in größeren Städten leben, mangelt es ihnen nicht selten an geeigneten Modellen, wie und auf welche Weise sie eine beginnende Partnerschaft leben und gestalten sollen, und zwar sowohl nach innen als auch nach außen. Die beständige Angst, dass die gleichgeschlechtlichen Neigungen in Familie, Nachbarschaft oder im Beruf öffentlich werden könnten, wird als »internalisierte Homophobie« bezeichnet, wenn sie für geringes Selbstwertgefühl, depressive Verstimmung und subjektives Unglücklichsein mitverantwortlich zeichnet. Psychotherapeutische Begleitung nicht nur einzelner Personen, sondern auch von zusammenlebenden Paaren, kann hilfreiche Perspektiven eröffnen (G. Simon, 1996).

Ehe für alle. Im Mittelpunkt der Arbeit mit Paaren stehen nach wie vor Fragen nach der öffentlich präsentierbaren Rolle, Partnerschaft oder Familie. In dieser Hinsicht hat sich die rechtliche Situation von Paaren inzwischen erheblich geändert. Weltweit wird zwischen Formen der »Gleichgeschlechtlichen Ehe« und einer »Eingetragenen gleichgeschlechtlichen Partnerschaft« unterschieden. Letztere wurde als »Lebenspartnerschaftsgesetz« 2001 in Deutschland eingeführt, während bereits im gleichen Jahr die Niederlande gleichgeschlechtlichen Paaren als erstes europäisches Land die Schließung einer Ehe ermöglichten. Nachdem inzwischen weltweit mehr als zwanzig weitere Staaten die Eheschließung gleichgeschlechtlicher Paare rechtlich ermöglichen, war es wohl nur eine Frage der Zeit, bis auch in Deutschland der Bundestag und der Bundesrat die sogenannte »Ehe für alle« auf eine rechtliche Grundlage stellen würde – so geschehen im Juli 2017. Diese Entwicklung erfolgte fast zwangsläufig, nachdem das Bundesverfassungsgericht in der Folge des Lebenspartnerschaftsgesetzes bereits wiederholt aus dem Gebot der Gleichbehandlung im Grundgesetz einen starken Schutz vor Diskriminierung wegen der sexuellen Orientierung abgeleitet hatte. Auf dieser Grundlage haben die Verfassungsrichter gleich reihenweise Benachteiligungen schwuler und lesbischer Paare beanstandet und aufgehoben: zum Beispiel bei der Hinterbliebenenversorgung, bei der Erbschaftssteuer, beim Familienzuschlag für Beamte, beim Ehegattensplitting. Am Ende blieb nur noch beim Adoptionsrecht ein kleiner Abstand zur Ehe, der nun durch das Eherecht für alle aufgehoben wurde. Dennoch dürfte das Recht auf Adoption für viele Paare weiterhin eher theoretisch bleiben, weil die damit verbundenen strengen Vorschriften weiterhin Bestand haben (→ Abschn. 2.6.2).

Auch wenn darüber noch gestritten wird, haben sich die meisten bundesdeutschen Politiker bei ihrer Entscheidung für eine Ehe für alle davon leiten lassen, dass aus ihrer Sicht diese Entscheidung nicht mit dem Grundgesetz im Widerspruch steht. Das deutsche Grundgesetz enthält nämlich keine Definition von Ehe, sondern setzt sie als besondere Form des menschlichen Zusammenlebens voraus. Außerdem nimmt eine homosexuelle Ehe den heterosexuellen Ehen nichts, sondern gibt den homosexuellen Paaren alles. Eines Tages wird man staunen, dass man dies je anders gesehen hat.

2.6.1 Partnerschaftsmodelle

Vor einigen Jahren noch unterschieden sich Lesben, Schwule und Bisexuelle beträchtlich in ihren sexuellen Neigungen wie in ihren zwischenmenschlichen Beziehungen nicht nur von heterosexuelle Paaren, sondern auch untereinander. Einige bevorzugten langfristig angelegte Beziehungen mit ausschließlich einem Partner, die den heterosexuellen Ehen ähnlich sind. Andere Lesben und Schwule und nicht nur bisexuelle Menschen wechselten gelegentlich in »Nebenbeziehungen«, ohne damit ihre Verbundenheit oder das Zusammenleben mit einem festen Partner aufgeben zu wollen. Inzwischen mehren sich Hinweise, dass sich die früher berichteten Unterschiede zwischen Schwulen und Lesben einander anzunähern scheinen. Während Schwule früher sehr häufig das Modell einer offenen (oder polygamen) und Lesben eher das einer monogamen Beziehung bevorzugten, scheint sich gegenwärtig ein Wandel der Möglichkeiten in die Richtung zu vollziehen, wie diese bei heterosexuell orientierten Menschen anzutreffen sind – einschließlich die der sogenannten passageren seriellen Monogamie (→ Abschn. 1.4; G. Simon, 1996).

Man könnte geneigt sein, dies als Entwicklung in Richtung vermehrter Normalität zu betrachten. Damit wäre es vielleicht auch als normal zu bewerten, wenn es Paartherapeuten in der Behandlung von Schwulen, Lesben und bisexuellen Menschen nur noch mit jenen zwischenmenschlichen Problemen zu tun bekommen, mit denen heterosexuell orientierte Paare bei einem Paartherapeuten um Hilfe nachsuchen, wie z. B. Eifersucht, Trennungsängste, abnehmende wechselseitige sexuelle Attraktivität, sexuelle Funktionsstörungen, Konflikte im Umgang mit Nebenbeziehungen, Probleme bei anstehender Trennung und Scheidung. Diese Probleme nehmen sich mit Blick auf Konsequenzen für eine Behandlung zumeist ganz ähnlich aus wie die, mit denen heterosexuelle Paare sich in psychotherapeutische Behandlung begeben (→ Abschn. 4.5).

Es ergeben sich jedoch auch noch einige »neuartige« Probleme, auf die noch kurz eingegangen werden soll. Je mehr nämlich die Gleichstellung homosexueller und heterosexueller Partnerschaften vorangekommen ist, umso mehr war zu beobachten, dass öffentliche Vorbehalte und Ängste nicht mehr gegen die besonderen Eigenarten einer homo- bzw. bisexuellen Orientierung gerichtet sein werden. Homophobisch anmutende Ängste und Vorbehalte äußern sich heute vor allem gegenüber den zwangsläufigen Folgeerscheinungen einer Gleichstellung von Homosexualität mit der Heterosexualität, u. a. gegenüber einer damit einhergehenden Erosion traditioneller ehelicher Privilegien. Dies war dann auch einer der gewichtigsten Gründe, weshalb sich der Weg in eine Ehe für alle so sehr in die Länge gezogen hat.

2.6.2 Lesben und Schwule als Eltern

Die Realisierung emanzipierter Möglichkeiten der Sexualität stößt in homosexuellen Beziehungen natürlich auf Schwierigkeiten und führt in das Erleben einer benachteiligten Andersartigkeit – und zwar sowohl auf der körperlichen als auch auf kultureller Ebene. Durch unsere gesellschaftliche Historie sind wir verfangen in der Vorstellung von der unabdingbaren Notwendigkeit der Kindererziehung im Rahmen des christlich-kapitalistischen Familienmodells, auch wenn die Realität schon deutlich anders aussieht (→ Abschn. 6.5). Bereits seit Ende der 1970er-Jahre artikulierten homosexuelle Frauen, die in festen Beziehungen leben, den Wunsch und Anspruch, gleichberechtigt wie heterosexuelle Frauen eigene Kinder zu haben und aufziehen zu wollen. Und in den letzten Jahren werden solche Wünsche häufiger auch von Schwulen vorgetragen, die in festen Partnerschaften leben (Hargaden & Llewellin, 1996).

Sollten solche Elternwünsche in einer affirmativen Psychotherapie als Problem vorgetragen werden, werden Psychotherapeuten in eine genuine Exploration der damit persönlich verbundenen Bedürfnisse und Wertvorstellungen eintreten. Für eine Übergangszeit wird es wohl so sein, die gleichgeschlechtlichen Paare mit Kinderwunsch dazu anzuregen, sich besonders sorgsam auf eine Elternschaft vorzubereiten, damit diese nicht in den Ruf gerät, sie sei sowieso nur zur Durchsetzung der Gleichberechtigung mit heterosexuellen Paaren angestrebt worden.

So müssen sich lesbische Paare darüber einig werden, wer das Kind austragen wird oder wer als Erste. Es könnten weiter Überlegungen dazu angestellt werden, wie sich jene Partnerin dem Kind gegenüber verhält, die selbst nicht die Mutter ist. Obwohl beide eine längere Elternschaft anstreben werden, sollten Fragen danach gestellt werden, wie mit einer Situation umzugehen ist, wenn die Beziehung einmal zusammenbricht. Auch männliche Paare müssen sich einig werden über Rechte und Verantwortlichkeiten jedes Einzelnen dem Kind gegenüber: über die Anteile und Rollenfunktion in der Kinderversorgung und -erziehung. Und auch hier wird die Frage nicht ausgeklammert, dass und welche Arrangements für den Fall der Trennung oder bei Tod eines Partners getroffen werden müssen. Paare sollten ermutigt werden, auch unangenehme Fragen vor Beginn der Elternschaft ehrlich zu diskutieren, statt mit einer Beantwortung zuzuwarten, bis es zur Krise kommt. Antworten auf viele dieser Fragen werden letztlich die Sicherheit erhöhen, mit der man auf erwartbare Fragen, Vorurteile oder sogar Vorhaltungen aus der Umwelt angemessen umgehen kann.

Psychotherapeuten werden sich bei der gemeinsamen Beantwortung von Fragen zur Elternschaft homosexueller Paare behutsam im Rahmen der sich ändernden rechtlichen Rahmensetzungen voran bewegen. Es könnte sich als Vorteil erweisen, die Paare dazu anzuregen, sich bei der Erfüllung des Elternwunsches der Unterstützung rechtlich versierter Personen der Lesben- und Schwulenorganisationen oder der von aufgeschlossenen Anwälten zu versichern.

Rechtliche Möglichkeiten, sich homosexuell den Kinderwunsch zu erfüllen
Das früher von schwulen oder lesbischen Paaren häufiger gewählte Modell der sogenannten Co-Elternschaft hat mit Einführung des Gesetzes über eine Ehe für alle eine rechtliche Grundlage erhalten, als jetzt dem Ehepartner eines sorgeberechtigten Elternteils die Befugnis zur Mitentscheidung in Angelegenheiten des täglichen Lebens des Kindes eingeräumt wird. Stammen also Kinder von verheirateten Lesben und Schwulen aus einer heterosexuellen Lebensphase, so sind die Verpflichtung des homosexuellen Elternpaares gegenüber dem Kind jetzt jenen in heterosexueller Ehe lebenden Eltern gleichgestellt – zumeist verbunden mit der herausfordernden Notwendigkeit, gemeinsame Grundregeln zu Kindererziehung, Partnerschaft, Geld, Wohnort, Zeit und Verpflichtungen zu entwickeln und zu erproben. In formaler Hinsicht dürften sich also die homosexuellen Elternpaare nicht grundlegend von jenen Elternpaaren unterscheiden, in denen z. B. Stiefvater bzw. Stiefmutter ebenfalls nichtbiologischer Elternteil sind.

Die nachfolgenden Ausführungen zu den weiteren rechtlichen Möglichkeiten für Lesben und Schwule, ihren Kinderwunsch zu erfüllen, fassen wichtige Aspekte zusammen, wie sie von Berger (2001) ausführlicher diskutiert wurden:

Insemination (künstliche Befruchtung). Man unterscheidet zwischen der homologen Insemination (Befruchtung einer verheirateten Frau mit Samen des Ehemannes) und der heterologen Insemination, der Befruchtung mit dem Samen eines anderen (anonymen) Mannes bzw. der Befruchtung einer unverheirateten Frau. In den USA und den skandinavischen Ländern haben Lesben mittlerweile die Möglichkeit, ihren Kinderwunsch mittels heterologer Insemination zu realisieren. In Deutschland gibt das Embryonenschutzgesetz (EschG) allein Ärzten das Recht, eine Insemination vorzunehmen. Alle anderen (z. B. Hebammen, Krankenschwestern oder auch Freundinnen der lesbischen Frauen) machen sich im Falle einer Durchführung strafbar. Straffrei bleibt lediglich eine Frau, welche die Insemination an sich selbst durchführt.

Diese rechtlich bestimmte Situation hat in der Vergangenheit häufiger dazu geführt, dass sich Lesben ihren Kinderwunsch mit einer Insemination im Ausland (von Deutschland aus z. B. in den Niederlanden) erfüllen wollten. Dieser Weg ist sehr kostspielig und nicht immer erfolgreich. So berichtete die Berliner *taz* in ihrer Ausgabe vom 16.1.1999 von 30 Frauen, die aus Deutschland ins *Leidener Stichting Medisch Centrum voor Geboortenregeling* reisten, um dort eine Insemination vornehmen zu lassen. Die Kosten für ein auf sechs Fruchtbarkeitszyklen ausgelegtes Verfahren beliefen sich seinerzeit auf etwa 1600 Gulden (ca. 900 Euro). Nur bei 4 der 30 Frauen führte das Verfahren im ersten Anlauf zur gewünschten Schwangerschaft (wie generell bei den derzeitigen Inseminationsverfahren).

Adoption. Vor Einführung einer Ehe für alle mussten schwule und lesbische Paare ein aufwendiges Überprüfungsverfahren durchlaufen – mit oft negativem Bescheid, weil unterstellt wurde, homosexuelle Beziehungen seien nicht von Dauer. Diese Begründung kann heute nicht mehr gegeben werden. Dieses Argument galt übrigens auch nicht mehr für die Zeit in der homosexuelle Paare ihre Partnerschaft standesamtlich fixieren konnten und ihnen mit dem Gesetz über eingetragene Lebensgemeinschaften zugleich das gemeinsame Sorgerecht für Kinder festgeschrieben und verbrieft wurde.

Andererseits bleibt zu bedenken, dass einer geringen Anzahl von Kindern, die zur Adoption freigegeben werden, ganz allgemein seit Jahrzehnten eine Flut von Anträgen gegenübersteht: Auf jedes Adoptivkind kommen in der Regel zehn Bewerbungen. Chancen auf ein erfolgreiches Adoptivverfahren haben lesbische und schwule Paare vor allem bei ausländischen Kindern – eine Möglichkeit, die früher häufig wegen der weniger restriktiven Gesetzgebung in anderen Ländern gewählt wurde.

Pflegschaft. Eine Pflegschaft können grundsätzlich sowohl verheiratete als auch unverheiratete Paare und damit auch homosexuelle Paare ohne eheliche Bindung übernehmen, ebenso wie dies Einzelpersonen möglich ist oder auch mehreren Erwachsenen, die in häuslicher Gemeinschaft leben. Jugendämter haben entsprechend auch schon vor Einführung des Gesetzes über eingetragene Lebensgemeinschaften Lesben und Schwulen als Einzelpersonen und Paaren die Pflegeerlaubnis erteilt, auch in Fällen, in denen die Betreffenden ihre Homosexualität offenlegten. Bei Pflegschaft bleibt jedoch zu bedenken, dass Pflegekinder häufig problematische Erfahrungen aus früheren Familiensituationen oder aus der Heimerziehung zu bewältigen haben – aber warum sollte der Umgang damit homosexuellen Paaren nicht gleichermaßen erfolgreich gelingen, wie dies bei heterosexuell orientierten Paaren zu erwarten scheint? Andererseits verbleibt das Sorgerecht bei Pflegekindern bei den leiblichen Eltern, was die Aussichten begrenzt, ein Kind auf Dauer versorgen zu können. Besteht ein Pflegeverhältnis allerdings bereits zwei Jahre oder länger, wird in der Regel die Rückkehr des Kindes zu den biologischen Eltern abgelehnt.

Öffentliche Diskussion. Öffentliche bis offizielle Vorbehalte bestehen immer noch gegenüber einer Adoption oder Pflegeelternschaft – dies insbesondere dann, wenn der Adoptivwunsch von schwulen Paaren vorgetragen wird. Das jedoch könnte sich in den nächsten Jahren durchaus ändern, wenn es nach allmählicher Beruhigung der Diskussionen über die Legitimität einer Ehe für alle den Lesben- und Schwulenorganisationen in konzertierter Aktion mit Wissenschaftlern gelänge, auch die immer noch weit verbreiteten und völlig unsinnigen Annahmen über etwaige »Verführungshypothesen« oder »ungünstige Modellwirkungen« endlich aus der Welt zu schaffen. Eine Vielzahl von Lesben und Schwulen sind aktiv, privat wie beruflich, eingebunden in die Versorgung und Erziehung von Kindern, ohne selbst Eltern zu sein. Ihr beträchtliches privates und gesellschaftliches Engagement zur Gesunderhaltung, zum Glück und zur positiven Entwicklung unserer Kinder steht völlig außer Frage. Deshalb ist es ein nur zu berechtigter Wunsch vieler homosexueller Paare, auch die Herausforderungen und Befriedigungen, die mit Elternschaft verbunden sind, persönlich kennenzulernen. Dass sich die von ihnen adoptierten oder betreuten Kindern genauso unauffällig oder auffällig wie jene mit heterosexuellen Eltern entwickeln, gilt inzwischen als sicher (Stacey & Biblartz, 2001).

3 Geschlechtsdysphorie und die Störungen der Geschlechtsidentität

3.1 Einführung

Die meisten Menschen werden sich vordergründig niemals die Frage stellen, ob sie Junge oder Mädchen, Mann oder Frau sind. Dennoch gibt es immer wieder Personen beiderlei Geschlechts, denen es im Verlauf ihrer Entwicklung zunehmend schwerer fällt, sich mit ihrem biologischen Geschlecht zu identifizieren. Es gibt also Kinder, Jugendliche und Erwachsene mit männlichem Körper, die sich zeitweilig oder beständig als Mädchen oder Frau fühlen, wie auch umgekehrt jene mit weiblichem Körper, die sich selbst als Junge oder Mann betrachten. Insbesondere wenn die sekundären Geschlechtsmerkmale in der Jugend zunehmen, kommt es bei vielen zu einem zunehmenden Leiden unter ihren biologisch deutlicher werdenden Geschlechtsmerkmalen (Geschlechtsdysphorie).

Transsexualität, Transgenderismus. Dies kann bei einer Untergruppe sogar zur Konsequenz haben, dass sie alles Mögliche unternehmen, um ihren Körper mit dem subjektiven Identitätserleben in Übereinstimmung zu bringen. Dieses faszinierende Phänomen wird als Transsexualität bezeichnet (in der ICD-10; WHO, 1991). In das DSM wurde die Transsexualität 1980 erstmals als Diagnose übernommen und im DSM-III-R der Achse II hinzugefügt (APA, 1987). Seit dem DSM-IV-(TR) gibt es die Transsexualität nicht mehr als eigenständige Kategorie, sondern sie ist dort in einer weiter gefassten Gruppe der »Störungen der Geschlechtsidentität« zu finden (APA, 2000). Im DSM-5 wurden die Störungen nochmals umbenannt und einer Störungsgruppe der jetzt so bezeichneten »Geschlechtsdysphorie« zugeordnet (APA, 2013). Die unterschiedlichen Phänomene der Geschlechtsidentitätsstörungen werden heute in der Forschung unter der Bezeichnung »Transgenderismus« zusammengefasst und untersucht.

Geschlechtsdysphorie, Geschlechtsidentitätsstörungen. In den vergangenen Jahrzehnten haben die Transgenderismus-Forscher mit großem Aufwand versucht, das Phänomen der Geschlechtsidentitätsstörungen aufzuklären (vgl. Money, 1994; Cohen-Kettenis & Pfäfflin, 2003). Auch wenn noch Fragen offen geblieben sind, ist man heute in der Lage, viele Eigenarten und Entwicklungen dieser Menschen zu verstehen. Im Laufe der Jahre, in denen Forschungsarbeiten zur Geschlechtsidentitätsstörung zumeist unter der Überschrift einer »psychischen Störung« durchgeführt wurden, wurde immer wieder darüber diskutiert, ob es sich überhaupt um eine solche handelt. Viele bezweifeln dies. Nachdem nämlich die Homosexualität als vermeintliche psychische Störung aus den Diagnosesystemen gestrichen wurde, präsentierten die Forscher Entwicklungsstudien, nach denen nicht-geschlechtsrollenkonformes Verhalten in der Kindheit einer späteren homosexuellen Orientierung vorausgehen kann

(→ Abschn. 1.4.3). Entsprechende Beobachtungen werden auch bei der Entwicklung einer Transsexualität gemacht (→ Abschn. 3.2.2), sodass es sich bei Unsicherheiten von Kindern hinsichtlich ihres Geschlechts um eine unspezifische Anfangssymptomatik mit später differierender Entwicklung handelt.

Seither wird vielfach argumentiert, dass ein eventuelles »Leiden« von Kindern an nicht-geschlechtsrollenkonformem Verhalten möglicherweise nur der Ausdruck eines Leidens an der Intoleranz einer sie falsch erziehenden Umgebung sein könnte. Dies gilt natürlich zunächst nur für eine spätere homosexuelle Entwicklung. Das subjektive Leiden im Falle einer Transsexualität, die eine tief greifende Veränderung in der Akzeptanz des eigenen biologischen Geschlechts (als Mädchen, Junge, Mann oder Frau) darstellt, ist natürlich durch Toleranz in der Erziehung nicht allein abzumildern. Dennoch wird vielfach vorgeschlagen, anstelle einer klinischen Behandlung einer vermeintlichen Geschlechtsdysphorie in Kindheit und Jugend alternativ Aufklärungs- und Öffentlichkeitsarbeit zu betreiben, um wenigstens den homophoben und stigmatisierenden Tendenzen in der Gesellschaft entgegenzuwirken.

Selbst wenn eine diagnostizierbare Geschlechtsdysphorie bereits in klinisch bedeutsamer Weise zu subjektivem Leiden geführt hat, ist in der Behandlung große Sorgsamkeit notwendig, welche Ziele mit psychologischen oder psychotherapeutischen Maßnahmen angestrebt werden. Dass sich etwa bereits in Kindheit oder Jugend Entwicklungen in Richtung Transsexualität mittels therapeutischer Maßnahmen aufhalten oder umkehren lassen, dafür gibt es – wie bei der Homosexualität – bis heute keinerlei empirisch haltbare Belege.

Intersexualität. Im Kontext einer Darstellung der besonderen Probleme einer abweichenden Geschlechtsidentität ist es sinnvoll, ausführlicher auch auf Besonderheiten jener Menschen einzugehen, bei denen sich Diskrepanzen zwischen ihren genetischen, gonadalen, hormonellen oder genitalen Geschlechtsmerkmalen finden lassen. Bei dieser Untergruppe, deren Auffälligkeiten als Intersexualität zusammengefasst werden, bestehen mehr oder weniger große Schwierigkeiten, sie eindeutig als männlich oder weiblich zu klassifizieren. Dazu gehören insbesondere gonadale Dysgenesien bzw. Chromosomenaberrationen sowie hormonelle Veränderungen und deren Auswirkungen, die als Pseudo-Hermaphroditismus bezeichnet werden.

In der Praxis sieht man sich in solchen Fällen gelegentlich nicht nur mit dem Problem konfrontiert, welches Geschlecht bei dem Kind vorliegt, sondern auch mit der Frage, welches Geschlecht der Erziehung zugrunde gelegt werden soll. Lange Zeit war man der Meinung, dass bei unklarem Geschlecht eine Festlegung möglichst unmittelbar nach Geburt erfolgen sollte (→ Abschn. 1.3.1). Seit den 1990er-Jahren wird diese Praxis von Erwachsenen mit Intersexsyndromen – also von den Betroffenen – teils heftig kritisiert. Viele von ihnen waren im späteren Leben mit der früh administrativ von den Medizinern und in deren Folge erzieherisch von den Eltern vorgenommen Festlegung nachträglich nicht einverstanden (→ Abschn. 3.4.3). Sie blicken auf eine lange Zeit des Leidens unter einem für sie nicht akzeptierten Geschlecht zurück und sind aktiv bemüht, medizinische Unterstützung für eine »neuerliche Geschlechtsumwandlung« zu erwirken. Auf Phänomene der Intersexualität und den sich daraus ergebenden Konsequenzen für eine angemessene Behandlung werden wir zum Schluss dieses Kapitels (→ Abschn. 3.4) ausführlich eingehen.

3.2 Störungen der Geschlechtsidentität in der Kindheit

Gemäß ICD-10 (WHO, 1993, 2015) und DSM-5 (APA, 2013) lassen sich die ersten Anzeichen einer Störung der Geschlechtsidentität bzw. Geschlechtsdysphorie bereits während der frühen Kindheit beobachten. Sehr gelegentlich kann dies bereits im zweiten Lebensjahr der Fall sein, in den meisten Fällen liegt der Beginn weit vor der Pubertät. Als das wesentliche diagnostische Merkmal wird der dringliche oder anhaltende Wunsch oder die feste Überzeugung angesehen, zum anderen als dem angeborenen Geschlecht zu gehören. Gleichzeitig kommt es zu einer starken Ablehnung des Verhaltens, der Merkmale oder der Kleidung des angeborenen Geschlechts (→ Kasten mit Kriterien). Eltern von Jungen mit einer Geschlechtsidentitätsstörung berichten gelegentlich, dass ihre Söhne bereits vom Zeitpunkt des Sprechenkönnens den Wunsch geäußert hätten, die Kleider und Schuhe der Mutter zu tragen. Werden die Kinder älter, kann es sein, dass die Auffälligkeiten nur deshalb weniger deutlich sind, weil sie sich an Verboten ihrer Eltern orientieren und es vermeiden, ihre nicht-geschlechtsrollenkonformen Verhaltensweisen öffentlich zu zeigen.

ICD-10: Störungen der Geschlechtsidentität im Kindesalter (F64.2; hier: Forschungskriterien)

Bei Mädchen
A. Andauerndes intensives Leiden daran, ein Mädchen zu sein, und erklärter Wunsch, ein Junge zu sein (nicht begründet mit kulturellen Vorurteilen für Jungen). Oder das Mädchen besteht darauf, bereits ein Junge zu sein.
B. Entweder 1. oder 2.
 (1) anhaltende deutliche Aversion gegen üblicherweise weibliche Kleidung und Bestehen auf typisch männlicher Kleidung, z. B. männlicher Unterwäsche und anderen Accessoires.
 (2) anhaltende Ablehnung weiblicher anatomischer Gegebenheiten, die sich in mindestens einem der folgenden Merkmale äußert:
  a. Behauptung, einen Penis zu besitzen, oder dass ein Penis wachsen wird;
  b. Ablehnung, im Sitzen zu urinieren;
  c. Versicherung, keine Brüste zu bekommen oder nicht menstruieren zu wollen.
C. Das Mädchen hat bis jetzt nicht die Pubertät erreicht.
D. Die Störung muss mindestens sechs Monate vorliegen.

Bei Jungen
A. Anhaltendes intensives Leiden darunter, ein Junge zu sein, sowie intensiver Wunsch oder seltener Behauptung, bereits ein Mädchen zu sein.

B. Entweder 1. oder 2.
  (1) Beschäftigung mit typisch weiblichen Aktivitäten, z. B. Tragen weiblicher Kleidungsstücke oder Nachahmung der weiblichen Erscheinung, intensiver Wunsch, an Spielen und Zeitvertreib von Mädchen teilzunehmen, und Ablehnung von typisch männlichem Spielzeug, männlichen Spielen und Aktivitäten.
  (2) anhaltende Ablehnung männlicher anatomischer Gegebenheiten, die sich durch mindestens eine der folgenden wiederholten Behauptungen äußert:
    a. dass er zu einer Frau heranwachsen wird (nicht nur in der weiblichen Rolle);
    b. dass sein Penis oder seine Hoden ekelhaft sind oder verschwinden;
    c. dass es besser wäre, keinen Penis oder Hoden zu haben.
C. Der Junge hat bis jetzt nicht die Pubertät erreicht.
D. Die Störung muss mindestens sechs Monate vorliegen.

Zitiert gem. ICD-10 (Forschungskriterien: WHO, 1994, S. 164f.)

3.2.1 Auffälligkeiten bei Mädchen und Jungen

Kinder mit geschlechtsrollenkonformem Verhalten. Durch soziale Einflüsse angeregt, kommt es in den allgemeinen sozialen Beziehungen von Kindern ohne Geschlechtsidentitätsstörung untereinander schon sehr früh zu einer strikten Geschlechtertrennung. Normalerweise spielen die meisten bereits im Kindergarten wie später in der Schule vorrangig in gleichgeschlechtlich zusammengesetzten Gruppen (Mädchen mit Mädchen und Jungen mit Jungen). Es ist empirisch gut belegt, dass Mädchen und Jungen die überwiegende Zeit mit gleichgeschlechtlichen Spielgefährten verbringen und dabei fast ausschließlich für ihr Geschlecht typische Aktivitäten pflegen (Serbin et al., 1993). Gegengeschlechtliche Verhaltensweisen und Beziehungen werden nur ausgeübt, wenn die Kinder ausdrücklich dazu aufgefordert und bekräftigt werden. Werden sie nicht mehr dazu angehalten, kehren Mädchen und Jungen schnell zu geschlechtsrollenkonformen Gewohnheiten und Interaktionen zurück. Der soziale Druck, den Kinder sich selbst zur Einhaltung geschlechtsrollenkonformer Beziehungsmuster auferlegen, scheint gelegentlich enorme Ausmaße anzunehmen.

Kinder mit nicht-geschlechtsrollenkonformem Verhalten. Kinder mit Geschlechtsidentitätsstörungen hingegen lieben nicht-geschlechtsrollenkonformes Verhalten und gehen mit Vorliebe Beziehungen zu gegengeschlechtlichen Altersgenossen ein. Deshalb nimmt es nicht weiter Wunder, wenn viele von ihnen bereits in der Schulzeit erleben müssen, dass sie von anderen ausgegrenzt und gemieden werden. Dies kann zu einem geringen Selbstwertgefühl beitragen. Trennungsängste, soziale Ängste und depressive Verfassungen können die Folge sein. Hänseleien und Ächtung durch Gleichaltrige sind besonders häufig bei betroffenen Jungen zu finden, insbesondere wenn sie wegen weiblicher Manierismen und Sprachmustern auffällig werden. Bei einigen kann sich das psychische Erleben derart gestalten, dass sie von ihrem Wunsch nach Zugehörigkeit zum anderen Geschlecht vollkommen eingenommen scheinen und ständig damit beschäftigt sind, das Leiden an der nicht akzeptierten Geschlechtszugehörigkeit zu vermindern.

Jungen. Bei Jungen manifestiert sich das Zughörigkeitsgefühl zum anderen Geschlecht in einem Eingenommensein von traditionell weiblichen Aktivitäten: Sie können ein Interesse zum Tragen von Frauen- und Mädchenkleidung entwickeln oder auch mit entsprechenden Kleidungsstücken wie Handtüchern, Schals, Schürzen oder Perücken mit langem Haar improvisieren. Ähnliches gilt für die Bevorzugung von Spielen und Freizeitaktivitäten. Im Gegenzug vermeiden sie die üblichen Rauf- und Kampfspiele der Jungen, zeigen nur geringes Interesse und Freude an Wettkampfsportarten und Fußballspielen.

Mädchen. Mädchen zeigen häufig negative Reaktionen, wenn sie von Eltern aufgefordert werden, Kleider und andere weibliche Accessoires zu tragen. Sie bevorzugen Jungenkleidung und kurze Haare, werden durch Fremde fälschlich für Jungen gehalten und können darum bitten, mit einem Jungennamen angesprochen zu werden, häufig in leichter Veränderung des eigenen Vornamens (z. B. »Leo« anstelle von »Leonie«). Sie lieben typische Spiele der Jungen und messen sich gern mit diesen bei sportlichen Anlässen. Insgesamt wird das nicht-geschlechtsrollenkonforme Verhalten bei Mädchen in unserer Gesellschaft als weniger sozial auffällig angesehen, weshalb wohl auch mehr Jungen in klinischen Einrichtungen wegen einer Störung der Geschlechtsidentität vorgestellt werden.

3.2.2 Entwicklungspfade in der späten Kindheit und Jugend

Im Übergang zur Pubertät, im Verlauf der Jugend und im frühen Erwachsenenalter scheint sich nun eine Vielfalt von Entwicklungsmöglichkeiten zu offenbaren, für die eine Störung der Geschlechtsidentität in der Kindheit eine mögliche Voraussetzung darstellt. Da Mädchen mit dieser Auffälligkeit in klinischen Kontexten seltener untersucht werden können, liegen verlässliche Angaben nur für Jungen vor. Aufgrund der zu Jungen vorhandenen Angaben kann davon ausgegangen werden, dass es sich bei der Geschlechtsidentitätsstörung in der Kindheit wie bereits angedeutet *nicht* um ein homogenes Störungsbild handelt. Gleiches scheint auch für jene Fälle zu gelten, in denen eine Geschlechtsidentitätsstörung in der Jugend und im Erwachsenenalter bestehen bleibt (Cohen-Kettenis & Pfäfflin, 2003).

Da inzwischen recht klar ist, welche unterschiedlichen Prognosen möglich sind, wird zunehmend heftiger darüber diskutiert, ob es sich bei der Geschlechtsidentitätsstörung in der Kindheit überhaupt um eine »psychische Störung mit Behandlungswert« handelt. Wie schnell deutlich wird, ist dies ein sehr ambivalentes Thema. Denn zumindest was die Transsexualität mit der Möglichkeit zur späteren Geschlechtsumwandlung angeht, muss sie – jedenfalls heute noch – »Störung mit Behandlungswert« bleiben; dies schon aus versicherungstechnischen Gründen, um eine spätere Finanzierung eventuell geschlechtswandelnder medizinischer Maßnahmen zu gewährleisten. Was diese Ambivalenz weiter kennzeichnet, betrifft die Tatsache, dass die Wahrscheinlichkeit der späteren Transsexualität im Unterschied zu den anderen möglichen Ausgängen nur eine kleine Minderheit betrifft.

Dennoch ist es ebenfalls inzwischen so, dass die meisten prognostisch möglichen Entwicklungen inzwischen als sozial, rechtlich und medizinisch akzeptierbare Formen der sexuellen Orientierung des Menschen gelten. Neben der Heterosexualität als einer prognostischen Variante sind die anderen Möglichkeiten die Bisexualität, die Homosexualität und die Transsexualität. Die kritische Diskussion dreht sich also vorrangig um die Frage, wie mit den Störungen der Geschlechtsidentität *noch oder bereits in der Kindheit* sinnvoll umgegangen werden kann. Denn in keiner systematischen Studie konnte bis heute nachgewiesen werden, dass sich auch nur eine dieser Entwicklungen durch medizinische oder psychologische Behandlungsformen hätte verhindern oder – etwa in präventiver Absicht – hätte umkehren lassen. Die wichtigsten Formen der prognostisch möglichen Weiterentwicklung seien kurz beschrieben (in der Übersicht: → Abb. 3.1):

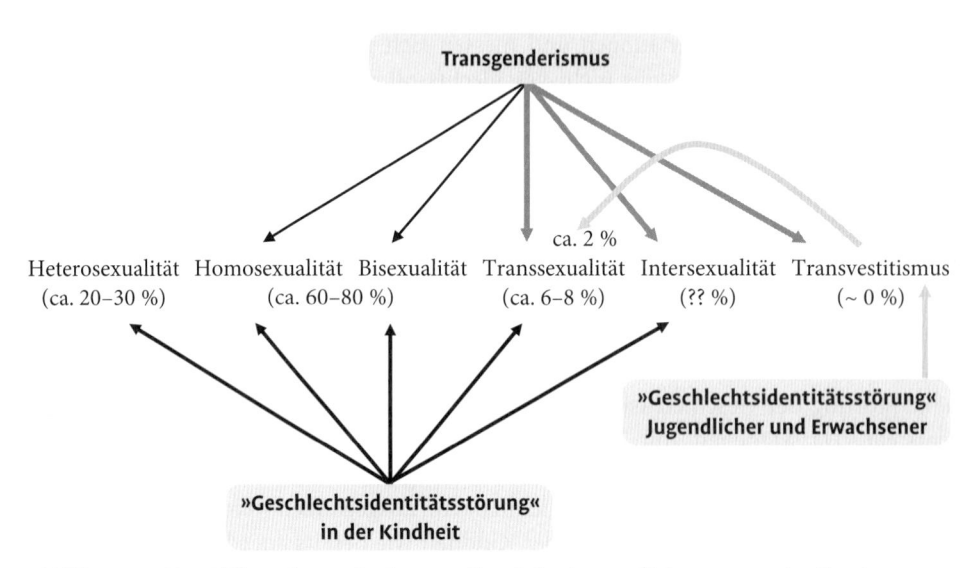

Abbildung 3.1 Zur Differenzierung in der sexuellen Orientierung (Erläuterungen im Text)

Bisexuelle und homosexuelle Entwicklung. Wir haben bereits dargestellt, dass die Vorliebe für geschlechtsrollenkonformes bzw. nicht-geschlechtsrollenkonformes Verhalten in der Kindheit als einer der deutlichsten Prädiktoren für die spätere Geschlechtspartnerorientierung in Betracht kommt (→ Abschn. 1.4.3). Ungefähr drei Viertel der Kinder mit einer Störung der Geschlechtsidentität weisen in der Jugend oder im Erwachsenenalter eine homosexuelle oder bisexuelle Orientierung auf. Was in diesem Zusammenhang wichtig ist: Mit dem Coming-out der Betroffenen scheint die vermeintliche Störung der Geschlechtsidentität nicht länger zu bestehen – und zwar egal, ob diese in der Kindheit »professionell behandelt« wurde oder auch nicht. Die meisten bisexuellen und homosexuellen Personen verfügen über eine ihrer Biologie entsprechende Geschlechtsidentität als Mann oder Frau. Lediglich die sexuelle Orientierung ist monosexuell-gleichgeschlechtlich oder bisexuell ausgerichtet.

Heterosexuelle Entwicklung. Bei den meisten anderen Personen mit einer Geschlechtsidentitätsstörung in der Kindheit entwickelt sich späterhin eine heterosexuelle Geschlechtspartnerorientierung. Und bei ihnen gehen die für ihre Kindheit typischen Interessen an nicht-geschlechtsrollenkonformen Verhaltensmustern mit der Pubertät und spätestens in der Jugendzeit – ebenfalls mit oder ohne »Behandlung« – so deutlich zurück, dass nicht mehr von einer Störung der Geschlechtsidentität die Rede sein kann. Wie die anderen heterosexuellen Menschen verfügen sie mit dem Verlassen der Kindheit über eine klare Identität als Mann oder Frau, die dem biologischen Geschlecht entspricht.

Transsexuelle Entwicklung. Nur ein geringer Prozentsatz der Jugendlichen behält eine Geschlechtsidentitätsstörung in der Jugendzeit bei. Ein Teil dieser Personen entwickelt dabei ein subjektiv deutlicher werdendes Zugehörigkeitsgefühl zum biologisch anderen Geschlecht. Diese Entwicklung kann in eine Transsexualität übergehen, in der die Betroffenen sich zunehmend bemühen, ihr äußeres Erscheinungsbild nicht nur dem anderen Geschlecht anzupassen, sondern sich in vielen Fällen auch noch einer Geschlechtsumwandlungsoperation zu unterziehen. Zur Abschätzung der möglichen Häufigkeit des Vorkommens dieses Entwicklungspfades fassten Zucker und Bradley (1995) die Ergebnisse von sechs nordamerikanischen Follow-up-Studien zusammen. Danach ließ sich bei sechs Prozent der eingeschlossenen Jungen mit einer Geschlechtsidentitätsstörung in der Kindheit im späteren Leben eine Transsexualität beobachten.

Bleibende Geschlechtsdysphorie und -identitätsstörung. Wohl vor allem ungünstige Erziehungsumwelten und die Erfahrung sozialer Ausgrenzung und Ablehnung können dafür verantwortlich gemacht werden, dass bei Fortbestehen der Geschlechtsidentitätsstörung bis in die Jugend und in das Erwachsenenalter hinein eine Geschlechtsrollenkonfusion bestehen bleibt. Diese spiegelt sich in einem bleibenden Gefühl des Unbehagens über das eigene Geschlecht wider. In seltenen Fällen können Geschlechtsidentitätsstörung, -rollenkonfusion und -dysphorie bis ins hohe Erwachsenenalter hinein andauern. Gelegentlich wird dabei ein spätes Coming-out in Richtung Homosexualität/Bisexualität oder in Richtung Transsexualität beobachtet.

Beginn der Geschlechtsdysphorie in der Jugend und im Erwachsenenalter. Manchmal kann sich aber auch erst in der Jugend und im frühen Erwachsenenalter eine Geschlechtsdysphorie einstellen. Aus diesen Entwicklungen kann nun ganz allmählich noch eine zweite Variante des Transsexualismus hervorgehen. Dabei handelt es sich um Personen, bei denen in der Kindheit *keine* Geschlechtsidentitätsstörungen beobachtbar waren. Interessant ist vielmehr, dass es sich dabei um Personen handeln kann, die ab ihrer Jugend eine Phase mit *Transvestitismus* durchlaufen haben oder noch durchlaufen (→ Abschn. 5.4.2).

Weitere Aspekte. Bei Fortbestehen der Geschlechtsidentitätsstörung in der Jugend können sich die angedeuteten negativen sozialen und damit einhergehend die psychischen Folgewirkungen des nicht-geschlechtsrollenkonformen Verhaltens in einzelnen Fällen derart vergrößern, dass depressive Verfassungen, Suizidgedanken und -versuche beobachtet werden. Wenn Betroffene mit einer Störung der Geschlechtsidentität erstmals in ihrer Jugend um therapeutische Hilfe nachsuchen, stellt sich bei den meisten heraus, dass sie bereits von Kindesbeinen an ein Interesse an nicht-geschlechtsrollenkonformen Verhaltensweisen gehabt haben. Dennoch vermögen es die meisten Betroffenen mit zunehmendem Alter, wegen der erzieherischen Vorgaben ihrer Eltern und wegen ungünstiger Erfahrungen mit Gleichaltrigen, ihre nicht-geschlechtsrollenkonformen Neigungen und Interessen zu verbergen.

Auch wenn viele Betroffene das nicht-geschlechtsrollenkonforme Verhalten verheimlichen, bleibt es den nahen Angehörigen zumeist nicht verborgen. Für viele Eltern ist es nicht weiter überraschend, wenn sie schließlich mit dem Wunsch der Jugendlichen nach Geschlechtsumwandlung konfrontiert werden. Auch die Möglichkeit einer homosexuellen Entwicklung haben viele Eltern bereits vor dem Coming-out ihrer Kinder angedacht. Werden die Betroffenen dann in der Jugend in klinischen Kontexten vorstellig, kommen einige mit transsexueller Entwicklung bereits vollständig eingekleidet in der gegengeschlechtlichen Rolle. In einigen aufgeschlossenen Familien wurden zu diesem Zeitpunkt bereits vorläufige Überlegungen angestellt oder sogar erste Schritte für eine offizielle Vornamensänderung in die Wege geleitet (→ Abschn. 3.3.2).

3.2.3 Erklärungsversuche

Die meisten Versuche, die Ätiologie der Geschlechtsidentitätsstörung entwicklungspsychologisch zu erklären, können als weitgehend gescheitert angesehen werden (Cohen-Kettenis & Pfäfflin, 2003). Die meisten Annahmen beruhen auf Einzelfallspekulationen und haben sich bis heute einer empirischen Überprüfung entzogen. Vor allem in psychoanalytischen Ausarbeitungen wurden das nicht-geschlechtsrollenkonforme Verhalten in der Kindheit und dessen spätere Übergänge in Richtung Homosexualität oder Transsexualität beinahe allen in der Psychoanalyse bereitstehenden ätiopathogenetisch möglichen Entwicklungspfaden zugeordnet: den Neurosen, Borderline-Strukturen oder Perversionen. Die jeweilige Zuordnung folgt lediglich dem sich wandelnden Zeitgeist der Psychoanalytiker. Nur eine Überzeugung scheint als Erklärungsfigur die vielen Jahrzehnte des tiefenpsychologischen Nachdenkens über einzelne Fälle zu durchziehen: Immer spielen entweder die Mütter bei den Jungen oder die Väter bei den Mädchen für die nicht-heterosexuelle Entwicklung des Kindes eine »dominante Rolle«. Dass diese Annahme seit mehr als zwei Jahrzehnten mit empirischen Ergebnissen der Entwicklungspsychologie sexueller Orientierung im Widerspruch steht, wurde bereits dargestellt (→ Abschn. 1.4.3).

Dem früh von einzelnen Psychoanalytikern eingenommenen »entpathologisierenden psychoanalytische Blick« (Sigusch, 2001b, S. 563), den z. B. Morgenthaler (1981) auf die

Homosexualität oder Stoller (1976) auf den Transsexualismus geworfen hatten, begegneten viele andere mit immer neuen Versuchen, doch noch irgendwelche psychologischen Konfliktsituationen oder ein ungewöhnliches Ausmaß an Traumatisierung in verschiedenen Lebensabschnitten der Kindheit und Jugend zu finden (z. B. Meyenburg, 2001). Trotz etlicher in sich durchaus schlüssiger, zumindest aber anregender und gelegentlich intellektualisierender theoretischer Abhandlungen zu einzelnen Fällen kann man nur eindringlich davor warnen, die aus Einzelfallbeurteilungen abgeleiteten Ätiologiehypothesen bedenkenlos auf andere als die jeweils im Einzelfall vorliegenden Konstellationen zu generalisieren. Natürlich können sie als Möglichkeit der Einzelfallbeurteilung mit in Betracht gezogen werden, und zwar so lange noch, bis in der empirischen Ätiologieforschung eindeutige Entwicklungspfade nachgewiesen werden.

Entwicklungspsychologie: wenig eindeutige Befunde. Bis heute jedenfalls ließen sich in forschungsmethodisch akzeptierbaren Studien keine haltbaren Hinweise dafür finden, dass den Erziehungsstilen der Eltern überhaupt eine maßgebliche Rolle bei der Entwicklung der internen sexuellen Orientierung zugesprochen werden kann (→ Abschn. 1.4.3). Auffälliges Erziehungsverhalten findet sich nur, wenn Eltern bemüht sind, jedwede externalisierte Abweichung von der Heterosexualität teils angstvoll, teils ärgerlich zu unterbinden, in der wohlgemeinten Hoffnung, damit auch eine interne Entwicklung anzustoßen. Selbst methodisch besser abgesicherte Studien kommen immer nur zu widersprüchlichen Befunden (Cohen-Kettenis & Pfäfflin, 2003). Diese Widersprüchlichkeit mag sich damit erklären, dass die möglichen späteren Entwicklungspfade in Richtung Homosexualität, Heterosexualität und Transsexualität in der Kindheit mit den heutigen Möglichkeiten noch nicht erkennbar sind.

Aus den Ergebnissen lässt sich bis heute nur schlussfolgern, dass Umgebungsvariablen vor allem für die subjektive Verarbeitung und Bewältigung nicht-heterosexueller Entwicklungen eine wichtige Rolle spielen. Wenn man Querschnitts- und Retrospektivuntersuchungen durchführt, muss man bei der Interpretation von Daten sehr selbstkritisch bleiben. Die bei Kindern mit Geschlechtsidentitätsstörungen findbaren sozialen Ängste und Selbstwertprobleme könnten in Umgebungsvariablen ihren Ursprung haben (Zucker & Bradley, 1995). Sie könnten – etwa bei Jungen – aber auch mit Temperamentseigenarten zusammenhängen, weil diese eher den Mädchen zu entsprechen scheinen und deshalb per se eine höhere Vulnerabilität implizieren. Traumatisierungen in den ersten Jahren könnten bei der Entwicklung von Selbstwertproblemen und sozialen Ängsten eine Rolle spielen (Coates et al., 1991).

Ob Traumatisierungen und soziale Ängste gleichermaßen für die Entwicklung der Geschlechtsidentitätsstörungen in Frage kommen, ist eine offene Frage. Traumatisierungen im Vorfeld der Geschlechtsidentitätsstörung lassen sich vor allem in Familien mit niedrigem Sozialstatus beobachten (Coates et al., 1991). In Fallberichten und ärztlichen Gutachten sprechen Traumatisierungen eher gegen das Vorliegen einer Geschlechtsidentitätsstörung im engeren Sinne. In der Forschung andererseits benötigt man sorgsam ausgewählte Kontrollgruppen, die in klinischen Fallsammlungen fehlen. Auch wenn sich dann bei bis zu 20 Prozent der Betroffenen Traumatisierungen finden lassen, bleibt die Frage unbeantwortet, wie sich denn bei jenen 80 Prozent ohne

Traumatisierung eine Geschlechtsidentitätsstörung entwickeln kann. Es kommt also darauf an, wie dies Sigusch (2001b) eindrücklich fordert, in Interrelationen und Interdependenzen zu denken und einfache Ursache-Wirkung-Hypothesen nur als bescheidene Mosaiksteinchen in einem hochkomplexen Zusammenhang zu betrachten.
Biologie: nur vorläufige Hypothesen. Ähnliche Uneindeutigkeiten in der Befundlage gelten für die Genetik und Biologie der Geschlechtsidentitätsstörung. Wie wir dies am Beispiel der Homosexualität aufgezeigt haben (→ Abschn. 1.4.1), sind die meisten Autoren eher zurückhaltend, etwa eine direkte Beziehung zwischen intrauterinen hormonellen Bedingungen und der sehr viel später im Leben sichtbar werdenden sexuellen Orientierung zu formulieren. Wie sich in den bisher retrospektiv angelegten Studien zur Bedeutsamkeit biologischer Voraussetzungen durchgängig zeigt, lassen sich signifikante lineare Zusammenhänge oder sichere Prädiktoren auf der Grundlage genetischer und hormoneller Faktoren eher bei *Persönlichkeitsmerkmalen* und *Temperamentseigenarten* als substratnähere Qualitäten finden – nicht jedoch generell mit Blick auf die spätere Geschlechtspartnerorientierung, für die viele weitere Zwischenstufen für die spätere Verhaltensausformung anzunehmen sind. Dass eventuell Temperamentsunterschiede in der Kindheit für unterschiedliche Neigungen zu geschlechtsrollenkonformen bzw. nicht-geschlechtsrollenkonformen Verhaltensmustern infrage kommen könnten, ist eine der wenigen Hypothesen, die in größeren Stichproben eine statistische, jedoch keinesfalls eine generelle Absicherung erfahren hat (→ Abschn. 1.4.3).

3.2.4 Transgenderismus

Da die Zahl der Personen mit vermeintlichen Geschlechtsidentitätsstörungen in der Kindheit in klinischen Kontexten recht gering ausfällt, ist man zumeist auf retrospektiv angelegte Analysen von Einzelfällen mit transsexuellen bzw. homo-/bisexuellen Entwicklungen angewiesen. Im *International Journal of Transgenderism* werden Ergebnisse dieser Forschung seit einigen Jahren systematisch zusammengetragen (Pfäfflin & Coleman, 1997). In der Transgenderismus-Forschung, die den Entwicklungsprozessen der Transsexualität und, damit zusammenhängend, der Homosexualität, des Transvestitismus und der Intersexualität gewidmet ist, wird inzwischen von folgenden Voraussetzungen ausgegangen (Ekins & King, 2001a):
▶ Beim Transgendering handelt es sich um einen generischen sozialen Prozess.
▶ Die unterschiedlichen Dimensionen möglicher Geschlechtsidentitätsentwicklung sind (immer noch) abhängig zu sehen vom so bezeichneten »generischen Binarismus«, also von der gesellschaftlich nach wie vor strikt vorgenommenen Trennung der Geschlechter (Mann vs. Frau; davon abhängig zu sehen beispielsweise Homosexualität vs. Heterosexualität).
▶ Die vorhandenen Variationen der Entwicklung von Geschlechtsidentitäten werden sich qualitativ mit den Möglichkeiten weiterentwickeln, mit denen der Transgenderismus sozial konstruiert und gesellschaftlich gelebt werden kann, um den generischen Binarismus allmählich zu überwinden.

In Abhängigkeit von der Mann/Frau-Binarität lassen sich die differenten Entwicklungsprozesse der Geschlechtsidentität gegenwärtig vier zentralen Erscheinungsformen oder persönlichen Entwicklungsstilen zuordnen, für deren zukünftige Einordnung und Erforschung Ekins und King (2001a) vier Konzepte vorgeschlagen haben:

- **Migration.** Dieser Entwicklungsprozess beinhaltet den Wechsel von einer Seite binärer Entscheidungen zur anderen auf einer permanenten Basis (Mann-zu-Frau-Transsexualität beziehungsweise Frau-zu-Mann-Transsexualität).
- **Oszillation.** Diese Entwicklungsdimension beschreibt das Hin-und-Her-Pendeln zwischen den Möglichkeiten der Mann-Frau-Polaritäten, als kontinuierlicher Wechsel zwischen den zwei Welten des binären Entscheidungsraumes. Die Realisierung dieses Lebensstils findet sich eindrücklich im Transvestitismus, aber auch in der Bisexualität manifestiert (→ Abschn. 5.2; → Abschn. 1.4).
- **Negation.** Dieser Entwicklungspfad steht für eine Tendenz, den Zwang, sich zwischen »Mann« oder »Frau« entscheiden zu müssen, aktiv zu eliminieren. Als solcher kann er dann in der Geschlechtsdysphorie seinen Ausdruck finden oder, im Extrem, eine Art Geschlechtslosigkeitserleben zur Folge haben (Ekins & King, 2001b). In eine ähnliche Situation können bisexuell orientierte Menschen geraten, die in der sozial konstruierten Dichotomie zwischen Homosexualität vs. Heterosexualität verharren. Dieser Status der »bisexuellen Nichtexistenz« wurde zeitweilig durch wissenschaftliche Konstruktionen verschärft, in denen Bisexualität nicht als eigenständig lebbare Option, sondern als »Übergangsphänomen« zur Homosexualität oder als »Abwehrbisexualität« konzeptualisiert wurde (Reiche, 1990; Goos, 2003; → Abschn. 1.4).
- **Transzendenz.** Diese Entwicklung stellt den generischen Binarismus in Frage und geht über ihn hinaus. So gibt es (u.a. im Internet) eine sich inzwischen stärker artikulierende Gruppe von Transsexuellen und Transvestiten, die versuchen, das sich immer deutlicher artikulierende geschlechtliche Unbehagen in dieser Kultur wirksam zum öffentlichen Reden zu bringen, weil sie der Tyrannis des generischen Binarismus im Kopf, mit Leib und Unterleib nicht mehr erliegen wollen. Sie streben ein Lebensperspektive mit den »unbegrenzten« Möglichkeiten »voller Geschlechtlichkeit« und ohne Geschlechtsumwandlung an, auf der Suche nach einer Sphäre jenseits der Binärdimension zwischen Mann und Frau (Ekins & King, 2001a).

Um hier jetzt mit Blick auf politische und kulturelle Konsequenzen die kritische Position von Sigusch (1991) zu zitieren, wäre insbesondere die letzte Entwicklungsmöglichkeit sicherlich »eine Provokation sondergleichen in einer Gesellschaft, die dem Geschlechtswechsel und Geschlechtsübergängen keinen institutionellen Ort einräumt jenseits der Kliniken und Kanzleien, in einer Gesellschaft, die trotz aller Geschlechtsrollenaufweichungen von der gesellschaftlichen Arbeitsverteilung bis zum Rechtssystem keinen Zweifel daran lässt, welches Geschlecht das sexus sequior ist. Dann gäbe es nicht nur zwei Geschlechter und vier geschlechtsbezogene Objektwahlen, sondern zunächst einmal vier Geschlechter und acht Objektwahlen – Überblick und Kontrolle würden erschwert, die Normalität wäre endlich so plural wie sie immer tut, das Splitting des Entweder-Oder entlarvte sich als armselige Abwehr alter binärer Rechnung. (...) Aber offenbar ist Freuds Rede von der ›Anatomie als Schicksal‹ in gesellschaftlicher Hinsicht so wahr, wie er sie in biopsychologischer verstanden wissen wollte: Der generische Binarismus durchherrscht alles, natürlich auch Transsexualismus und Feminismus und unsere Theorien darüber« (Sigusch, 1991, S. 327).

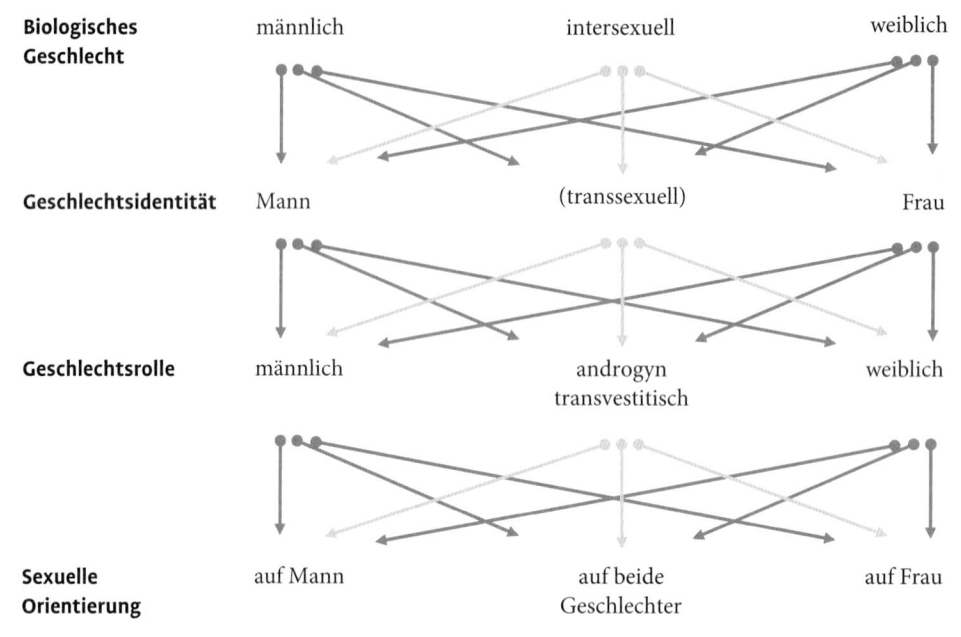

Biologisches Geschlecht	männlich	intersexuell	weiblich
Geschlechtsidentität	Mann	(transsexuell)	Frau
Geschlechtsrolle	männlich	androgyn transvestitisch	weiblich
Sexuelle Orientierung	auf Mann	auf beide Geschlechter	auf Frau

Abbildung 3.2 (R)evolutionäres Transgenderismus-Modell: Für jeden durch Pfeile angedeuteten Entwicklungsverlauf gibt es inzwischen im Humanbereich belegbare Fälle

Um das hier von Sigusch dargestellte Problem einmal in der Übersicht darzustellen, wurde hier → Abbildung 3.2 mit einem in der Tat revolutionär anmutenden Entwicklungsmodell eingefügt – wobei hier natürlich angemerkt werden muss, dass es für jeden im Modell durch Pfeile angedeuteten Entwicklungsverlauf im Humanbereich heute bereits belegbare Fälle gibt. Sollte eine solche, wohlgemerkt angemessene Kennzeichnung des aktuellen Sex- und Gender-Status einer Person in der Verwaltung nicht nur in Pässen und Ausweisen Berücksichtigung finden, müssten entsprechend möglicher Veränderungen über die Zeit zusätzlich auch noch kontinuierliche Aktualisierungen vorgenommen werden: Was gäbe das für ein Durcheinander? Und deshalb stellt sich des Weiteren die mehr als herausfordernde Frage, wie es und ob es überhaupt gelingen könnte, den unser Denken und Handeln nach wie vor beherrschenden generischen Binarismus zu überwinden.

3.2.5 Die affirmative Behandlung von Kindern

Wird ein Kind wegen Störungen der Geschlechtsidentität vorgestellt, ist eine sorgsame Differenzialdiagnose unverzichtbare Voraussetzung für eine Behandlung. In den eingangs dargestellten ICD-10-Kriterien wird (ähnlich auch im DSM-5) leider nicht genau genug unterschieden, ob das nicht-geschlechtsrollenkonforme Interesse des Kindes im Zusammenhang mit einer ansonsten als psychisch gesund und stabil zu bezeichnenden kindlichen Entwicklung aufgetreten ist oder ob das Kind selbst unter seinen vermeintlich abweichenden Interessen leidet. Im letztgenannten Fall wäre weiter zu klären, womit sich dieses subjektive Leiden begründet. Es kann sein, dass das kindliche Leiden vor allem Besorgnisse und (homophobe) Ängste der Eltern widerspiegelt. Das Leiden kann seine Ursache auch in sozialer Ausgrenzung in der Gruppe der Gleichaltrigen haben. Es kann – in Ausnahmefällen – aber auch den frühen Beginn einer transsexuellen Entwicklung markieren.

Das Interesse an nicht-geschlechtsrollenkonformem Verhalten kann aber auch noch weitere Ursachen haben: Es kann gelegentlich in der Folge eines traumatischen Lebensereignisses beobachtet werden, mit einem Mangel an gleichgeschlechtlichen Freunden und Freundinnen zusammenhängen oder einfach aus Lust und Neugierde erwachsen, gegengeschlechtliche Kleidung einfach auch einmal ausprobieren zu wollen, was dann einfach zur Gewohnheit werden kann, wenn diese – wie beispielsweise weibliche Unterwäsche – als angenehmer zu tragen erlebt wird. Wenn also subjektives Leiden fehlt, sollten die Verhaltensauffälligkeiten nicht vorschnell pathologisiert und stigmatisiert werden. Auch die bisher diskutierten ätiologischen und prognostischen Faktoren werden lediglich den groben Hintergrund dafür abgeben, die diagnostisch eruierten Informationen über das jeweilige Kind in einen heuristischen Zusammenhang zu stellen.

Information und Aufklärung. Angesichts der Vorläufigkeit ätiologischer Hypothesen sollten die Voraussetzungen und Entwicklungsaspekte der Kindheit sehr zurückhaltend ausgedeutet werden. Angesichts der möglichen Vielfalt der Perspektiven sind gegenwärtig keine eindeutigen Bewertungen möglich. Entsprechend behutsam sollte eine sorgsame Aufklärung der Eltern und – je nach erreichtem Alter in angemessener Form – auch des Kindes über die möglichen unterschiedlichen Hintergründe und Perspektiven vorgenommen werden. Insbesondere mit Blick auf die Prognose kann dies – angesichts der bestehenden Aufklärungspflicht gegenüber Angehörigen und Patienten – zum Beispiel heißen: Sollte die Geschlechtsidentitätsstörung bis in die Jugend und darüber hinaus bestehen bleiben, kann sie (häufiger) in eine homosexuelle Entwicklung oder (seltener) in eine transsexuelle Entwicklung einmünden. In vielen anderen Fällen jedoch wird das Interesse an nicht-geschlechtsrollenkonformen Verhaltensweisen noch im Verlaufe der Kindheit wieder zurückgehen. Es kann auch sein, dass dies bereits im Rahmen einer psychologischen Behandlung eintreten wird.

Behandlung. Wegen dieser Unsicherheit in der Prognose besteht nach wie vor eine gewisse Uneinigkeit, ob die Geschlechtsidentitätsstörung in der Kindheit überhaupt behandelt werden sollte – und wenn ja, wie und auf welche Weise (Cohen-Kettenis & Pfäfflin, 2003). Da gegenwärtig eine Prognose in Richtung Heterosexualität, Homosexualität und Transsexualität mit Ausnahme der Angabe von Prozentsätzen nicht möglich ist und eine therapeutische Beeinflussung dieser Entwicklungen keinen Erfolg verspricht, wird empfohlen, nicht die Geschlechtsidentitätsstörung selbst in den Mittelpunkt der Behandlung zu rücken. Vielmehr sollte der Fokus der Behandlung vorrangig auf Faktoren ausgerichtet werden, die einer gesunden Entwicklung des Kindes im Wege stehen bzw. die eine weitere Entwicklung des Kindes negativ beeinflussen können. Empfohlen wird also eine affirmativ (stützend) ausgerichtete Behandlung. Familiäre und soziale Umgebungsbedingungen könnten bereits aktuell für soziale Ängste, Rückzug aus sozialen Beziehungen und für Mängel in sozialen Fertigkeiten mitverantwortlich zeichnen. In solchen Fällen geht es darum, das Selbstvertrauen und die Selbstsicherheit der Kinder im Umgang mit interpersonell relevanten Situationen zu stärken. Entsprechende Ziele sind auch in einer affirmativen Eltern- und Familientherapie anzustreben.

Prognose. Obwohl die Zahl der publizierten Behandlungsansätze für Kinder mit Störungen der Geschlechtsidentität in den vergangenen Jahren zugenommen hat, liegen bis heute keine kontrollierten Studien vor. Es können also keine sicheren Aussagen darüber gemacht werden, was denn nun konkret mit welchen psychologischen Mitteln wie und mit welchem Erfolg tatsächlich erreicht wurde (Cohen-Kettenis & Pfäfflin, 2003). Bei den meisten Kindern geht das Interesse an nicht-geschlechtsrollenkonformen Verhaltensweisen sowieso irgendwann im Verlaufe der Zeit mehr oder weniger eindrücklich zurück, wobei es dabei gleichgültig ist, ob sie später im Leben eine heterosexuelle oder homosexuelle Geschlechtspartnerorientierung aufweisen. Lediglich eine Untergruppe von höchstens zehn Prozent behält ihre vermeintliche Geschlechtsidentitätsstörung bis in die Jugend und darüber hinaus bei. Bei den meisten dieser Personen kommt es zu einer transsexuellen Entwicklung, auf die wir nachfolgend eingehen.

3.3 Transsexualität

Im Zentrum der aktuellen Transgenderismus-Forschung steht ganz fraglos die Transsexualität. Transsexualität bezeichnet das Phänomen, dass das subjektiv (psychisch) erlebte Geschlecht im Gegensatz zum körperlichen Geschlecht steht. Transsexuelle sind körperlich eindeutig männlich oder weiblich, fühlen sich psychisch aber dem anderen Geschlecht zugehörig.

Das Gefühl, im falschen Körper zu sein, erzeugt häufig schon in der Kindheit einen starken Leidensdruck. Die in den vergangenen Jahren zunehmende gesellschaftlich-rechtliche Toleranz gegenüber transsexuellen Entwicklungen hat dazu geführt, dass die Menschen, die erstmals mit der Bitte einer Geschlechtsumwandlung um professionelle Hilfe nachsuchen, immer jünger geworden sind. Die Chance dieser Veränderung liegt zweifelsohne darin, dass junge Menschen notwendige Veränderungen und gewünschte

Behandlungen besser und leichter überstehen. Das Risiko ist, dass die Weichen zu früh in eine falsche Richtung gestellt werden könnten (Sigusch, 2001b).

3.3.1 Beginn transsexueller Entwicklungen in der Jugend

Abhängig vom individuellen Entwicklungsniveau können bei Jugendlichen die klinischen Merkmale noch den Störungen der Geschlechtsidentität des Kindesalters entsprechen. Dennoch wird die Diagnosestellung bei jüngeren Jugendlichen aufgrund der häufig gelernten Zurückhaltung schwieriger sein. Diese Schwierigkeit kann noch größer sein, wenn sich Jugendliche bezüglich ihres Zugehörigkeitsgefühls zum anderen Geschlecht nach wie vor unsicher sind oder wenn sie mit ihren gegengeschlechtlichen Neigungen in der Primärfamilie keine Akzeptanz finden. Viele kommen denn auch zunächst nicht wegen der Geschlechtsidentitätsstörung in Behandlung, sondern weil Angehörige oder Lehrer über die soziale Isolation des Jugendlichen und über eine beobachtbare soziale Ausgrenzung besorgt sind.

In Forschungsarbeiten wurden wiederholt zwei gut unterscheidbare Entwicklungspfade beschrieben (Clement & Senf, 1996; Cohen-Kettenis & Pfäfflin, 2003). Sie werden in der Literatur auch als primäre und sekundäre Transsexualität bezeichnet. Obwohl die Begriffe primär und sekundär dies suggerieren könnten, unterscheiden sich beide Gruppen *nicht* in der Eindringlichkeit ihres Wunsches, dem gegenteiligen Geschlecht angehören zu wollen. Primär und sekundär kennzeichnen lediglich zwei unterschiedliche Arten der zeitlichen Entwicklung, in denen der transsexuelle Wunsch entstanden ist (ergänzend hierzu die Ausführungen zur Ätiologie des Transgenderismus → Abschn. 3.2.3).

Primäre Transsexualität. Diese Gruppe zeigt bereits von früher Kindheit an ein extrem auffälliges Interesse an nicht-geschlechtsrollenkonformen Verhaltensweisen und kleidet sich entsprechend gern und immer schon mit Kleidern des anderen Geschlechts. Die Betroffenen fühlen sich von der Pubertät an in der Geschlechtspartnerorientierung sexuell eher zum gleichen biologischen Geschlecht hingezogen. Für sie erfüllt das Verkleiden mit Kleidungsstücken des anderen Geschlechts (engl. *cross-dressing*) zu keiner Zeit sexuelle oder erotische Funktionen, was sie zumeist von der zweiten Gruppe eindrücklich unterscheidet. Schließlich verfolgen sie bereits recht früh und mit aller Konsequenz eine Geschlechtsumwandlung.

Sekundäre Transsexualität. Bei einer zweiten Gruppe treten die Anzeichen eines Zugehörigkeitsgefühls zum anderen Geschlecht später und weniger deutlich auf. Diese Menschen werden in klinischen Kontexten eher später, nämlich im frühen Erwachsenenalter vorstellig. Und bei ihnen verbindet sich eine gewisse Zeit lang mit dem Verkleiden eine sexuelle Erregung und Befriedigung, wie dies ganz ähnlich beim Transvestitismus beobachtbar ist (→ Abschn. 5.2). Die Personen dieser Untergruppe beantragen eine Geschlechtsumwandlung erst zu einer Zeit, nachdem sie zuvor zum Teil über viele Jahre hinweg in der sozialen Rolle ihres biologischen Geschlechts gelebt, unter Umständen sogar geheiratet haben. Sie werden üblicherweise als psychisch labiler als die Personen der erstgenannten Gruppe beschrieben, was möglicherweise mit ihrem bisherigen Leben in Ambivalenz gegenüber einer sich allmählich entwickelnden Transsexualität erklärt werden kann. Das beachtenswerte Merkmal dieser Untergruppe transsexueller Personen ist, dass sich ihre Entwicklung nicht aus einer Störung der Geschlechtsidentität in der Kindheit heraus erklären lässt. Es gibt sogar einzelne Verläufe, die sich erst im dritten oder vierten Lebensjahrzehnt oder noch später zum transsexuellen Erscheinungsbild verdichten.

Individuelle Unterschiede. Trotz dieser groben Zweiteilung verlaufen transsexuelle Entwicklungen auch darüber hinaus noch sehr unterschiedlich. In vielen Fällen kann selbst der transsexuelle Wunsch variieren (Clement & Senf, 1996; ergänzend nochmals die Ausführungen zur Ätiologie des Transgenderismus → Abschn. 3.2.3, 3.2.4). Er kann lediglich die innere, aber nicht öffentlich gezeigte Gewissheit der gegengeschlechtlichen Zugehörigkeit umfassen. Er kann sich auf den Wunsch nach Akzeptanz im öffentlichen und privaten Leben richten, aber nicht den Schritt hormoneller und chirurgischer Eingriffe einbeziehen. Selbst chirurgische Eingriffe können auf unterschiedliche Weise angestrebt werden, sich zum Beispiel nur auf die Entfernung des männlichen Genitals oder die weibliche Brust beziehen. Bei wieder anderen ist der Wunsch unerschütterlich, sich plastisch-chirurgischen Operationen zu unterziehen, mit denen eine möglichst perfekte Nachahmung des gewünschten anderen Geschlechts erreicht werden soll.

3.3.2 Rechtliche Aspekte: das Transsexuellen-Gesetz

Nicht immer steht also der Wunsch nach vollständiger Geschlechtsangleichung im Vordergrund. Entsprechend dieser Variationsweite persönlicher Wünsche an ein zukünftiges transsexuelles Leben hat sich im Laufe der zurückliegenden 40 Jahre ein zeitlich gestuftes, prozesshaftes diagnostisch-therapeutisches Vorgehen durchgesetzt. Dieses Vorgehen dient dem Umgang der Professionellen mit Transsexuellen in fast allen Ländern, in denen die Geschlechtsumwandlung inzwischen auf eine rechtliche Basis gestellt wurde. Ein völlig beliebiger Zugang (auf bloßes Verlangen) zur somatischen Behandlung soll damit verhindert werden.

Dieses Vorgehen orientiert sich an den *Standards of Care* der internationalen Gesellschaft für Transgender-Gesundheit (der *World Professional Association for Transgender Health*, vormals *Harry Benjamin International Gender Dysphoria Association* [seit 2011 die aktualisierte 7. Aufl.; vgl. im Internet z. B. unter de.wikipedia.org/wiki/Transsexualität]). Zusätzlich bleiben jeweils gesetzlich vorgegebene Rahmenbedingungen zu beachten, die sich von Land zu Land erheblich unterscheiden können (in Deutschland das sogenannte »Transsexuellen-Gesetz«). Diese rechtlichen Vorgaben haben in den vergangenen Jahren zudem immer wieder Nachbesserungen erfahren, mit denen zunächst vorhandene strenge Vorgaben für Namensänderungen sowie für so bezeichnete Personenstandsänderungen und rigide Zulassungskriterien für medizinische Behandlungen wiederholt zurückgedrängt wurden (aktuelle Entwicklungen für

Deutschland und im Vergleich zu anderen europäischen Ländern finden sich im Netz jeweils unter de.wikipedia.org/wiki/Transsexuellengesetz).

Nach deutscher Rechtsprechung kann von Betroffenen einerseits eine Änderung des üblicherweise ja geschlechtsspezifischen Vornamens angestrebt werden. Andererseits zumeist nachfolgend kann später, falls gewünscht und möglich, eine Anpassung des Geschlechtseintrags in offizielle Dokumente beantragt werden; oder beides kann in einem einzelnen Verfahren (üblicherweise vor dem Amtsgericht) durchgeführt werden. Für beides sind zwei Gutachten notwendig, in denen als solche vom Gericht bestellte Psychologen oder Ärzte feststellen,

▶ dass eine Person sich aufgrund ihrer transsexuellen Prägung nicht mehr dem in ihrem Geburtseintrag angegebenen, sondern dem anderen Geschlecht als zugehörig empfindet und seit mindestens drei Jahren unter dem Zwang steht, ihren Vorstellungen entsprechend zu leben und
▶ mit hoher Wahrscheinlichkeit anzunehmen ist, dass sich ihr Zugehörigkeitsempfinden nicht mehr ändern wird.

Durch einen wichtigen Beschluss des Bundesverfassungsgerichtes wurde 2011 eine im Transsexuellen-Gesetz vorhandene strikte Vorgabe aufgehoben, nach der Geschlechtseintragsänderungen erst vorgenommen werden durften, (a) nachdem durch operative Eingriffe die Person als dauernd fortpflanzungsunfähig galt und (b) sich die äußeren Geschlechtsmerkmale durch einen operativen Eingriff deutlich dem Erscheinungsbild des anderen Geschlechts angeglichen wurden. Damit wird es heute in Deutschland wie in anderen europäischen Ländern möglich, dass Transsexuelle zukünftig in ehelicher oder (ähnlich der Homosexualität) in anderweitig rechtlich verbindlicher Lebenspartnerschaft leben dürfen – entgegen der ursprünglichen Vorgabe, die eine Ehelosigkeit für die Anerkennung der neuen Geschlechtszugehörigkeit vorschrieb.

3.3.3 Standards und Phasen der affirmativen Behandlung

Auf Grundlage der erwähnten *Standards of Care* der Internationalen Gesellschaft für Transgender-Gesundheit wurden auch für den deutschsprachigen Raum Leitlinien ausgearbeitet (vgl. Becker et al., 1998; Becker, 2009). Entsprechend dieser Vorgaben kann man die Behandlung Transsexueller als ein gestuftes Therapiepaket beschreiben. Es umfasst individuell gestaltete Einzelphasen unterschiedlicher Länge. Die einzelnen Phasen gehen ineinander über. Es kann, muss aber nicht zu einer geschlechtskorrigierenden Operation und zum juristisch anerkannten Geschlechtswechsel führen.

Phase 1: Diagnostik. Diese Eingangsphase erfordert eine breit angelegte Differenzialdiagnostik. Zunächst müssen drei Kriterien vollumfänglich erfüllt sein:
▶ ein über lange Zeit konstantes Gefühl oder ein Verlangen nach Zugehörigkeit zum anderen als dem biologischen Geschlecht
▶ ein über lange Zeit konstantes Unwohlerleben im Geburtsgeschlecht
▶ ein klinisch relevanter Leidensdruck

Es muss in dieser ersten Phase also sehr darauf geachtet werden, wie konstant das drängende Bedürfnis ist, in der anderen Geschlechtsrolle zu leben. Ein sehr schwankendes Bedürfnis bedarf einer Abklärung möglicher Ursachen. Diese könnten in einem Unbehagen und an Schwierigkeiten im Umgang mit sozialen Rollenerwartungen liegen oder Ausdruck noch bestehender Adoleszenzkrisen sein. Auch ist es sinnvoll, den Transsexuellen darauf hinzuweisen, dass nicht die Operation der entscheidende therapeutische Schritt ist, sondern die voraussehbar jahrelange Vorbereitung darauf mit ständigen Überprüfungen, ob der Wechsel überhaupt sinnvoll ist und subjektiv bewältigt werden kann.

Beachtet werden müssen weiter eine latent bestehende Suizidalität, die eine Suizidprophylaxe erforderlich machen könnte, sowie eine diagnostizierbare Alkohol-, Drogen- oder Medikamentenabhängigkeit, die ebenfalls einer Vorbehandlung zugeführt werden muss. Weiter haben sich endokrinologische Untersuchungen als notwendig erwiesen – in der Basisdiagnostik und wenn im Verlauf der weiteren Behandlung mit einer gegengeschlechtlichen Hormontherapie begonnen wird.

Diese erste Phase der Sicherstellung der Diagnose Transsexualität kann für sich genommen bereits mehrere Monate bis hin zu einem Jahr regelmäßiger Kontakte umfassen. Sie kann den Standards einer intensiven psychotherapeutischen Behandlung entsprechen oder eher im Sinne einer stützenden Beratung durchgeführt werden. Eine Psychotherapie ist gemäß der *Standards of Care* also nicht verpflichtend. Leider ist der Medizinische Dienst bundesdeutscher Krankenkassen dazu übergegangen, regelhaft eine Psychotherapie als Voraussetzung für die Indikation somatischer Maßnahmen zu verlangen, in einigen Bundesländern sogar eine wöchentlich stattfindende Richtlinien-Psychotherapie – die vielen Fällen nicht indiziert oder nicht möglich ist. Insbesondere Becker (2009, S. 15) hat sich ausgesprochen kritisch mit dieser Vorgabe auseinander gesetzt. So vermutet die Autorin, dass dahinter z. T. noch die alte, kontraproduktive Vorstellung verberge, zuerst müsse mittels Psychotherapie etwa ein Umstimmungsversuch unternommen werden, um erst bei dessen Scheitern in die Phase der somatischen Maßnahmen einzutreten. Sinnvolle Psychotherapie mit Transsexuellen darf jedoch überhaupt nicht im Sinne eines Umstimmungsversuches angelegt sein. Sie sollte dem Transsexuellen vielmehr dazu verhelfen, die innere Stimmigkeit und Konstanz seines transsexuellen Wunsches zu erfassen und die Möglichkeiten und Grenzen einer Hormonbehandlung und geschlechtsverändernden Operation realistisch zu beurteilen.

Phase 2: Alltagstest. Während dieser Behandlungsphase erprobt der Transsexuelle, ob ihm der Geschlechtswechsel möglich ist. Er lebt 24 Stunden täglich in der angestrebten Rolle und überprüft das Gelingen des Rollenwechsels in allen wichtigen Aspekten: Gestik, Mimik, Kleidung, Schminken und soziales Verhalten. Er lernt die Reaktionen der Umwelt kennen und mit ihnen zurechtzukommen. Die affirmativ psychotherapeutische Begleitung in dieser Phase dient der persönlichen Verarbeitung von unvermeidbaren Schwierigkeiten und der Entwicklung persönlicher Kompetenz in der Ausgestaltung der neuen Geschlechtsrolle.

Bei gegebener Notwendigkeit können in dieser Phase Gespräche der Therapeuten mit Angehörigen, Partnern bzw. Vorgesetzen sinnvoll und notwendig werden. In großer Übereinstimmung wird heute der Alltagstest als ein ganz wesentlicher Anteil in der Behandlung von Geschlechtsidentitätsproblemen angesehen, weshalb er eine Zeit von ein bis zwei Jahren umfassen kann.

Phase 3: Hormonbehandlung. Die somatischen Therapien werden zu irreversiblen oder zu kaum korrigierbaren körperlichen Veränderungen führen. In den Standards werden entsprechend einige Voraussetzung erwartet: Der Therapeut sollte den Patienten in der Regel mindestens ein Jahr kennen. Er ist dabei zu dem begründeten Urteil gekommen, dass bei dem Patienten folgende vier Kriterien erfüllt sind:
(1) innere Stimmigkeit des Identitätsgeschlechts und seiner individuellen Ausgestaltung, also eine anhaltende, gut dokumentierte Geschlechtsdysphorie
(2) Lebbarkeit der gewünschten Rolle
(3) die Fähigkeit zu voll informierten Entscheidungen und (mit wenigen Ausnahmen) Volljährigkeit
(4) realistische Einschätzung der Möglichkeiten und Risiken der somatischen Behandlung

Bei Frau-zu-Mann-Transsexuellen kommt es nach unterschiedlich langer Hormonbehandlung zu einer deutlichen Vermännlichung der Stimme (Stimmbruch), die nicht mehr rückgängig gemacht werden kann. Mann-zu-Frau-Transsexuelle erleben nach mehrmonatiger Hormontherapie die irreversible Entwicklung von weiblichen Brüsten. Die Hormonbehandlung erfolgt unter endokrinologischer Kontrolle (zu den konkreten Möglichkeiten: Eicher, 1996a). Sie ermöglicht es dem Patienten, schon vor einer Operation den postoperativen subjektiven Zustand zu erleben. Im positiven Fall erleichtert die Hormonbehandlung dem Transsexuellen seine Situation im Alltag erheblich, mit zunehmend weiblichen beziehungsweise männlichen Attributen wirkt der Betroffene im angestrebten Geschlecht überzeugender.

Phase 4: geschlechtskorrigierende Operation. Die Operation schafft eine irreversible Situation. Die Eingriffe können deshalb erst nach einer sicheren Indikationsstellung erfolgen. Inzwischen muss sich erwiesen haben, dass der Transsexuelle mit der hormonellen Medikation psychisch und körperlich gut zurechtkommt, da sie lebenslang fortgesetzt werden muss. Die Standards legen fest, dass der Therapeut den Patienten in dieser Phase mindestens eineinhalb Jahre kennen sollte, dass der Transsexuelle bis zur Operation mindestens ein Jahr lang das Leben in der gewünschten Geschlechtsrolle erprobt und dass er mindestens ein halbes Jahr unter gegengeschlechtlicher Hormonbehandlung gestanden hat.

Der Therapeut hilft bei der Auswahl der Chirurgen, mit denen der Transsexuelle Gespräche über die verschiedenen Möglichkeiten operativer Eingriffe führen kann (vgl. Eicher, 1996b). Es ist nochmals Zeit darauf zu verwenden, die Entscheidung für die Operation gut zu durchdenken. Denn in dieser Phase sind erneut zwei Fachgutachten notwendig, aus denen zweifelsfrei die Zustimmung des Patienten zum geschlechtskorrigierenden Eingriff ablesbar ist. Die Folgen einer voreiligen Entscheidung sind offenkundig: Rückoperationen sind entweder überhaupt nicht oder äußerst schwierig und mit fraglichem Ausgang möglich.

Phase 5: Nachbetreuung. Auch wenn eine psychologische/psychotherapeutische Betreuung nach vollständiger Geschlechtsumwandlung in den *Standards of Care* nicht mehr vorgesehen ist, sollte sie empfohlen werden. Zwar gelingt bei entsprechender Vorbereitung die psychosoziale Integration in der Regel gut, doch können immer wieder Probleme auftreten. Dies gilt häufig angesichts des Wunsches, eine feste Partnerschaft eingehen zu wollen (Kockott, 1996). Andere kommen von sich aus erneut in Behandlung, weil sie nach der Operation eine Phase der psychischen Instabilität erleben, z. B. unter Depressivität leiden oder immer noch ständige Kämpfe um ihre sozial-gesellschaftliche Anerkennung führen müssen (Becker, 2009).

Nach der Darstellung des Phasenmodells ist zudem deutlich, dass die Zeitspanne für die notwendige psychotherapeutische Begleitung und Behandlung langwierig ist, formal mindestens eineinhalb Jahre betragen sollte, in der Regel jedoch deutlich länger ausfallen wird. Insgesamt bleibt nochmals zu bedenken, dass zwar die meisten Transsexuellen den Weg zur kompletten Geschlechtsumwandlung gehen möchten; es gibt jedoch immer wieder Betroffene, die vor allem in der Anfangsphase ihrer Therapie dennoch irgendeine andere Alternative für sich als Lösung ihres Problems annehmen können.

3.4 Intersexualität

Im Rahmen einer Darstellung der besonderen Probleme einer alternativen Geschlechtsidentität ist es sinnvoll, einen Exkurs über Menschen einzuschließen, bei denen sich Diskrepanzen zwischen ihrem genetischen, gonadalen, hormonellen oder genitalen Geschlechtsmerkmalen finden lassen. Bei dieser Untergruppe, deren Auffälligkeiten als Intersexualität zusammengefasst werden, bestehen in der Regel Schwierigkeiten, sie nach der Geburt eindeutig als männlich oder weiblich zu klassifizieren. Dennoch ist Intersexualität ein nach wie vor unscharf definierter Begriff, der lediglich den früheren pejorativ gefärbten Ausdruck der Zwitterbildung abgelöst hat (Garrels, 1998). Er ist phänomenologisch ausgerichtet und zielt auf klinisch erkennbare Äußerungen einer Störung der Geschlechtsdifferenzierung mit gleichzeitigem Vorkommen von Geschlechtsmerkmalen, die sich gewöhnlich entweder nur bei der Frau oder nur beim Mann finden. Er umfasst eine enorme klinischen Variabilität: von einer isolierten Klitorishyperplasie bis hin zu einer Ausprägung der Geschlechtsambiguität, die eine weibliche oder männliche Geschlechtszuordnung zunächst beliebig erscheinen lässt.

Die Betroffenen weisen also bestimmte sexuelle Fehlbildungen oder Behinderungen auf, und in der Praxis sieht man sich in solchen Fällen gelegentlich nicht nur mit dem Problem konfrontiert, welches Geschlecht bei dem Kind vorliegt, sondern auch mit der Frage, welches Geschlecht der Erziehung zugrunde gelegt werden soll. Es war insbesondere das Konzept von Money (et al., 1957), das in den 1960er-Jahren zu einer Veränderung in der Behandlung intersexueller Kinder führte. Hatte man vorher nach der Maxime gehandelt, die Kinder nach Maßgabe des biologischen Geschlechts, soweit dies bestimmbar war, zu erziehen, so sollten Geschlechtszuweisung und -erziehung nun möglichst früh (möglichst weit vor dem 24. Lebensmonat) beginnend danach vorgenommen werden, was unter den gegebenen somatischen Bedingungen am ehesten zu einer stabilen Geschlechtsidentität, zu einem glücklichen Leben als Geschlechts- und Sexualwesen führen könnte, ob als Mann oder als Frau.

Aktuelle Diskussionen
Dennoch ist die hier angedeutete Möglichkeit einer noch sehr früh möglichen Festlegung in der Geschlechtsrollenerziehung inzwischen mit gewisser Zurückhaltung zu betrachten. Denn seit den 1990er-Jahren wird die Praxis einer zu frühzeitigen Geschlechtsfestlegung von Erwachsenen mit Intersexsyndromen – also von den Betroffenen selbst – teils heftig kritisiert. Viele von ihnen waren im späteren Leben mit der früh administrativ von den Medizinern und in deren Folge erzieherisch von den Eltern vorgenommen Festlegung nachträglich nicht einverstanden. Sie blicken auf eine lange Zeit des Leidens unter einem für sie nicht akzeptierten Geschlecht zurück und sind aktiv bemüht, medizinische Unterstützung für eine »neuerliche Geschlechtsumwandlung« zu erwirken. Andererseits gibt es viele Berichte, nach denen bei Betroffenen offensichtlich die richtige Entscheidung getroffen wurde. Wie mit diesem Dilemma angemessen umgegangen werden soll, ist nach wie vor unklar – zumal es bis heute fast ausschließlich Fallberichte mit sehr widersprüchlichen Darstellungen gibt.

Viele Professionelle wie Betroffene vertreten heute die Ansicht, dass man bei Zweifel über das tatsächlich vorliegende Geschlecht keine eindeutige Zuweisung vornehmen sollte. Empfohlen wird zuzuwarten, bis die Betroffenen hinreichend in der Lage sind, die von ihnen gewünschte sexuelle Identität selbst zu bestimmen. Sollte sich dies in einigen Jahren als die bessere Möglichkeit erweisen, setzte dies dennoch Aufklärungsarbeit in der Gesellschaft voraus, damit unterschiedliche Formen der Geschlechtsorientierung auch tatsächlich akzeptierbar werden. Wie Cohen-Kettenis und Pfäfflin (2003) dazu feststellen, würde dies das Leben der Menschen mit einer abweichenden Form der Geschlechtlichkeit sicherlich deutlich erleichtern. Ob Kinder mit einem »dritten Geschlecht« in unserer Gesellschaft glücklicher aufwachsen würden, stellen die Autoren noch in Frage.

Welche Seite man in den Diskussionen über Geschlechtsidentitätsstörungen auch vertritt: Weitgehende Einigkeit besteht darin, dass Menschen mit Intersexsyndromen wie die Transsexuellen viele psychologische wie existenzielle Probleme zu bewältigen haben und dass viele von ihnen unter diesem Zustand leiden. In dieser Situation kann man nicht untätig auf günstige Entwicklungen zuwarten. Kliniker, Eltern und Betroffene müssen gelegentlich weitreichende Entscheidungen fällen, auch wenn sich diese nach heutigem Wissen nicht in jedem Fall rational begründen lassen. Wir werden im Folgenden einige Voraussetzungen, über die heute bereits eine gewisse Einigkeit herrscht, vorstellen und diskutieren.

3.4.1 Chromosomale Abweichungen und Hermaphroditismus

Wenn sich bei der Befruchtung Spermium und Eizelle vereinigen, kann sich gelegentlich eine ungewöhnliche Konfiguration der Geschlechtschromosomen entwickeln. Wird im Normalfall dem immer weiblichen X-Chromosom in der Eizelle der Frau durch das eindringende Spermium ein weiteres X-Chromosom hinzugefügt, entwickelt sich genetisch bedingt ein Mädchen mit einem 46,XX-Chromosomensatz. Handelt es sich dabei um ein Y-Chromosom, entwickelt sich ein Junge mit einem 46,XY-Chromosomensatz. Gelegentlich kann es jedoch zu Abweichungen von dieser Regel kommen, sodass mehr als die üblicherweise 46 Chromosomen vorhanden sind. Bekanntestes Beispiel ist die Trisomie 21, das Down-Syndrom bei Mädchen (47,XX,21+) bzw. bei Jungen (47,XY,21+). Solche Abweichungen lassen sich auch bei den für das Geschlecht zuständigen X- und Y-Chromosomen beobachten. Häufiger kommen dabei Trisomien vor, wie z. B. 47,XXX (TripleX-Frauen), 47,XXY (Klinefelter-Syndrom) oder 47,XYY (XYY-Typus). Die chromosomalen Abweichungen können in äußerst seltenen Fällen offensichtlich bis 49,XXXY bzw. 49,XXXX reichen.

Der bei jedem Embryo primär angelegte Vorgang ist die Entfaltung weiblicher Geschlechtsorgane. Das Y-Chromosom jedoch induziert die Entwicklung der männlichen Geschlechtsdrüsen und markiert damit den Beginn der Testosteronproduktion, der für die Entwicklung der anderen männlichen Geschlechtsorgane und -attribute verantwortlich zeichnet. Fehlt dieser Entwicklungsschritt und damit ein Y-Chromosom, kommt es zur Ausfaltung weiblicher Geschlechtsorgane. Dies ist der Normalfall bei einem 46,XX-Chromosomensatz. Gelegentlich fehlt jedoch ein zweites Geschlechtschromosom, und es kommt zur Entwicklung des sogenannten Turner-Syndroms (45,X0).

Bei Vorhandensein eines Y-Chromosoms ist die männliche Gonadenanlage dominant festgelegt. Selbst wenn mehrere X-Chromosomen vorhanden sind, kommen deren Einflüsse vordergründig nicht mehr zur Geltung. Üblicherweise bleibt in diesen Fällen die Entwicklung der männlichen Geschlechtsorgane zurück, sodass eine Geschlechtsbestimmung der Kinder auf der Grundlage äußerer Geschlechtsmerkmale erschwert werden kann. Von den möglichen chromosomalen Abweichungen sollen nachfolgend beispielhaft zwei der häufiger vorkommenden Phänomene kurz beschrieben werden, die sich mit den Namen ihrer Entdecker verbinden: das Klinefelter- und das Turner-Syndrom. Doch zunächst zum sehr seltenen Phänomen des Hermaphroditismus.

Echter Hermaphroditismus
Äußerst selten kann es vorkommen, dass ein zweizelliges Ei von einem X- und einem Y-Spermium doppelt befruchtet wird (sog. Dispermie). In solchen Fällen kann ein sogenanntes Mosaik-Individuum entstehen, bei dem sich XX-Zellen neben XY-Zellen finden (46,XX/46,XY). Bei der Geburt weisen die Kinder üblicherweise männliche und weibliche Geschlechtsorgane nebeneinander auf, entweder zu einem Organ (Ovotestis) vereinigt oder getrennt an unterschiedlichen Orten. Diese sehr seltenen Fälle

werden seit alters her als Hermaphroditismus bezeichnet (nach Hermaphroditos, dem androgynen Sohn des Hermes und der Aphrodite in der griechischen Mythologie). Das weitere äußere Erscheinungsbild kann dabei ganz unauffällig sein und bleiben. Dennoch ist ein Hermaphroditismus verus mit generativer Potenz in beiden Geschlechtern unbekannt und Berichte darüber gehören in den Bereich mythologischer Überlieferung.

In unserer Gesellschaft, in der es offensichtlich kein drittes Geschlecht geben darf, kann es jedoch zu psychischen Problemen hinsichtlich der sexuellen Identität und Orientierung kommen. In der Folge einer Geschlechtszuweisung werden heute zumeist chirurgische Korrekturen in die eine oder andere Richtung vorgenommen, weshalb es in der Gegenwart nur noch selten Fallberichte über ein Leben mit Hermaphroditismus gibt. Vielleicht werden zukünftig die kritischen Einwände gegen eine zu frühe Festlegung beachtenswert, die wir eingangs angesprochen haben. Denn im Altertum kamen die Betreffenden offensichtlich recht gut als Zwitter zurecht und wurden wegen der sichtbaren göttlichen Bestimmung sehr verehrt. Um ihr Liebesleben herum jedenfalls ranken sich viele beeindruckende Legenden.

Klinefelter-Syndrom
Häufiger vorkommendes Beispiel für Abweichungen von der männlichen Konfiguration eines aus 23 Chromosomenpaaren bestehenden Kariotyps kann das Vorhandensein eines zusätzlichen X-Chromosoms darstellen (47,XXY; Klinefelter-Syndrom). Die Inzidenz wird auf 1:600 lebend geborene Jungen geschätzt. Von wenigen Ausnahmen abgesehen lässt sich das Geschlecht nach der Geburt als männlich bestimmen und die Betreffenden werden als Jungen erzogen. Im Verlauf der Entwicklung können verschiedene Auffälligkeiten deutlicher werden. Im Kindesalter können 46,XXY-Patienten durch ihre leicht verminderte Intelligenz bei eher überdurchschnittlicher Körpergröße, durch mangelnde Vitalität mit gelegentlichen aggressiven Ausbrüchen und durch Schwierigkeiten insbesondere des Erlernens von Lesen, Schreiben und Rechnen auffallen. Vom Kindergartenalter an können sich Schwierigkeiten in den Beziehungen zu Gleichaltrigen entwickeln, weil sie wegen ihrer Rückgezogenheit, Unsicherheit und Passivität auffällig werden. Diese Schwierigkeiten können in der Jugend zunehmen.

Mehr als die Hälfte der Kinder wird wegen dieser Probleme in kinderpsychologischen und kinderpsychiatrischen Einrichtungen vorgestellt. Um weiteren pathologischen Entwicklungen entgegenzuwirken, kann eine Testosteronbehandlung ab Beginn der Pubertät sinnvoll sein, mit der sich die Maskulinisierung befördern lässt. Mit dem dabei zunehmendem Konzentrationsvermögen lassen sich nicht nur die Schulleistungen verbessern, sondern es lässt sich auch ein günstiger Einfluss auf das Selbstwertgefühl und auf die zwischenmenschlichen Beziehungen beobachten. Von inzwischen in vielen Ländern vorhandenen und (Internet-)vernetzten Klinefelter-Gesellschaften werden seit einigen Jahren Leitlinien herausgegeben und aktualisiert, an denen sich Eltern, Professionelle und Betroffene für den Umgang mit häufig auftretenden Problemen orientieren können.

Geschlechtidentität, Geschlechtsrolle. Männer mit Klinefelter-Syndrom erleben sich selbst als weniger maskulin, auch wenn sich ihre geschlechtsrollentypischen Interessen und Aktivitäten nicht von Vergleichsgruppen unterscheiden. Dennoch wurden in Einzelfällen Geschlechtsidentitätsstörungen beobachtet.

Sexuelle Aktivität, sexuelle Orientierung, Fruchtbarkeit. Spätestens mit der Jugend fällt die ungenügende sexuelle Entwicklung auf. Die Hoden bleiben abnorm klein, im Ejakulat finden sich keine Spermien, sodass die Patienten unfruchtbar sind. Das Interesse am anderen Geschlecht ist wenig ausgeprägt. Sexuelle Aktivitäten scheinen sich erst in späteren Jahren zu entfalten und in der Häufigkeit immer deutlich hinter Gleichaltrigen zurückzubleiben. Andererseits scheinen viele Betroffene sehr wohl Befriedigung aus eingegangenen sexuellen Beziehungen zu ziehen.

Turner-Syndrom

Wenn nur ein einziges X-Chromosom vorhanden ist und ein zweites Geschlechtschromosom fehlt (45,X0; Ullrich-Turner-Syndrom; Gonadendysgenesie), entwickeln sich bei dieser chromosomalen Abweichung Ovarien mit primordialen Eiern und Prägranulosazellen, die für die weiblich-embryonale Entwicklung typisch sind. Sie unterscheiden sich bis zum Ende des dritten Schwangerschaftsmonats nicht von den Ovarien normaler 46,XX-Embryonen. Späterhin zeigen sich ein bindegewebiger Umbau der Ovarien und ungenügend ausgebildete Follikelzellen. Die rudimentären Gonaden ohne Keimzellen, die man bei älteren Kindern oder Erwachsenen mit 45,X0 findet, sind offensichtlich das Ergebnis eines degenerativen Prozesses. Ganz ähnliche Beobachtungen können in sehr seltenen Fällen auch in der Entwicklung von Menschen gemacht werden, die über einen normalen männlichen 46,XY-Chromosomensatz verfügen, bei denen offensichtlich das für die Testis-Entwicklung zuständige Gen (SRY) auf dem Y-Chromosom seine Funktion nicht erfüllt hat. Die Inzidenz des Turner-Syndroms wird auf 1:2.500 neugeborener Mädchen geschätzt.

Insgesamt betrachtet entwickeln Personen mit Gonadendysgenesie eine durchschnittliche Intelligenz. Ein Zurückbleiben in intellektuellen Fähigkeiten wird nur in einer Untergruppe beobachtet. Vermutlich wegen ihres deutlichen Minderwuchses entwickeln sich bei vielen dennoch emotionale Probleme, die sich in einem verminderten Selbstwertgefühl und in einer verminderten sozialen Kompetenz niederschlagen können. Im Vergleich zu Gleichaltrigen gehen sie seltener und weniger sozial befriedigende zwischenmenschliche Beziehungen ein.

Um eine pubertäre Entwicklung anzuregen und um einer Osteoporose vorzubeugen wird beginnend mit dem 12. Lebensjahr eine regelmäßige Östrogen-Medikation empfohlen. Auch kann das Wachstum durch entsprechende medikamentöse Behandlung weiter angeregt werden. Von inzwischen in vielen Ländern vorhandenen und (Internet-)vernetzten (Ullrich-)Turner-Gesellschaften werden seit einigen Jahren Leitlinien herausgegeben und aktualisiert, an denen sich Eltern, Professionelle und Betroffene für den Umgang mit häufig auftretenden Problemen orientieren können.

Geschlechtidentität, Geschlechtsrolle. Menschen mit Turner-Syndrom entwickeln eine weibliche Geschlechtsidentität und zeigen in der Regel durchgängig Interessen und Vorlieben, wie sie für Mädchen typisch sind.
Sexuelle Aktivität, sexuelle Orientierung, Fruchtbarkeit. Von wenigen Ausnahmen abgesehen entwickeln die Mädchen mit Gonadendysgenesie eine heterosexuelle Geschlechtspartnerorientierung, auch wenn sie im Vergleich mit Gleichaltrigen erst später sexuell aktiv werden. Eher selten findet man negative Einstellungen zum eigenen Körper, vor allem den Kleinwuchs betreffend. Sexuelle Beziehungen werden in der Regel als befriedigend erlebt. Wegen der Gonadenveränderung sind sie unfruchtbar. In Ländern, in denen dies möglich ist, könnte dies Problem mittels Fertilisation in vitro überwunden werden.

3.4.2 Intersexsyndrome und Pseudo-Hermaphroditismus

Während das Kind im Mutterleib heranwächst, entwickeln sich seine inneren und äußeren Organe, auch seine Geschlechtsorgane, bis zu der Vollkommenheit, die bei der Geburt sichtbar sind. In seltenen Fällen können Störungen dieser Entwicklung auftreten, die dazu führen, dass das Kind mit unvollständig entwickelten Geschlechtsorganen geboren wird. Die bereits in den ersten Wochen nach Befruchtung einsetzende Entwicklung der Geschlechtsorgane benötigt das jeweilige hormonelle Milieu, um sich störungsfrei zu entfalten. So können sich beim männlichen Fötus Probleme einstellen, wenn nicht hinreichend Testosteron zur Verfügung steht oder das Zielgewebe nicht darauf anspricht. Ähnliches kann bei der Entwicklung der weiblichen Geschlechtsorgane beobachtet werden. In der Folge können Kinder geboren werden, bei denen sich das Geschlecht nicht mehr gut bestimmen lässt. Diese Phänomene werden als Pseudo-Hermaphroditismus bezeichnet.

Fehlentwicklungen dieser Art können sich auch noch im weiteren Verlauf der Schwangerschaft einstellen. Dies kann passieren, wenn eine an sich normale weibliche 46,XX-Entwicklung pränatal einem zu hohem Ausmaß von Androgen ausgesetzt wurde oder wenn eine männliche 46,XY-Entwicklung zeitweilig in einer extrem verminderten Testosteron-Umgebung verläuft. Auch in solchen Fällen ist das Geschlecht des Neugeborenen oft schwer bestimmbar, da unvollständig entwickelte Geschlechtsorgane bei Jungen und Mädchen sehr ähnlich aussehen. Das Ausmaß der jeweiligen Eigenarten kann extrem variieren. Kinder mit einem 46,XX-Kariotyp können eine deutlich vergrößerte Klitoris aufweisen und 46,XY-Kinder einen deutlich kleineren Penis, der im Extrem nicht größer als eine Klitoris ausfallen kann. Zwei dieser möglichen Phänomenbereiche sollen nachfolgend kurz beschrieben werden.

Androgenresistenz bei testikulärer Feminisierung
Bei der Androgenresistenz (engl. *Androgen Insensitivity Syndrom*) handelt es sich um eine rezessiv geschlechtsgebundene erbliche Intersexform mit äußerlich rein weiblichen, gonadal und chromosomal (46,XY) aber männlichen Geschlechtsmerkmalen als Folge einer pränatalen Hodeninsuffizienz und/oder einer angeborenen Androgenre-

sistenz der Zielorgane. Die Androgenrezeptoren können sich dabei als vollständig oder nur partiell unempfänglich gegenüber Androgenen verhalten. Die vorhandenen Testes produzieren zwar Testosteron, dennoch entwickeln sich die männlichen Geschlechtsorgane nicht erwartungsgemäß, weil die Körperzellen das Testosteron nicht in Dihydrotestosteron umwandeln können.

Bei der Geburt weisen 46,XY-Kinder mit einer *partiellen* Einschränkung der *Androgenempfindsamkeit* normale bis uneindeutige äußere weibliche Genitale in einer großen Spannweite der Möglichkeiten auf (testikuläre Feminisierung). In Abhängigkeit von dem Ausmaß, mit dem sich die Genitale zuordnen lassen, wird ihnen bisher entweder das weibliche oder das männliche Geschlecht zugewiesen.

Kinder mit *vollständiger Androgenresistenz* haben zumeist unterentwickelte männliche Geschlechtsdrüsen (Gonaden) mit einem weiblich erscheinenden äußeren Genital. Hier fehlen jedoch Uterus und Tuben. Da diese Kinder zumeist als Mädchen aufwachsen, kann die Diagnose häufig erst später im Leben gestellt werden, z. B. weil in der Pubertät die erwartete Menstruation ausbleibt. Die Inzidenz der Androgenresistenz wird auf etwa 1:20.000 beziffert.

Da die partielle Androgenresistenz wegen ihrer zweideutigen Geschlechtsmerkmale früh entdeckt werden kann, können ebenfalls früh operative Eingriffe empfohlen werden. Der meist zu kleine Penis kann vergrößert oder eine Vagina angelegt werden. Im Falle der Entscheidung für ein Mädchen kann – ähnlich wie bei der Transsexualität – spätestens in der Jugend an eine Vertiefung der Vagina gedacht werden, um Geschlechtsverkehr zu ermöglichen. Die Eierstöcke werden zumeist ebenfalls früh entfernt, um einer möglichen Krebsgefahr vorzubeugen. Zusätzlich werden Östrogene verabreicht, um die Entwicklung weiterer weiblicher Geschlechtsmerkmale anzuregen.

Geschlechtsidentität, Geschlechtsrolle. Nicht alle Kinder, denen mit unvollständiger Androgenresistenz die Mädchenrolle zugewiesen wurde, entwickeln ganz ohne Probleme eine entsprechende Geschlechtsidentität. Wiederholt gibt es Berichte einer Geschlechtsidentitätsstörung in der Kindheit. In einer Gruppe von vier Jungen mit dieser Störung entschied sich im späteren Leben einer, als Frau zu leben, auch wenn er nach außen hin weiter als Mann mit männlicher Kleidung aufgetreten ist. Bei vollständiger Androgenresistenz wachsen die Betroffenen als Mädchen auf. Dennoch scheint eine größere Untergruppe männliche Interessen und Aktivitäten zu bevorzugen.

Sexuelle Aktivität, sexuelle Orientierung, Fruchtbarkeit. Frauen mit partieller Androgenresistenz erscheinen in der überwiegenden Zahl der Fälle in ihren Beziehungen typischerweise heterosexuell orientiert. Auch Frauen mit vollständiger Androgenresistenz unterscheiden sich in der Regel nicht von anderen Frauen in ihren Beziehungen und in der Geschlechtspartnerorientierung. Frauen mit Androgenresistenz sind üblicherweise unfruchtbar, da sie mit männlichen Gonaden geboren wurden, die im späteren Leben gewöhnlich entfernt werden.

Adrenogenitales Syndrom
Beim Adrenogenitalen Syndrom (AGS; engl. *Congenital Adrenal Hyperplasia; ACH*) handelt es sich um eine chronisch verlaufende endokrine Störung, bei der die Embryonen in bestimmten Phasen der Schwangerschaft intrauterin abnorm erhöhten androgenen Steroidhormonen ausgesetzt waren. Dies kann insbesondere bei Frauen im Laufe des Lebens zu einer auffälligen Virilisierung führen. Diese Entwicklung kann bei 46,XX-Kindern bereits bei Geburt in Veränderungen der Genitale sichtbar werden und sich bis zu einem pseudohermaphroditischen oder pseudomaskulinen Bild weiterentwickeln. Es kann zu frühzeitigem Auftreten von Scham- und Achselbehaarung, vermehrter Muskelentwicklung und beschleunigtem Wachstum in den ersten Lebensjahren kommen, aber auch zu einem frühzeitigen Wachstumsabschluss. Bei 46,XY-Knaben findet sich eine Pseudopubertas praecox, das heißt eine vorzeitige Entwicklung der sekundären Geschlechtsmerkmale ohne entsprechende Reifung der Hoden, oder ähnliche Wachstumsbeschleunigungen wie bei Mädchen. Bei Mädchen kann die Ovarialfunktion nicht recht in Gang kommen. Die Inzidenzschätzungen reichen von 1:5.000 bis 1:15.000 Lebendgeburten.

In ihren intellektuellen Möglichkeiten unterscheiden sich die Betroffenen nicht von Vergleichsgruppen. Frauen tendieren jedoch mehr zu männlichen Fähigkeiten als zu denen, bei denen Frauen ganz allgemein Männern gegenüber im Vorteil sind (vor allem bei visuellen und verbalen Aufgabenstellungen).

Das adrenogenitale Syndrom ist durch Nebennierenrindenhormone von cortisolartiger Wirkung therapeutisch gut zu beeinflussen. Früher Beginn der Therapie und lebenslange Fortführung scheinen allerdings notwendig zu sein. Bereits während der Schwangerschaft kann eine Dexamethason-Behandlung dem fötal-adrenalen Hyperandrogenismus und damit der Virilisierung der äußeren Genitale bei Mädchen vorbeugen helfen. Die männlichen Genitalanteile können bereits kurz nach der Geburt in ein weibliches Aussehen operativ korrigiert werden (man beachte jedoch die kritischen Einwände dazu in der Einleitung und zum Schluss dieses Kapitels).
Geschlechtsidentität, Geschlechtsrolle. Wegen der genitalen Virilisierung werden 46,XX-Kinder nicht gleich nach der Geburt als Mädchen erkannt, was gelegentlich zu einer männlichen Geschlechtszuweisung führte und eine Erziehung als Junge zur Folge hatte. Geschlechtsidentitätsstörungen in der Kindheit waren nicht selten. Frauen hingegen entwickeln zumeist eine weibliche Geschlechtsidentität, dennoch werden auch bei ihnen später manchmal Geschlechtsdysphorie und Zweifel an der Geschlechtsidentität beobachtet. In der Kindheit und Jugend ist ein gegengeschlechtliches Rollenverhalten, das der Geschlechtsidentitätsstörung entspricht, nicht ungewöhnlich.
Sexuelle Aktivität, sexuelle Orientierung, Fruchtbarkeit. Bei Frauen mit AGS ist eine heterosexuelle Geschlechtspartnerorientierung zwar die Regel, dennoch werden mehr homosexuelle Entwicklungen berichtet, als sie in Vergleichsgruppen zu finden sind. Die Fruchtbarkeit scheint gegenüber nicht betroffenen Frauen ebenfalls vermindert. Dies könnte seine Ursache in nicht optimal ausgestalteten hormonellen Behandlungen haben. Insgesamt gesehen fallen die unterschiedlichsten sexuellen Neigungen, Interessen und Aktivitäten etwas geringer aus, als dies bei Frauen ohne AGS der Fall ist.

3.4.3 Implikationen einer affirmativen Behandlung

Insbesondere die pseudohermaphroditischen Intersexsyndrome sollten von Anbeginn der Entdeckung an unter Einbeziehung allen Fachwissens möglichst in (interdisziplinärer) Zusammenarbeit zwischen Psychologen, Medizinern und Eltern behandelt werden. Wenn sich Kinder einem Geschlecht nicht eindeutig zuordnen lassen, stellt dies nicht nur für viele Professionelle, sondern auch für die meisten Eltern und schließlich für die Betroffenen selbst eine traumatische Erfahrung dar, die sich gelegentlich schwer handhaben lässt. Dennoch sollten die Eltern unmittelbar in Kenntnis gesetzt werden. Dafür muss hinreichend Zeit eingeräumt sein, insbesondere wenn die Eltern zunächst überfordert scheinen. In einzelnen Fällen kann es sich als notwendig erweisen, dass einige Elternpaare eine gewisse Zeit lang therapeutische und beratende Unterstützung benötigen.

Aufklärung der Kinder. Sobald dies möglich ist, sind natürlich auch die betroffenen Kinder selbst in Kenntnis zu setzen. Letztendlich wird man niemals darum herum kommen, den Kindern die ganze Geschichte in ihrer Komplexität darzustellen – auch wenn dies in Abhängigkeit vom jeweiligen Alter am besten nach und nach erfolgen wird. Viele benötigen diese Erklärungen, weil sie wegen ihrer Defizite bereits im frühen Alter nicht nur medizinisch-medikamentöse, sondern auch kinderpsychotherapeutische Unterstützung etwa zur Vermittlung altersentsprechender Kompetenzen, logopädische Behandlungen zur Verbesserung sprachlicher Fertigkeiten oder Formen der Nachhilfe bei Problemen in der Schule benötigen werden (vgl. zur differenziellen Behandlung insbesondere Cohen-Kettenis & Pfäfflin, 2003).

Geschlechtskorrekturen. Wie einleitend erwähnt, kommt seit Beginn der 1990er-Jahre die bis dahin übliche Praxis in die Kritik, bei Schwierigkeiten der Geschlechtsbestimmung diese möglichst frühzeitig eindeutig festzulegen – oder noch weiterreichend: genitale Fehlentwicklungen möglichst frühzeitig mithilfe operativer Eingriffe in die erwartbar beste Richtung zu korrigieren. Diese Kritik wird insbesondere von Betroffenenverbänden artikuliert und gründet sich vor allem auf Einzelfälle, in denen sich für die Betroffenen eine frühe psychologische und operative Festlegung der Professionellen und Eltern als die später nicht mehr gewünschte und damit falsche Entscheidung erwiesen hat. Entsprechend radikal wird von Betroffenenverbänden die Forderung erhoben, grundsätzlich zuzuwarten, bis das Kind in der Lage ist, diese wichtige Entscheidung selbst vorzunehmen.

In den meisten Fällen mit weniger gravierenden genitalen Entstellungen oder mit einer unklaren Prognose sollte in der Tat zugewartet werden, bis das heranwachsende Kind in eine Entscheidung mit einbezogen werden kann. Ganz zweifelsohne ist es so, dass frühe Fehlentscheidungen und dann folgende operative Geschlechtskorrekturen bei weitem nicht immer auf lange Sicht einen positiven Verlauf und Ausgang genommen haben. Inzwischen mehren sich die Hinweise, dass eine zum Zwecke der späteren Mitentscheidung des Kindes aufgeschobene Geschlechtsfestlegung nicht die negativen Wirkungen auf das Kind haben muss, wie dies von vielen Sexualforschern in den 1970er- und 1980er-Jahren noch befürchtet wurde – ein entsprechend positiv eingestelltes Erziehungsumfeld vorausgesetzt, das sich für die persönlichen Belange des Kindes einzusetzen vermag.

Andererseits ist aber auch anzumerken, dass in den allermeisten Fällen die Feststellung des chromosomal vorliegenden Geschlechts mithilfe der heute vorhandenen diagnostischen Möglichkeiten gut gelingt. In solchen Fällen kann unter Abwägung aller Pro und Kontra nach wie vor eine Entscheidung bereits früh nach der Geburt getroffen werden. Diese kann sich schon deshalb als die beste der Möglichkeiten erweisen, weil es für das Kind selbst Probleme aufwerfen könnte, mit genitalen Fehlbildungen aufwachsen zu müssen. Das Leben mit einem abweichenden Geschlecht steht in unserer Gesellschaft nach wie vor in einem wenig akzeptierenden Umfeld.

Als viel problematischer hat es sich inzwischen erwiesen, wenn Professionelle die Eltern sowie wenn Eltern ihre Kinder zu lange in Unklarheit und Unwissen belassen. »Zu spät« informiert zu werden kann offensichtlich traumatischere Folgen haben, als wenn »die Wahrheit« möglichst unmittelbar oder frühzeitig zur Kenntnis gegeben wird und dann konstruktiv verarbeitet werden kann (Cohen-Kettenis & Pfäfflin, 2003).

Ein weiteres Problem wird immer einmal wieder darin bestehen, dass es Eltern bei der Geburt ihres Kindes mit Professionellen zu tun bekommen, die selbst nicht fachkundig genug sind, Probleme der Intersexualität angemessen zu erkennen, und/oder die sich – aus welchen (unakzeptablen) Gründen auch immer – scheuen, ihrer Aufklärungspflicht nachzukommen, oder die es sogar vermeiden, sich der fachkundigen Hilfe weiterer Spezialisten zu bedienen. Langfristige gravierende Folgeschäden für die gesundheitliche Entwicklung der Betroffenen, die auf Unkenntnis der gegebenen Intersexualität beruhen, sind in Fallberichten ebenfalls vielfältig dokumentiert. Es handelt sich dabei um teils gravierende Schäden für Leib und Seele des Heranwachsenden, die sich bei früher Kenntnis der tatsächlichen Gegebenheiten und bei sachkundiger Behandlung hätten weitgehend vermeiden lassen.

4 Sexuelle Funktionsstörungen

4.1 Einführung

Die Zufriedenheit einer partnerschaftlichen oder ehelichen Beziehung hängt von einer Vielzahl von Faktoren ab und nicht nur von der Art und Qualität gemeinsamer sexueller Erfahrungen. Zwar steht wohl bei den meisten Paaren in der Phase der ersten und intensiven Verliebtheit das Sexualerleben noch sehr im Vordergrund. Im weiteren Verlauf der Partnerschaft rückt der Stellenwert der Sexualität zugunsten anderer Gemeinsamkeiten etwas in den Hintergrund, etwa dem Ausüben und Austauschen gemeinsamer Interessen und Vorlieben. Eine zufriedenstellende Partnerschaft wird üblicherweise günstig von einer positiven Bilanz des wechselseitigen Gebens und Nehmens beeinflusst.

Bei ungünstiger Entwicklung kann dies jedoch zu einer Überforderung einzelner oder beider Partner führen. Wird die erste Phase der verliebten Verschmelzung und Intimität bei zumeist gleichzeitiger Abschottung nach außen vom allmählich »gewöhnlicher« werdenden Alltag abgelöst, stellt sich fast zwangsläufig die gemeinsam zu bewältigende Aufgabe der Entwicklung eines partnerschaftlichen Lebensstils. Kommt es zur Familiengründung und zur Geburt von Kindern, gerät die Sexualität leicht in den Hintergrund. Manchmal scheint dies erwünscht, manchmal akzeptiert, oft jedoch nur durch einen Partner.

Befragt man in Interviews verheiratete Paare, dann wird interessanterweise die Sexualität auch bei bereits lang andauernder Ehe als einer der wesentlichsten Bereiche der Partnerschaft erlebt (vgl. Revenstorf, 2008). Kommt es in einer intimen Beziehung jedoch zunehmend zu nicht mehr befriedigenden Kompromissbildungen, gar zu Machtkämpfen, kann dies teils erhebliche Störungen im Sexualleben zur Folge haben. Und weiter ist inzwischen deutlich, dass sich bei Paaren mit Sexualstörungen die gestörte Sexualität auf andere Bereiche der Partnerschaft ausweiten kann, was schließlich dazu führt, dass die Qualität der Beziehung insgesamt infrage gestellt wird.

Heterogene Erscheinungsformen. Sexuelle Funktionsstörungen sind eine heterogene Gruppe von Störungen. Sie ist üblicherweise dadurch gekennzeichnet, dass die Fähigkeit betroffener Personen, sexuell zu handeln sowie die Sexualität genussvoll zu erleben, in für die Betreffenden bedeutsamer Weise beeinträchtigt ist. Voraussetzung für eine Diagnosevergabe ist immer das Leiden der betroffenen Person. Dies kann sich z. B. beziehen auf einen gravierenden Mangel an sexuellem Interesse oder ausbleibender sexueller Erregung, auf Erektionsstörungen beim Mann oder auf das Ausbleiben eines Orgasmus bei einer Frau oder auf Schmerzen beim Koitus oder als Nachwirkungen eines Geschlechtsverkehrs. Einige Betroffene können mehrere sexuelle Funktionsstörungen gleichzeitig haben.

Multifaktorielle Bedingtheit. Nicht in jedem Fall entwickeln sich funktionelle Sexualstörungen in der Folge einer ungünstigen Entwicklung in der Partnerschaft. Häufig bestanden sexuelle Probleme oder Störungen bereits vor Aufnahme einer intimen Beziehung. Denn neben Partnerschaftskonflikten können Störungen der sexuellen Funktionen auf eine Vielzahl unterschiedlicher Faktoren zurückgeführt werden: auf traumatische sexuelle Vorerfahrungen, Ängste vor Kontrollverlust, Schwangerschaftsängste, auf die zeitgleiche Einnahme von Pharmaka mit ungünstiger Auswirkung auf das sexuelle Erleben, weiter auf das aktuelle Vorhandensein einer körperlichen Krankheit (wie z. B. einen Diabetes) oder einer psychischen Störung (wie z. B. die Depression), weiter auch noch auf moralische und religiöse Konflikte, schließlich auf falsche und unrealistische Erwartungen oder mangelnde sexuelle Kommunikation.

Mit Blick auf die gerade erwähnte Vielzahl von Störeinflüssen auf das sexuelle Handeln und Erleben nimmt es kein Wunder, dass man sich unter Klinikern heute über die multifaktorielle Bedingtheit sexueller Funktionsstörungen einig ist – nicht zuletzt aufgrund von Forschungsergebnissen, die sich auch an einzelnen Patienten immer wieder beobachten lassen. (Übersichten über die Ätiologie und Behandlung sexueller Funktionsstörungen, auf die u. a. nachfolgend Bezug genommen wird, finden sich mit Blick auf Paare bei Clement, 2004; mit Blick auf Frauen bei Gromus, 2002; mit Blick auf Männer bei Kockott & Fahrner, 2000; allgemeine Übersichten z. B. bei Kockott & Fahrner, 2004; Lang, 2009; Fiedler, 2010; Berner, 2015.)

4.2 Allgemeine Aspekte und Epidemiologie

Wenn nachfolgend die sexuellen Funktionsstörungen beschrieben werden, so werden diese auf heterosexuelle Paare bezogen dargestellt. Doch auch bei homo- und bisexuellen Paaren können sexuelle Funktionsstörungen behandlungsrelevant werden, und in solchen Fällen kommen üblicherweise die gleichen therapeutischen Verfahren wie bei heterosexuellen Paaren zur Anwendung. Zur Störung sexueller Funktionen kann es sowohl bei gelegentlich stattfindendem Geschlechtsverkehr in Zufallsbekanntschaften kommen wie auch in lang bestehenden Paarbeziehungen.

4.2.1 Der sexuelle Reaktionszyklus

Die Einordnung und Benennung sexueller Funktionsstörungen orientiert sich zumeist am zeitlichen Erregungsablauf des Geschlechtsverkehrs. Man folgt dabei üblicherweise einem Verlaufsmodell sexueller Reaktionen, das von dem Gynäkologen William Masters und der Psychologin Virginia Johnson bereits in den 1960er-Jahren vorgelegt wurde (Masters & Johnson, 1966, 1970; → Tab. 4.1). Auf dem von ihnen beschriebenen sexuellen Reaktionszyklus basiert auch das von beiden entwickelte Therapieprogramm, das später in diesem Kapitel beschrieben wird.

Nachdem Masters und Johnson mit bereitwilligen Paaren sorgsame Studien zum Ablauf des Geschlechtsverkehrs durchgeführt und ihre Ergebnisse publiziert hatten, wird der menschliche sexuellen Reaktionszyklus üblicherweise in fünf unterscheidbare Phasen unterteilt. Die in den aktuellen Klassifikationssystemen ICD-10 und DSM-5 aufgeführten sexuellen Funktionsstörungen sind ebenfalls grob an diesem Phasenablauf orientiert.

(1) **Appetenzphase.** Gemeint ist das dem eigentlichen sexuellen Interagieren vorausgehende und üblicherweise zunehmende sexuelle Interesse und Verlangen nach Sexualität (Steigerung des sexuellen Begehrens und der Libido).

(2) **Erregungsphase.** Der sich dann anschließende sexuelle Reaktionszyklus beginnt mit der Erregungsphase, die von wenigen Minuten bis über eine Stunde andauern kann. Zunächst steigen Puls und Blutdruck. Der Blutumlauf wird dabei insbesondere in der Beckenregion erhöht, der sogenannte »Sex Flush«, die vermehrte Durchblutung der oberen Hautschichten setzt ein. Bei Frauen schwellen Klitoris, Schamlippen und Brustwarzen an und die Geschlechtsteile werden feucht. Männer bekommen eine Erektion.

(3) **Plateauphase.** Während der Plateauphase steigt das sexuelle Begehren und damit einhergehend die Muskelanspannung. Die äußeren Schamlippen weiten sich und es bildet sich vaginale Flüssigkeit (Lubrikation). Auch das männliche Glied gibt erste »Lusttropfen« ab.

(4) **Orgasmusphase.** Während der Orgasmusphase erreicht die Erregung ihren Höhepunkt. Der Blutumlauf steigt auf ein Maximum. Es kommt zu spontanen, rhythmischen Muskelkontraktionen in der Genital- und Analregion. Der Mann stößt während des Orgasmus in der Regel das Sperma aus. Die Ejakulation geht jedoch nicht zwingend mit dem emotionalen Gipfel der Leidenschaft einher. Diesen können Männer auch ohne Samenerguss erklimmen und umgekehrt. Frauen sondern beim Orgasmus ebenfalls eine klare Flüssigkeit ab. Bei solch einem Höhepunkt der Herz-, Kreislauf und Atmungstätigkeit kann es sogar zu einem kurzen Bewusstseinsverlust kommen.

(5) **Entspannungsphase.** In der letzten Phase des Reaktionszyklus kehrt der Körper zur normalen Herz-Kreislauf-Funktion zurück. Man fühlt sich angenehm ermattet und die Geschlechtsorgane schwellen ab. Nach dem Orgasmus brauchen die meisten Männer eine Erholung, die einige Minuten oder länger, mit zunehmendem Alter auch mehrere Tage dauern kann. Frauen regenerieren sich schneller und können sogar mehrere Orgasmen hintereinander haben. Sie erleben den Höhepunkt der Lust allerdings meist unregelmäßiger als Männer.

4.2.2 Wann werden sexuelle Funktionsstörungen diagnostiziert?

Vor dem Hintergrund des sexuellen Reaktionszyklus beschreiben sexuelle Funktionsstörungen einen Mangel oder eine Verminderung des sexuellen Verlangens, eine Behinderung der Durchführbarkeit des Koitus oder der Penetration, ein Ausbleiben bzw. eine fehlende Kontrolle über das Auftreten des Orgasmus (und der Ejakulation), nicht organisch bedingte Schmerzen beim Koitus sowie eine mangelnde Befriedigung bei ungestörtem Ablauf des Koitus (→ Tab. 4.1).

Tabelle 4.1 Sexuelle Funktionsstörungen in den verschiedenen Phasen des sexuellen Reaktionszyklus bzw. als Begleitphänomen der sexuellen Interaktion (mit Angabe der ICD-10-Codes und Sonderheiten im DSM-5)

Phasen	Störungen beim Mann	Störungen bei der Frau
Appetenz	Mangel oder Verlust von sexuellem Verlangen (F52.0) sexuelle Aversion (z. B. Ekel, Ängste; F52.10) mangelnde sexuelle Befriedigung (F52.11) gesteigertes sexuelles Verlangen (F52.7)	
	Störung mit verminderter sexueller Appetenz beim Mann (DSM-5)	Störung des sexuellen Interesses bzw. der Erregung bei der Frau (DSM-5)
Erregung	Versagen genitaler Reaktionen (F52.2)	
	Erektionsstörung (F52.21)	Störung der sexuellen Erregung bei der Frau (F52.22) nichtorganischer Vaginismus (Scheidenkrampf): Einführung des Penis durch krampfartige Verengung des Scheideneingangs ist nicht oder nur unter Schmerzen möglich (F52.5) *)
Plateau (Koitus)	Nichtorganische Dyspareunie: schmerzhafter Geschlechtsverkehr; Schmerzen im Genitalbereich während oder unmittelbar nach dem Koitus (F52.6) *)	
Orgasmus	Orgasmusstörung (Ejaculatio retarda; F52.3): Orgasmus tritt nicht oder selten ein; ausbleibende Ejakulation trotz voller Erektion und intensiver Reizung Ejaculatio praecox (F52.4): vorzeitige Ejakulation als Samenerguss vor dem Einführen des Penis in die Scheide, beim Einführen oder unmittelbar danach, gelegentlich ohne Erektion	Orgasmusstörung (F52.3): Orgasmus tritt nie oder nur selten ein

Tabelle 4.1 (Fortsetzung)

Phasen	Störungen beim Mann	Störungen bei der Frau
Entspannung	Mangelnde sexuelle Befriedigung (F52.11): Sexuelle Reaktionen verlaufen normal, aber der Orgasmus wird ohne entsprechendes Lustgefühl erlebt; häufig wird auch ein Leiden an nachorgastischer Verstimmung vorgetragen, wie z. B. Gereiztheit, innere Unruhe, Schlafstörungen, Missempfindungen im Genitalbereich usw.	

*) Vaginismus und Dyspareunie wurden im DSM-5 zu einer Störungsgruppe zusammengefasst: dort so bezeichnet als »Genito-Pelvine Schmerz-Penetrationsstörung«

Wird eine sexuelle Funktionsstörung diagnostiziert, sind dazu in der Regel zwei Voraussetzungen zu prüfen, die dann auch deren psychotherapeutische Behandlung rechtfertigen könnten. Sie gelten übrigens für alle Störungen, die nachfolgend kurz beschrieben werden: Eines dieser Kriterien fordert, dass die sexuelle Störung deutliches Leid bei den Betroffenen oder zwischenmenschliche Schwierigkeiten verursacht. Das andere Kriterium fordert, dass das Störungsbild nicht besser durch das gleichzeitige Vorhandensein einer anderen psychischen Störung erklärt werden kann (z. B. durch eine Depression oder eine Posttraumatische Belastungsstörung) und/oder dass es nicht ausschließlich auf die direkte Wirkung einer Substanz zurückgeht (z. B. bei chronischem Alkoholmissbrauch). Im letzteren Fall würde es therapeutisch zwingend geboten sein, zunächst vorrangig die weitere vorhandene psychische Störung einer psychotherapeutischen Behandlung zu unterziehen.

Als wichtig bleibt jedoch zu beachten: Nur wenn ein Mensch tatsächlich unter sexuellen Störungen leidet, werden diese von Sexualtherapeuten auch als Störung mit Behandlungswert diagnostiziert. Beispielsweise stellten Forscher an der Charité in Berlin fest, dass von knapp 2.000 befragten Männern zwischen 40 und 79 Jahren zwar fast 20 Prozent über Schwierigkeiten mit der Sexualität berichteten, weil sie keine für den Geschlechtsverkehr hinreichende Erektion bekommen. Die Frage, ob dies ihre Lebensqualität mindere, bejahten jedoch wesentlich weniger Männer. Vor allem Betroffene ab dem 60. Lebensjahr scheinen solche Beeinträchtigungen häufiger zu akzeptieren und leiden somit auch nicht unter einer Sexualstörung (vgl. Schäfer et al., 2003).

Ähnlich gelagerte Befunde finden sich bei Matthiesen und Hauch (2004). Sie berichten, dass über 90 Prozent derjenigen Männer und Frauen, die mindestens ein sexuelles Symptom (wie Erektions- oder Orgasmusstörungen oder Schmerzen beim Verkehr) aufweisen, unter diesen Erfahrungen nicht (67 Prozent) oder nur wenig (25 Prozent) leiden. Und weiter wird der etwas überraschende Befund mitgeteilt, dass jene Befragten, die über Probleme mit der Sexualität berichten, dennoch zu mehr als einem Drittel mit ihrem Sexualleben zufrieden bis sogar sehr zufrieden sind. Und ebenfalls etwa ein Drittel sieht solchermaßen Probleme nicht als belastend für die Beziehung an.

4.2.3 Häufigkeit und Verbreitung

Das epidemiologische Wissen über die Prävalenz sexueller Funktionsstörungen muss beim gegenwärtigen Kenntnisstand als unzureichend betrachtet werden. Sie sind vermutlich in der Bevölkerung weit verbreitet, auch wenn sich die mitgeteilten Häufigkeitsangaben über nicht-klinische Stichproben von Studie zu Studie oft sehr unterschiedlich ausnehmen. Dies hängt u. a. damit zusammen, dass die sexuellen Störungen in den wenigen vorliegenden Studien sehr unterschiedlich klassifiziert wurden; insofern sind die Ergebnisse gelegentlich schwer vergleichbar bzw. unzulänglich hinsichtlich ihrer Repräsentativität zu beurteilen. Nach wie vor handelt es sich bei der Sexualität in vielen Bevölkerungskreisen um einen schambesetzten Bereich, sodass beim Thema Sexualstörungen eine große Dunkelziffer zu vermuten ist.

In einer der seltenen größeren repräsentativen und deshalb viel zitierten Erhebungen (Laumann et al., 1999) beklagten 32 Prozent der Frauen ein mangelndes sexuelles Interesse, 26 Prozent berichtete über Orgasmusstörungen und 21 Prozent über Lubrikationsschwierigkeiten, wobei 16 Prozent häufig damit zusammenhängende Schmerzen während des Sexualverkehrs zu Protokoll gaben. Sexuelle Beschwerden bei Männern fallen in der Selbstauskunft niedriger aus. Am häufigsten werden Schwierigkeiten mit einem vorzeitigen Samenerguss genannt (31 Prozent), gefolgt von Versagensängsten beim Sexualakt. Die übrigen Störungen werden jeweils mit ungefähr zehn Prozent angegeben mit geringen Abweichungen nach oben und unten (vgl. auch entsprechende Übersichten bei Kockott & Fahrner, 2004; Clement, 2004).

Diese Angaben werfen ein Licht auf die Verteilung der sexuellen Funktionsstörungen in der zweiten Hälfte der 1990er-Jahre und es ist nicht ganz sicher, ob sie sich in die Gegenwart hinein projizieren lassen. Denn interessanterweise ist nicht nur das, was wir mit der Sexualität ganz allgemein verbinden (→ Kap. 1 und 6), und damit eben auch das, was wir unter sexuellen Funktionsstörungen verstehen, einer kontinuierlichen Veränderung unterworfen. Diese Veränderungen lassen sich insbesondere an klinischen Stichproben verdeutlichen, also am Wandel von sexuellen Problemen und Störungen von Patienten, mit denen sich diese in Behandlung begeben. Diese Verschiebungen in der Häufigkeitsverteilung sexueller Störungen über nur zwei Jahrzehnte innerhalb einer Institution finden sich beispielsweise an einer beeindruckenden Statistik von Schmidt (1993 b). Wurden Mitte der 1970er-Jahre bei Patientinnen in 80 Prozent der Fälle Erregungs- und Orgasmusstörungen diagnostiziert, war dieser Anteil zwei Jahrzehnte später auf nur mehr 20 Prozent zurückgegangen. Im Gegenzug nahm die »Lustlosigkeit«-Symptomatik einer Störung der sexuellen Appetenz bei Frauen von 8 auf 74 Prozent dramatisch zu. Die Verschiebungen bei den männlichen Patienten zeigen, wenngleich in geringerer Größenordnung, ein ähnliches Bild (Zunahme der »Lustlosigkeit«-Diagnose von 4 auf 17 Prozent).

Natürlich bleibt zu beachten, dass es sich bei diesen Angaben um Verlaufsangaben innerhalb einer klinischen Einrichtung handelt. Erst in den letzten Jahren ergeben sich verallgemeinerbare Ergebnisse, die aus Metaanalysen über repräsentative Studien und über Befunde aus unterschiedlichen Einrichtungen entstammen (vgl. Berner, 2015).

Bei Zugrundelegung der Störungskriterien der internationalen Klassifikationssysteme (ICD-10 bzw. DSM-IV) bleibt jedoch auch in repräsentativen Erhebungen bei Frauen ein vermindertes sexuelles Verlangen im Vergleich zu den anderen Sexualstörungen mit jeweils mehr als 10 Prozent das am häufigsten gefundene Problem von Patientinnen (gefolgt von 7 Prozent mitgeteilter Orgasmusstörungen), während das herabgesetzte sexuelle Interesse bei männlichen Patienten mit nur 0 bis 3 Prozent hinter den anderen Sexualstörungen rangiert (vgl. Simons & Carey, 2001). Bei Männern sind die Störungen ungenügender sexueller Erregung und der vorzeitige Orgasmus (Ejaculatio praecox) bei weitem die häufigste Form sexueller Funktionsstörungen. Natürlich sind die Prävalenzangaben in klinischen Stichproben durchgängig höher, wie sich dies beispielsweise in der oben genannten Studie von Schmidt (2003) widerspiegelt.

Dass die Frauen heute vor allem an sexuellen Luststörungen bzw. Appetenzstörungen, also einem geringem sexuellen Verlangen leiden, ist also ein recht neues Phänomen. Forschungsarbeiten aus den 1970er-Jahren zeigen, dass Frauen damals vorrangig wegen Erregungs- und Orgasmusstörungen bei Sexualtherapeuten vorstellig wurden. Rund 80 Prozent der Ratsuchenden konnten seinerzeit nur selten oder nie einen Orgasmus erreichen. Ende der 1990er-Jahre waren es nur noch knapp 30 Prozent, Tendenz – wie dargestellt – weiter sinkend. Ein Grund, warum Frauen in den vergangenen Jahrzehnten ihre Sexualität offenbar zunehmend lustvoller erleben, ist die verbesserte Aufklärung. Sowohl sie selbst als auch ihre Partner wissen heute besser über den weiblichen Körper Bescheid.

Doch obwohl Frauen heute scheinbar öfter in den Genuss sexueller Höhepunkte kommen als noch vor 40 Jahren, haben sie paradoxerweise deutlich weniger Verlangen danach – ein Phänomen, unter dem sie offenkundig leiden (vgl. Haselbacher, 2007): Jedenfalls kommen sie wegen fehlender sexueller Appetenz mit der Bitte um Hilfe zunehmend häufiger in die sexualtherapeutische Beratung. Ein abnehmendes Interesse an Sex lässt sich zwar auch bei Männern beobachten, wenngleich bei Weitem nicht so häufig wie bei Frauen.

4.3 Differenzialdiagnostik sexueller Funktionsstörungen

Das Erleben sexueller Funktionsstörungen beinhaltet angesichts seiner oben erwähnten multifaktoriellen Bedingtheit eine komplexe Interaktion biologischer, psychologischer und soziologischer Faktoren. Da diese Komplexität immer auch innerhalb des Einzelfalls sichtbar werden kann, ist eine sorgsame Vorabdiagnostik die relevante Voraussetzung für eine gründliche Behandlungsplanung.

4.3.1 Der diagnostische Prozess

Nachfolgend genannte Aspekte gelten in diesem Zusammenhang übereinstimmend als wesentlich, da sie einerseits auf jeweils unterschiedliche Ursachen aufmerksam machen, die mit Blick auf die Behandlung jeweils unterschiedliche Interventionen nahelegen. So schlägt beispielsweise Berner (2015) vor, die funktionellen Sexualstörungen zunächst nach inhaltlichen und formalen Gesichtspunkten zu beschreiben. *Inhaltlich* lassen sich die Störungsbilder danach unterscheiden, in welcher Phase der sexuellen Erregung sie auftreten. Diese Aufgliederung, die bereits der → Tabelle 4.1 zugrunde liegt, werden wir auch im Folgenden bei der ausführlicheren Störungsbeschreibung beibehalten. *Formal* lassen sich folgende Beschreibungskriterien unterscheiden, die zugleich als guter Leitfaden für eine Exploration von Patienten dienen können (vgl. auch Kockott & Fahrner, 2004; Berner, 2015; und das DSM-5 der APA, 2013):

Häufigkeit der Problematik. Tritt das Problem *immer* oder nur *gelegentlich* auf? Weiter wird noch unterschieden, ob Störungen *situativ* auftreten (bezieht sich auf sexuelle Schwierigkeiten, die ausschließlich bei bestimmten Arten von Stimulation, Situationen oder Partner auftreten) oder *generalisiert* (bezieht sich auf eher seltene Schwierigkeiten, die nicht auf bestimmte Arten von Stimulation, Situationen oder Partner beschränkt sind).

Zeitpunkt des Beginns und die Dauer. Beide Aspekte können unterschiedliche Ursachen und Interventionen nahelegen, da es nämlich einen Unterschied macht, ob das sexuelle Problem seit den ersten sexuellen Erfahrungen vorhanden ist oder ob die Störungen erst nach einem Zeitraum eines als relativ normal erlebten sexuellen Funktionierens aufgetreten sind (z. B. erst in der Folge von Partnerschaftskonflikten oder im höheren Lebensalter).

Umstände und Bedingungen des Auftretens. Hier sind Aspekte wichtig, mit denen vor allem interindividuelle Unterschiede auf die jeweilige Therapieplanung Einfluss nehmen wie beispielsweise:

▶ Qualität und Eigenart der Paarbeziehung (z. B. Kommunikationsprobleme, unterschiedliche Erwartungen im Wunsch nach sexueller Aktivität, psychische oder körperliche Gesundheit des Partners)
▶ individuelle Vulnerabilitätsfaktoren (z. B. extreme Belastungen im Privatleben oder am Arbeitsplatz; emotionaler oder sexueller Missbrauch in der Vergangenheit)
▶ komorbide psychische Störungen oder körperliche Erkrankungen (z. B. Depressionen, Angststörungen, Diabetes mellitus, Gebrauch/Missbrauch von Alkohol oder einer Droge)
▶ kulturelle oder religiöse Einflüsse (z. B. Einstellungen gegenüber der Sexualität, vor allem kulturelle Normen, die im Hinblick auf das Erleben sexueller Lust mit Verboten oder Erwartungshaltungen verknüpft sind)

Allgemein betrachtet behindern sexuelle Funktionsstörungen die von der betroffenen Person gewünschte sexuelle Beziehung. An den Schwierigkeiten und Problemen können biologische, psychische und soziale Prozesse beteiligt sein, weshalb in den letzten Jahren therapieschulenübergreifende *biopsychosoziale Erklärungsansätze* bevorzugt werden. Vielfach lassen sich neben den sozial-kulturellen Einflüssen zwar auch eindeutig psychogene oder organische ätiologische Faktoren identifizieren, allgemein ist es jedoch nach wie vor eher schwierig, ihre jeweilige Bedeutung abzuschätzen.

4.3.2 Sexuelle Funktionsstörungen beim Mann

Störungen der sexuellen Appetenz
Bei der Diagnosestellung müssen Einflussgrößen wie persönliche Lebensumstände und soziokulturelle Faktoren mitberücksichtigt werden. Die ICD-10 unterscheidet vier Untergruppen, von denen die nachfolgenden drei am häufigsten diagnostiziert werden (auf die vierte – »Gesteigertes sexuelles Verlangen« – wird weiter unten eingegangen).
Mangel oder Verlust von sexuellem Verlangen (F52.0). Anhaltender oder wiederkehrender Mangel an (oder Fehlen von) sexuellen Fantasien und des Verlangens nach sexueller Aktivität.

Eine Störung mit verminderter sexueller Appetenz beim Mann ist gelegentlich von Schwierigkeiten bei der Erektion oder mit der Ejakulation begleitet. In solchen Fällen sollte diese Komorbiditätsdiagnose in den Mittelpunkt der Behandlung rücken. Einstellung und Erwartungen der Betreffenden an eine Partnerin bzw. einen Partner sind zu explorieren: Obwohl es bei Männern wahrscheinlicher ist, dass sie die Initiative für sexuelle Aktivitäten ergreifen, gibt es gelegentlich Partner, die erwarten, dass ihre Partnerin bzw. ihr Partner sexuell initiativ werden. Gelegentlich kommt es in der Folge nicht hinreichender Beziehungsklärung zu Konflikten, die im Sinne eines Teufelskreises, die sexuelle Unlust aufseiten des Betroffenen vergrößern könnten.
Sexuelle Aversion (F52.10). Anhaltende oder wiederkehrende extreme Aversion gegenüber oder Vermeidung von (fast) jeglichem genitalen Kontakt mit dem Sexualpartner.

Die Vorstellung von einer sexuellen Partnerbeziehung ist stark mit negativen Gefühlen verbunden und erzeugt Furcht und Angst, sodass sexuelle Handlungen vermieden werden. Häufig wird von betroffenen Männern berichtet, dass sie beim ersten sexuellen Kontakt mit Frauen keine Erektion bekommen hätten, von den Sexualpartnerinnen ausgelacht und fürderhin abgewiesen wurden. Auch können kulturell-religiös bedingte Schuldgefühle einen Zusammenhang zwischen ethnischer Zugehörigkeit und fehlender sexueller Appetenz vermitteln.
Mangelnde sexuelle Befriedigung (F52.11). Sexuelle Reaktionen laufen normal ab, aber der Orgasmus wird ohne entsprechendes Lustgefühl erlebt. Diese Symptomatik ist selten.

Appetenzstörungen sind bei Männern seltener als bei Frauen. Auch scheint das Alter der Betroffenen nicht ganz unbedeutend zu sein: Im jungen Erwachsenenalter bis etwa 25 Jahren gehen Schätzungen auf der Basis epidemiologischer Querschnittserhebungen von einer Rate weit unter 10 Prozent aus, während der Anteil unter Personen um das 70. Lebensjahr bis zu 50 Prozent geschätzt wird – etwas, das natürlich bei Beantwortung der Frage mit zu berücksichtigen ist, ob es sich bei Vorliegen verminderter sexueller Appetenz um eine psychische Störung handelt oder nicht.

Immer wieder wird berichtet, dass depressive Symptome und Angstsymptome (insbesondere jene Sozialer Phobien) starke Prädiktoren einer geringen Appetenz seien. Schätzungen gehen sogar davon aus, dass bis zu 50 Prozent der Männer mit

Symptomen einer ernsthaften psychischen Störung in der Vorgeschichte unter Umständen unter einem mäßigen bis schweren Verlust der Appetenz leiden (APA, 2013).

Störungen der sexuellen Erregung
Erektionsstörung beim Mann (F52.21). Dieses Störungsbild ist in der ICD-10 der Störungskategorie **»Versagen genitaler Reaktionen« (F52.2)** zugordnet. Die anhaltende oder wiederkehrende Unfähigkeit, eine adäquate Erektion zu erlangen oder aufrechtzuerhalten, ist das häufigste Problem, mit dem Männer um sexualtherapeutische Hilfe nachsuchen.

Während des Vorspiels kann bei vielen Betroffenen die Erektion zwar noch vorhanden sein, lässt spätestens im Moment der versuchten Immission deutlich nach. Eine Erektion während des Pettings und deren Nachlassen beim Koitus-Versuch werden als Hinweis gewertet, dass psychische Ursachen das Problem bewirken. Gleiches gilt, wenn es zu morgendlichen Erektionen nach dem Aufwachen kommt oder Masturbationen möglich sind. Erst wenn sich dies nicht beobachten lässt und Erektionsstörungen auch beim Petting vorhanden sind, lässt sich eine körperliche Ursache vermuten.

Bei den betroffenen Männern lassen sich häufig ein vermindertes Selbstwertgefühl, ein herabgesetztes Gefühl von Männlichkeit mit daraus erklärbaren depressiven Zuständen beobachten. Hinzukommen können Ängste und die Vermeidung von zukünftigen sexuellen Erlebnissen. Partnerinnen oder Partner klagen nicht selten über zunehmende sexuelle Unzufriedenheit, womit sich möglicherweise die Probleme der Betroffenen weiter verstärken können.

Über mehr oder weniger ausgeprägte Angst vor erektilem Versagen beim ersten Koitus-Versuch wird von etwa einem Viertel junger Männer berichtet, wobei weit weniger als die Hälfte dieser Patienten auch faktisch ein Erektionsversagen erlebt. Es wird vermutet, dass diese negative Erfahrung nur in wenigen Fällen chronifiziert und dass Anfangsprobleme dieser Art zumeist ohne professionelle Hilfe remittieren. Demgegenüber stehen später erworbene erektile Dysfunktionen meist im Zusammenhang mit biologischen Faktoren wie Diabetes oder kardiovaskuläre Erkrankungen (Sigusch, 2001; Kockott & Fahrner, 2004). Unter anderem deshalb (wenngleich nicht nur) nimmt die Prävalenz der behandlungswerten Erektionsstörungen mit dem Alter zu. Schließlich sind Erektionsprobleme bei Männern verbreitet, bei denen die Diagnose einer Depression oder Posttraumatischen Belastungsstörung vergeben wurde.

Priapismus beim Mann. Auf diese Form erektiler Gestörtheit, die quasi das Gegenteil der beschrieben Erektionsstörung darstellt, weist u. a. Berner (2015) hin. Beim sogenannten Priapismus handelt es sich um eine starke, über lange Zeit bestehende Erektion, die schließlich schmerzhaft werden kann. Es handelt sich dabei um eine eher selten zu beobachtende Symptomatik, die in jüngster Zeit häufiger als unerwünschte Neben- bzw. Nachwirkung der Behandlung von Erektionsstörungen durch eine Schwellkörper-Auto-Injektions-Therapie (SKAT; → Abschn. 4.4.2) beobachtbar ist. Priapismus kann in seltenen Fällen auch als Folge einer medikamentösen Therapie mit Tradozon auftreten; dabei handelt es sich um eines jener Antidepressiva, das sich zur

Behandlung der im Rahmen von Depressionen auftretenden erektilen Dyfunktionen ohne schwerwiegende organische Ursachen bewährt hat (ebenfalls: → Abschn. 4.4.2).

Koitale Störungen durch sexuell bedingte Schmerzen
Dyspareunie (F52.6). Wiederkehrende oder anhaltende genitale Schmerzen in Verbindung mit dem Geschlechtsverkehr.

Diese Symptomatik in Form von Schmerzen bei der Kohabitation tritt bei Männern selten auf. Schmerzen werden dann vorwiegend an der Glans penis empfunden. Gibt es hierfür keine körperliche Ursache (z. B. Phimose), dann ist es meistens eine Überempfindlichkeit der Glans oder sie tritt als Folge des Ausfalls der vaginalen Lubrikation auf – mit einem zumeist gleichzeitig beobachtbaren Schmerzerleben der Partnerin.

Orgasmusstörungen
Die Orgasmusstörungen des Mannes umfassen zwei gegenläufige Symptombilder: den gehemmten Orgasmus (*Ejaculatio retarda*) und den vorzeitigen Orgasmus (*Ejaculatio praecox*).
Gehemmter Orgasmus (Ejaculatio retarda; F52.3). Charakterisiert werden kann diese Störung durch eine anhaltende oder wiederkehrende Verzögerung oder Fehlen des Orgasmus nach einer normalen sexuellen Erregungsphase.

Zwar kann der Koitus anfänglich häufig noch genossen werden, bevor sich dann jedoch recht schnell unangenehme Gefühle und Erwartungsängste dergestalt einstellen, es auch bei noch längerer Dauer »nicht zu schaffen«. Einige Betroffene berichten von Stoßbewegungen »bis zur Erschöpfung«. Trotz vorhandener Erektion besteht zumeist ein Erregungsdefizit, für das zumeist Beziehungs- und Sexualängste, gelegentlich auch ein gewisses sexuelles Desinteresse am Partner und eine mangelnde Appetenz eine Rolle spielen können.

Darüber hinaus zeichnen vor allem Nebenwirkungen von Pharmaka, insbesondere serotonerg wirkende Substanzen wie trizyklische Antidepressiva, Serotonin-Wiederaufnahme-Hemmer (SSRI) und Serotonin-Noradrenalin-Wiederaufnahme-Hemmer (SNRI), aber auch ein erhöhter Alkoholspiegel für diese Störung verantwortlich (→ Abschn. 4.4.2). Immer wieder finden sich Hinweise, dass die *Ejaculatio retarda* bei schweren Formen der Majoren Depression häufiger auftritt.

Ganz allgemein wird von den sexuellen Funktionsstörungen bei Männern die verzögerte Ejakulation am seltensten berichtet; vermutlich sind weniger als 1 Prozent der Männer von diesem Problem längere Zeit betroffen. Andererseits kommt eine ausbleibende bzw. verzögerte Ejakulation im höheren Lebensalter häufiger vor und erklärt sich zumeist plausibel mit biophysiologischen Alterungsprozessen (evtl. durch eine altersbedingte verringerte Ausschüttung von Sexualhormonen).
Vorzeitiger Orgasmus (Ejaculatio praecox; F52.4). Dabei handelt es sich um ein wiederkehrendes Auftreten einer Ejakulation bei minimaler sexueller Stimulation vor, bei oder kurz nach der Penetration und bevor die Person es wünscht.

Die Betroffenen sind also nicht in der Lage, die Ejakulation so zu kontrollieren, dass der Geschlechtsverkehr von beiden Partnern als befriedigend erlebt wird. In manchen

Fällen kann die Ejakulation auch ohne Erektion erfolgen. Es ist wird angenommen, dass es sich bei der *Ejaculatio praecox* um das häufigste sexuelle Funktionsproblem bei Männern handelt, auch wenn es eher seltener Anlass für Betroffen ist, dass sie professionelle Hilfe in Anspruch nehmen (→ Abschn. 4.2.3). Jedenfalls finden sich in epidemiologischen Studien immer wieder Berichte, dass sich etwa ein Viertel aller Männer gewisse Sorgen macht, zu schnell zu ejakulieren. Andererseits wird die behandlungswerte Prävalenz auf höchsten drei Prozent geschätzt. Weiter liegt die Vermutung nahe, dass es Partnern bei Auftreten dieser Störung eher als bei anderen Funktionsstörungen gelingt, selbst ein Arrangement der Bewältigung zu finden (etwa indem Männer versuchen, ihre Erregung durch Ablenkung zu minimieren, um die Orgasmuslatenz zu verlängern).

Nach wie vor wird diskutiert, ob es eine Zeitspanne gibt, ab der nach vaginaler Penetration noch von vorzeitiger (etwa zu früher) Ejakulation als Störung gesprochen werden sollte. Gelegentlich bestehen eventuell überhöhte Erwartungen (etwa mit Blick auf die gerade angesprochenen »Sorgen« von Männern, hinter denen Befürchtungen stehen, gegenüber Partnerinnen als nicht hinreichend »männlich« dazustehen). Im DSM-5 (APA, 2013) wird beispielsweise eine intravaginale Ejakulations-Latenzzeit von 60 Sekunden Dauer als ein angemessener Schwellenwert für die Diagnose einer *Ejaculatio praecox* angesehen.

Eine vorzeitige Ejakulation wird offenkundig häufiger als in Vergleichsgruppen bei Männern mit Angststörungen (insbesondere bei Sozialen Ängste und Phobien) beobachtet. Gelegentlich kann eine Ejakulation vor der Penetration mit Ängsten einhergehen, Kinder zu zeugen.

Hypersexualität

Gesteigertes sexuelles Verlangen (F52.7). Diese Störungsbild wurde in → Tabelle 4.1 den Appetenzstörungen zugeordnet. Es lässt sich gemäß ICD-10 häufiger bei Teenagern und jungen Erwachsenen beobachten. Als Funktionsstörung sollte es jedoch erst in Betracht gezogen werden, wenn die Betreffenden unter einem gesteigerten sexuellen Verlagen leiden. Dies ist in den letzten Jahren häufiger zu beobachten, insbesondere vor dem Hintergrund zunehmender Verfügbarkeit sexueller Inhalte über das Internet. Die Betreffenden berichten häufig von schwerer kontrollierbaren Leiden, wenn das Beschäftigen mit sexuellen Internet-Materialien zwanghafte Züge annimmt. Diskutiert wird in diesem Zusammenhang, ob in solchen Fällen nicht besser die Diagnose einer Paraphilie gerechtfertigt wäre (→ Kap. 5). Epidemiologische Studien verdeutlichen, dass sich das gesteigerte sexuelle Verlangen etwa nach Internetpornografie häufiger bei Männern als bei Frauen beobachten lässt.

4.3.3 Sexuelle Funktionsstörungen bei der Frau

Bei Diagnose und der späteren Behandlung sexueller Funktionsstörungen gilt es immer auch Unterschiede zwischen Männern und Frauen zu beachten. Beispielsweise berichten Männer mit einem Ausfall spezifischer Reaktionen wie der Erektion oder der Ejakulation in den meisten Fällen über ein weiterbestehendes sexuelles Verlangen. Frauen hingegen genießen bei einer Erregungs- oder Orgasmusstörung andere Bereiche der Sexualität ebenfalls nicht und verspüren kaum sexuelles Verlangen. Bei einer Frau besteht also eine erhöhte Wahrscheinlichkeit, dass nicht nur eine sexuelle Funktion betroffen ist, sondern andere Funktionsbereiche ebenfalls beeinträchtigt sind. Insbesondere mit Blick auf eine angemessene Behandlung ist es also notwendig, mit den Betroffenen zusammen die für eine Behandlung geeignetste Kategorie zu finden bzw. eine angemessene Reihenfolge in der Behandlung komorbider Funktionsstörungen zu begründen.

Störungen der sexuellen Appetenz
Mangel oder Verlust von sexuellem Verlangen (F52.0). Typisch sind ein anhaltender oder wiederkehrender Mangel an (oder das Fehlen von) sexuellen Fantasien und des Verlangens nach sexueller Aktivität.

Für die Vergabe dieser diagnostischen Kategorie ist es Voraussetzung, dass diese Störung der sexuellen Appetenz das Grundproblem darstellt und dass sie nicht durch andere sexuelle Schwierigkeiten wie z. B. einer Dyspareunie erklärt werden kann. Früher wurde dieses Störungsbild etwas unglücklich als »Frigidität« bezeichnet; dabei bleibt zu beachten, dass ein Mangel an sexuellem Verlangen sexuelle Befriedigung oder Erregung nicht ausschließt, sondern bedeutet, dass sexuelle Aktivitäten seltener initiiert werden.

Für die zwei weiteren in der ICD-10 vorhandenen sexuellen Appetenzstörungen gelten prinzipiell gleichartige Charakteristika, wie sie oben für Männer beschrieben wurden.

Sexuelle Aversion (F52.10). Anhaltende oder wiederkehrende extreme Aversion gegenüber oder Vermeidung von (fast) jeglichem genitalen Kontakt mit dem Sexualpartner.

Die Vorstellung von einer sexuellen Partnerbeziehung ist in diesem Fall stark mit negativen Gefühlen verbunden und erzeugt Furcht und Angst, sodass sexuelle Handlungen vermieden werden. Es können kulturell-religiös bedingte Schuldgefühle einen Zusammenhang zwischen ethnischer Zugehörigkeit und fehlender sexueller Appetenz vermitteln.

Mangelnde sexuelle Befriedigung (F52.11). Sexuelle Reaktionen laufen normal ab, aber der Orgasmus wird ohne entsprechendes Lustgefühl erlebt. Diese Symptomatik ist selten.

Insgesamt sind die Appetenzstörungen die häufigsten Funktionsstörungen bei Frauen, auch deutlich häufiger als bei Männern (Shifren et al., 2008). Als biophysiologische Verursachung finden sich Störungen des sexuellen Verlangens häufiger auch nach Entfernung der Gebärmutter und der Ovarien, in denen das Lust vermittelnde Hormon Testosteron produziert wird.

Störungen der sexuellen Erregung
Im DSM-5 (APA, 2013) sind die Störungen der sexuellen Appetenz und die Störungen der sexuellen Erregung bei der Frau zu einer Kategorie als »Störung des sexuellen Interesses bzw. der Erregung bei der Frau« zusammengefasst worden, wobei kritisch festzuhalten ist, dass die nachfolgend dargestellten ICD-10-Merkmale der Störungen im Bereich sexueller Erregung dem der Störung des sexuellen Interesses eher nachgeordnet erscheinen. In der ICD-10 findet sich folgende Störungsbeschreibung:
Versagen genitaler Reaktionen bei der Frau (F52.2). Damit wird eine anhaltende oder wiederkehrende Unfähigkeit diagnostiziert, Lubrikation und Anschwellung der äußeren Genitale als Zeichen genitaler Erregung zu erlangen oder aufrechtzuerhalten. Bei stärker betroffenen Frauen wird die Vagina ungenügend oder überhaupt nicht feucht und die *Labia majora* und *Labia minora* schwellen kaum oder gar nicht an.

Für die Zusammenlegung der Appetenz- und Erregungsstörungen bei Frauen im DSM-5 spricht, dass die Störungen sexueller Erregung als isolierte Funktionsstörungen eher selten vorkommen. Sie sind jedoch nicht nur mit Störungen des sexuellen Interesses kombiniert, sondern häufig auch noch mit Orgasmusstörungen. Es kann auch vorkommen, dass die Lubrikationsreaktion eintritt, die Frau jedoch keinerlei sexuelle Erregung verspürt, auch bei gleichzeitig vermindertem sexuellem Interesse.

Die Störungen des sexuellen Interesses bzw. der Erregung stehen häufig mit bereits erlebten koitalen Schmerzen in der sexuellen Lerngeschichte in einem Zusammenhang. Weiter können offenkundig seltene sexuelle Aktivitäten und eine Diskrepanz des sexuellen Verlangens zwischen beiden Partnern eine Rolle spielen, gelegentlich auch eine verminderte Partnerschaftszufriedenheit. Weiter können betroffene Frauen über unrealistische Erwartungen oder Normvorstellungen bezüglich einer »angemessenen« Ausprägung sexueller Erregung verfügen, die sich nicht selten auf eine mangelhafte sexuelle Aufklärung zurückführen lassen.

Fast regelhaft finden sich Veränderungen der Lubrikation im Rahmen postmenopausaler Veränderungen, oft auch im Rahmen depressiver Entwicklungen und als Nebenwirkungen von Medikamenten (→ Abschn. 4.4.2). Gelegentlich können körperliche Erkrankungen Risikofaktoren für sexuelle Erregungsstörungen darstellen (v. a. Diabetes mellitus; Schilddrüsendysfunktionen).

Koitale Störungen durch sexuell bedingte Schmerzen
Die nachfolgend aufgeführten beiden Störungskategorien in der ICD-10 wurden im DSM-5 (APA, 2013) zu einer Störungsgruppe als sogenannte »Genito-Pelvine Schmerz-Penetrationsstörung (Dyspareunie/Vaginismus)« zusammengefasst.
Vaginismus (F52.5). Es handelt sich dabei um wiederkehrende oder anhaltende unwillkürliche Spasmen der die Vagina umgebenden Beckenbodenmuskulatur und des äußeren Drittels der Vagina, wodurch der *Introitus vaginae* verschlossen wird.

Beim Vaginismus wird die Einführung des Penis verunmöglicht oder erheblich erschwert, denn die Verkrampfung kann unterschiedlich stark sein. In ausgeprägten Fällen ist der Frau nicht einmal die Einführung eines Tampons möglich. Das

Phänomen kann bei betroffenen Frauen auch bei gynäkologischen Untersuchungen auftreten.

Dyspareunie (F52.6). Wiederkehrende oder anhaltende genitale Schmerzen in Verbindung mit dem Geschlechtsverkehr.

Schmerzverortung und Schmerzintensität können sich sehr unterschiedlich ausnehmen, etwa oberflächlich (vulvovaginal) bei der Penetration oder tief im Becken erst bei tiefer gehender Penetration. Die Schmerzen können eine Zeit lang fortbestehen, nachdem der Geschlechtsverkehr beendet ist. Erleben Frauen regelmäßig Schmerzen während des Geschlechtsverkehrs, können sich deutliche Befürchtungen bis hin zu substanziellen Ängsten vor einem Geschlechtsakt entwickeln, mit der für Phobien typischen Vermeidung sexueller/intimer Situationen. Ebenfalls häufig ist eine Vermeidung gynäkologischer Untersuchungen. Die Störung wird aus Scham gelegentlich verheimlicht und betroffene Frauen begeben sich erst aufgrund eines Kinderwunsches in Behandlung.

Eine Dyspareunie kann auch auftreten, wenn aufgrund ausbleibender Lubrikation etwa bei verminderter sexueller Appetenz der Sexualakt schmerzhaft wird. Ähnliches lässt sich nach der Menopause beobachten, wenn Schmerzen zunehmen können, die auf vaginale Trockenheit oder vaginale Atrophie im Zusammenhang mit einem abnehmenden Östrogenspiegel zurückgeführt werden. Gelegentlich lässt sich ein sexueller und/oder physischer Missbrauch als mögliche lebensgeschichtlich bedeutsame Mitverursachung ausmachen. Berichtet wird von einzelnen Frauen auch, dass koitale Schmerzen erst nach einer Vorgeschichte von Vaginalinfektionen auftraten. Auch Schmerzen, die während des Einführens von Tampons von Anfang an und bereits vor den ersten Sexualkontakten auftraten, können in eine spätere Dyspareunie einmünden.

Orgasmusstörungen

Weibliche Orgasmusstörung (F52.3). Gemeint ist eine anhaltende oder wiederkehrende Verzögerung oder ein Fehlen des Orgasmus nach einer normalen sexuellen Erregungsphase. Dabei werden eine lebenslange Anorgasmie, bei der ein Orgasmus noch nie möglich war, und eine später erworbene Anorgasmie, bei der trotz früherer befriedigender Erfahrung derzeit kein Orgasmus möglich ist, unterschieden.

Etwa 10 Prozent der Frauen erleben keinen Orgasmus während ihrer gesamten Lebenszeit. In vielen Fällen sind die Ursachen von Orgasmusschwierigkeiten multifaktoriell und können gelegentlich nicht eindeutig bestimmt werden. Häufig spielen Partnerschaftsprobleme und subkulturelle Erwartungen an Geschlechtsrollen und religiöse Normen eine Rolle. Als Zusammenhänge mit körperlichen Erkrankungen gelten z. B. die Multiple Sklerose, Folgen einer radikalen Hysterektomie oder Rückenmarksläsionen. Orgasmusstörungen können medikamentös induziert sein, zum Beispiel als Nebenwirkung von Serotonin-Wiederaufnahme-Hemmern (SSRI).

Viele Frauen erreichen einen Orgasmus über klitorale Stimulation, ein eher geringer Anteil erlebt den Orgasmus bei vaginalem Verkehr. Eine unzureichende sexuelle Stimulation kann Ursache eines ausbleibenden Orgasmus sein. Trotz seltenem oder ausbleibendem Orgasmus berichten viele Frauen von sexueller Zufriedenheit. In vielen Fällen ist das Erleben eines Orgasmus in hohem Maße situations- und stimmungsabhängig mit zugleich sehr unterschiedlich erlebtem Leidensdruck. Insofern wird gelegentlich selbst ein häufiger ausbleibender Orgasmus nicht immer als ernstzunehmendes Problem erlebt. Die Häufigkeit, mit der Frauen einen Orgasmus erleben, steigt mit dem Alter, was ganz zweifelsohne damit zusammenhängt, wieviel Wissen eine Frau über ihren Körper erlangt hat. Außerdem ist die Beständigkeit eines Orgasmuserlebens bei Frauen höher bei der Masturbation als bei der sexuellen Aktivität mit einem Partner.

Nicht zuletzt eine ungünstig zu betrachtende Aufklärungsliteratur mit Hinweisen darauf, dass ein Orgasmus als »einzig richtige Befriedigung« der wünschenswerte »Höhepunkt« sexueller Begegnungen darstelle und mit der Ansprüche setzenden Aufklärung, wie ein solch »guter Orgasmus« zu erzielen sei, hat dazu geführt, dass Frauen trotz prinzipiell bestehender Orgasmusfähigkeit unter einem wiederholt ausbleibendem koitalen Orgasmus, der angesichts bestehender Versagensängste gut erklärbar ist, in stärkerem Maße leiden als Frauen mit anderen sexuellen Problemen.

4.4 Die Suche und Analyse möglicher Ursachen

Im Unterschied zu den Befunden der oben erwähnten repräsentativen Befragungen (→ Abschn. 4.2.3) werden sexuelle Funktionsstörungen in der klinischen Praxis bei Ärzten und Psychologen eher seltener beobachtet. Das hat plausible Gründe: Vermittelt über die Medien wird die Sexualität einerseits als Ausdruck eines gesundem Selbstwertgefühl mit hoher Leistungsfähigkeit verknüpft; andererseits werden sexueller Missbrauch und sexuelle Gewalt akribisch verfolgt und jede Abscheu erregende Grausamkeit in den Medien bis ins Detail dargestellt. Wegen dieser Ambivalenz ist es nicht erstaunlich, wenn Probleme mit der Sexualität gegenüber Psychologen und Ärzten eher selten angesprochen werden und schamhaft verdeckt bleiben (Kelly & Yuan, 2009).

Selbst Therapeuten neigen dazu, Probleme dieser Art zu übergehen, solange Patienten nicht von sich aus darauf zu sprechen kommen. Andererseits wünscht sich die Mehrheit z. B. der Deutschen zwischen 40 und 80 Jahren, dass bei Problemen mit der Sexualität bereits ihr Hausarzt das heikle Thema von sich aus ansprechen sollte – so jedenfalls das Ergebnis einer repräsentativen Umfrage der Medizinischen Hochschule Hannover aus dem Jahr 2002 (Hartmann et al., 2002). Aber selbst in Hausarztpraxen scheint das Thema weitgehend tabu: Nur 11 Prozent der Studienteilnehmer wurden jemals routinemäßig nach ihrer Sexualität befragt. In dieser Hinsicht scheint sich in den vergangenen Jahren jedoch eine leichte Änderung zu vollziehen, wenngleich offenkundig bei unzureichender Kenntnis vieler Hausärzte über Ätiologie und Behandlung sexueller Funktionsstörungen (vgl. Cedzich & Bosinski, 2010).

Wenn nachfolgend näher auf die unterschiedlichen Ursachen sexueller Funktionsstörungen eingegangen wird, bleibt zu beachten, dass nach wie vor keine eindeutigen Zusammenhänge zwischen Verursachung und Störungsbild hergestellt werden können. Dies liegt zum Teil daran, dass selbst die Angaben in der Literatur zum prozentualen Anteil psychisch bzw. organisch bedingter Störungen erheblichen Schwankungen unterliegen. Inzwischen besteht weitgehend Konsens, bei allen sexuellen Funktionsstörungen von einer multifaktoriellen Verursachung auszugehen (Kockott & Fahrner, 2004). In einem Ursachenbündel greifen zumeist sowohl psychische und somatische Faktoren ineinander, als es zumeist jeweils auch noch zu einem Zusammenwirken mit verschiedenen psychosozialen Einflüssen kommen kann.

4.4.1 Psychische Ursachen

Mit Blick auf die Auswahl geeigneter Behandlungsmethoden bleibt also zu beachten, dass sich die von Patienten vorgetragenen subjektiven Beschwernisse zumeist als komplexes, dynamisches und individuelles Prozessgeschehen darstellen, in dem Persönlichkeitseigenarten, auslösende psychosoziale Bedingungen sowie Lebenserfahrungen der Betroffenen und einer bio-psychologischen Eigendynamik der Symptomatik zusammenwirken.

Krisenzeit Adoleszenz
Es ist heute unbestritten, dass sich die Jugendzeit mit ihren Entwicklungssprüngen auf der Grundlage enormer hormoneller Veränderungen als besonders kritische Zeit darstellt – und zwar für beide Geschlechter. Es ist nicht weiter erstaunlich, wenn die Ursprünge sexueller Funktionsstörungen von den meisten Forschern in der späten Kindheit, Pubertät und Jugend verortet werden, wenngleich prädisponierende Faktoren in der Kindheit nicht ausgeschlossen bleiben. Als prädisponierend gelten eine mangelnde Sexualaufklärung, Informationsdefizite und – dies insbesondere – die Vermittlung völlig untauglicher sexueller Mythen, wie sie heute rund um die Uhr medial verbreitet werden. Hier liegen vermutlich die häufigsten Ursachen für sich dann einstellende Sexualängste, sexuelle Gehemmtheit und mangelnde partnerschaftliche Kommunikation. Dabei beeinflussen sich viele dieser Faktoren wechselseitig.

Teufelskreis Erwartungsangst
Auf diese prädisponierenden Aspekte innerpsychischer Ängste und zwischenmenschlicher Kommunikationsprobleme zurückführen lässt sich dann das eventuell erstmals ausbleibende sexuelle Verlangen – mit der häufigen Folge des Ausbleibens der Erektion oder Lubrikation. Diese Versagenserfahrung kann nun in einen bleibenden Teufelskreis hinein entgleiten, wenn sich spezifische Erwartungsängste entwickeln, etwa beim nächsten Mal erneut »zu versagen«, den Partner oder die Partnerin beim nächsten Mal »nicht erneut befriedigen zu können« usw. Zunehmende Erwartungsängste und eine ungünstige Selbstaufmerksamkeit auf Erektion bzw. Lubrikation beim nächsten Versuch der erotischen Annäherung behindern und stören jedoch den üblicherweise

automatisch ablaufenden Prozess der sexuellen Erregung. Angesichts dieser unangenehmen, teils extrem belastend erlebten Erfahrungen (dass wegen ihrer Befürchtungen paradoxerweise die Erektion oder das Feuchtwerden der Scheide ausbleiben) beginnen Betroffene schließlich, die Häufigkeit sexueller Kontakte zu reduzieren oder sexuellen Situationen grundsätzlich aus dem Weg zu gehen.

Barlow (1986) hatte in Untersuchungen von Männern mit bzw. ohne sexuelle Funktionsstörungen einige interessante Unterschiede zwischen beiden Gruppen finden können. Einerseits fand sich bestätigt, dass Personen mit sexuellen Störungen sexuelle Kontakte häufig mit negativen Gefühlen bis hin zu Ängsten verbinden, während Personen mit ungestörtem Sexualleben vorwiegend positive Emotionen berichten. Wird die sexuelle Erregung bei Männern mit Sexualstörungen durch Ängste gehemmt, stehen diese zumeist im Zusammenhang mit einer überhöhten Leistungsanforderung. Kurz: Männer mit sexuellen Funktionsstörungen sind mit ihrer Aufmerksamkeit nicht so sehr beim sexuellen Erleben, als vielmehr durch Leistungserwartungen vom sexuellen Geschehen abgelenkt. Hingegen kann bei Männern ohne Störungen eine gewisse Ängstlichkeit beim Sexualkontakt die sexuelle Erregung noch steigern.

Persönlichkeit
Auf der Grundlage des bis hier Gesagten kann man zwischen auslösenden Bedingungen (z. B. den früheren sexuellen Erfahrungen) und aufrechterhaltenden Bedingungen (zunehmende Versagensängste) unterscheiden. Als Bindeglied zwischen beiden Bereichen betrachten Kockott und Fahrner (2004) die Persönlichkeit, zumal es bei gleichartiger negativer Erfahrung offenkundig Personen gibt, die sich als resilient erweisen und keine sexuelle Funktionsstörung entwickeln. Als ungünstige Persönlichkeitsmerkmale lassen sich
▶ entweder eine mangelnde Selbstsicherheit,
▶ und/oder ein geringes Selbstwertgefühl
▶ und/oder eine überhöhte Leistungsbezogenheit finden.

Bereits erste negative Erfahrungen wie das Ausbleiben der Erektion beim Mann oder das Ausbleiben der Lubrikation bei der Frau können bei entsprechender Prädisposition eine Erwartungsangst in Gang setzen, die ihrerseits in der Folge zu einem erneuten Versagen führt und damit den beschriebenen Teufelskreis verfestigt.

Partnerschaftserwartungen
Dieser Teufelskreis kann weiter durch tiefer liegende Prozesse angeregt und verstärkt werden (vgl. Richter-Appelt, 2001). Im Hintergrund könnten unerfüllte Wünsche an die Partnerwahl virulent werden. Aus der Kindheit mitgenommene (unerfüllte) Hoffnungen, die ursprünglich auf einen Elternteil bezogen waren, könnten in der aktuellen Partnerschaft wiederbelebt werden, müssen dann jedoch fast zwangsläufig auch zu Enttäuschungen führen. So könnte im Hintergrund der sexuellen Funktionsstörungen gelegentlich eine nicht erfolgreich gelungene Loslösung von den Eltern sichtbar werden. Als ähnlich problematisch gelten Mythen, die Betroffene gelegentlich mit

Partnerschaft verbinden. Üblicherweise weicht das Gefühl des romantisch-leidenschaftlichen Verliebtseins dem Gefühl von Vertrautheit und Zugehörigkeit. Diese eingangs dieses Kapitels bereits angedeutete zwangsläufige Veränderung der Beziehungsgestaltung kann, wenn sie nicht so erwartet wird, zu Paarkonflikten führen, die ihrerseits sexuelle Funktionsstörungen in Gang setzen können.

Unzureichende Kommunikation
Eine offene Kommunikation über sexuelle Wünsche und Abneigungen findet bei den wenigsten Paaren statt. Oft beschränkten sich Gespräche – soweit diese das sexuelle Verlangen und Begehren betreffen – auf Andeutungen; oder die Partner lassen sich vielfach nur von nonverbalen Zeichen der Erregung leiten. Später wird, offenkundig einer vermeintlichen Routine folgend, immer nur wiederholt. Vielen kommt allein die Idee, dass man über Sexualität reden kann, sonderlich und fremdartig vor. Mangelnde Kommunikation wird von Sexualtherapeuten häufig als einer der wesentlichen Hindernisse auf dem Weg zu einer befriedigenden Sexualität angesehen (Clement, 2004; Revenstorf, 2008).

Auch die Möglichkeiten der nicht-verbalen Kommunikation scheinen vielen Paaren nicht sehr vertraut oder nur sehr gelegentlich zur wechselseitigen sexuellen Stimulation eingesetzt. Formen der Zärtlichkeit wie Umarmungen, Haare streicheln, Händchen-Halten, Küssen und Schmusen scheinen häufig nur mit dem Beginn einer intimen Beziehung verbunden und verblassen später zur gelegentlichen Geste. Oft bestehen unterschiedliche Motive über ein Mehr oder Weniger an Zärtlichkeitsgesten, über die nicht gesprochen wird. Besteht eine zu große Diskrepanz in den Zärtlichkeitswünschen der Partner, kommt es zu Enttäuschung und Erwartungsdruck, und das kann sexuelle Störungen befördern oder verschlimmern.

4.4.2 Somatogene Ursachen

Auch die Angaben in der Literatur zum prozentualen Anteil somatogener sexueller Funktionsstörungen schwanken beträchtlich, das heißt, es lässt bis heute nicht eindeutig klären, ob diese (a) organisch bedingt sind bzw. ob sie (b) durch Arzneimittel induziert wurden bzw. ob diese (c) als Komorbiditätsproblem einer psychiatrischen Erkrankung auftreten. Deshalb bleibt auf jeden Fall zu beachten, dass nicht alle Menschen, die an nachfolgend genannten Erkrankungen oder substanzindizierten Störungen leiden, sexuelle Funktionsstörungen haben, sodass immer psychologische Bedingungen zu beachten sind, wie wir sie zuvor aufgeführt haben. So wurden beispielsweise in einer Untersuchung bei Diabetikern mit Erektionsstörungen (Kockott & Fahrner, 2000) erhebliche sexuelle Versagensängste festgestellt. Die psychische Komponente verstärkte deutlich die Diabetes-bedingte Sexualproblematik.

Im Folgenden werden jene Bereiche möglicher somatogener Ursachen besprochen, von denen bekannt ist, dass sie gehäuft mit sexuellen Funktionsstörungen einhergehen. Ausführlichere Ausführungen finden sich u. a. bei Sigusch (2001c), Kockott und Fahrner (2004) und Beier et al. (2005), auf die wir uns im Folgenden ebenfalls beziehen.

(a) Körperliche Ursachen

Es ist gut nachvollziehbar, dass bei schweren, eventuell lebensbedrohlichen Erkrankungen das sexuelle Interesse während der Krankheitsphase deutlich reduziert ist. In aller Regel dürfte zu erwarten sein, dass sich das sexuelle Interesse wieder einstellt, wenn sich die Grunderkrankung auf dem Weg der Besserung befindet.

Urogenitale Erkrankungen. Gelegentlich müssen unerwünschte Auswirkungen der Behandlung der Grundkrankheit in Kauf genommen werden. Dies ist insbesondere im Zusammenhang mit urogenitalen Erkrankungen der Fall. Insbesondere eine *Niereninsuffizienz* mit der Gefahr der Entstehung einer Harnvergiftung (Urämie) geht bei Männern wie bei Frauen in beträchtlicher Häufigkeit mit sexuellen Funktionsstörungen einher (Schover & Jensen, 1988). Auch wenn sich durch eine Dialysebehandlung oder nach Nierentransplantation das sexuelle Erleben wieder verbessern kann, scheint es sich nur selten ganz zu erholen.

Je nach Schwere einer *Prostata-Erkrankung* mit der Notwendigkeit operativer Eingriffe (z. B. bei karzinogener Erkrankung) können sich unterschiedliche Folgen ergeben. In leichten Fällen bei frühzeitiger Krebsentdeckung kann das Orgasmus-Erleben und sexuelle Erleben nachoperativ durchaus erhalten bleiben. Erektionsstörungen treten zumeist in Abhängigkeit von der Radikalität des operativen Eingriffs auf, sind jedoch seltener als befürchtet. Erst nach totaler Prostata-Entfernung (Prostatektomie) können – bei vollständig erhaltener Libido – die sexuellen Funktionen (vor allem Erektionen) jedoch auch absolut eingeschränkt sein.

Schmerzen beim Verkehr im Sinne einer *Dyspareunie* bei Frauen sind in den meisten Fällen körperlich verursacht (Eicher, 2001). Deshalb sollten sich betroffene Frauen zunächst immer gründlich gynäkologisch untersuchen lassen. Für den Gynäkologen geben die Umstände des Auftretens Hinweise für das genaue Vorgehen bei einer Differenzialdiagnostik.

Herz-Kreislauf-Erkrankungen. Die häufigsten körperlichen Ursachen stellen vaskuläre Störungen, z. B. arterielle Gefäßerkrankungen oder Hypertonie, dar, dies insbesondere bei älteren Männern mit einem vermehrten Risiko bei hohem Nikotingebrauch. In der *Massachusetts Male Aging Study* (Feldman et al., 1994) gaben 34,8 Prozent der Männer zwischen dem 40. und 70. Lebensjahr Erektionsstörungen von mindestens mittlerem Schwergrad an. Die Häufigkeit des Auftretens war eng mit dem ansteigenden Lebensalter und dem Auftreten kardiovaskulärer Erkrankungen korreliert.

Bei bereits diagnostizierten Herz-Kreislauf-Problemen des Partners kann gelegentlich auch eine übermäßige Ängstlichkeit oder Überfürsorge der Partnerin vor negativen Folgen sexueller Aktivität ungünstige Auswirkungen auf die zukünftige sexuelle Appetenz haben. Gelegentlich findet sich eine größere Sorge beim Mann vor einem Herzinfarkt, dies insbesondere dann, wenn sein Puls während des Sexualverkehrs deutlich ansteigt. Diese Sorge vor dem sogenannten »Liebestod« scheint jedoch weitgehend unbegründet, denn seine Häufigkeit wird mit weit unter einem Prozent aller plötzlichen Todesfälle im höheren Lebensalter vermutet (vgl. auch Bernardo et al., 1996).

Diabetes mellitus. Etwa 50 Prozent der betroffenen Männer beklagt Erektionsstörungen. Angaben zu diabetesbedingten sexuellen Funktionsstörungen sind sehr widersprüchlich. Bei Männern beobachtbare Appetenzstörungen lassen sich durch eine gute Einstellung des Diabetes behandeln, weniger gut Erektionsstörung dann, wenn diese bereits chronifiziert sind. Als verursachend werden diabetesbedingte neurogen gesteuerte Gefäßstörungen im Genitalbereich angesehen.

Querschnittslähmungen. Patienten mit Querschnittsläsionen sind mit zunehmender Begeisterung junger Erwachsener für das Motoradfahren und entsprechender Zunahme von Motorradunfällen zur größten Gruppe unter den körperlich Schwerbehinderten geworden. Die Störungen der Sexualfunktionen treten angesichts der gravierenden Körperbewegungsstörungen zunächst in den Hintergrund, bekommen jedoch spätestens in der Rehabilitationsphase eine entscheidende Bedeutung (Kockott & Fahrner, 2004). Das Ausbleiben oder die Einschränkung sexueller Reaktionsfähigkeit kann gelegentlich erhebliche negative Auswirkungen auf das Selbstwertgefühl haben.

Bei einem kompletten Querschnitt oberhalb der Thorakale 10 (diese liegt im unteren Brustwirbelbereich) kann eine Erektion über psychische Stimulierung nicht mehr ausgelöst werden, jedoch durch taktile Stimulierung für einen Geschlechtsverkehr hinreichend sein. Bei Frauen führen entsprechende Läsionen zu einem Ausfall der klitoralen Reaktion und vaginalen Lubrikation über psychische Stimulierung, nicht aber als reflektorische Reaktion. Komplette Läsionen auf der Höhe sakraler Segmente (Höhe Kreuzbein) führen meistens zu vollständigem Erektions- und Lubrikationsverlust (Kockott & Fahrner, 2004).

Neurologische Erkrankungen. Bei einer ganzen Reihe neurologischer Erkrankungen lassen sich sexuelle Funktionsstörungen beobachten. Zum Beispiel beklagen männliche Patienten mit fortgeschrittener *Multipler Sklerose* am häufigsten Erektionsstörungen, Frauen mit zunehmender Krankheitsschwere über ein herabgesetztes sexuelles Interesse. Da auch ein hoher Anteil der (Ehe-)Partner unter den sexuellen Beeinträchtigungen der Betroffenen wie auch unter eigenen leiden, sollten diese zwingend zu Beratungsgesprächen über sexuelle Themen hinzugezogen werden (Beier et al., 2005).

Bis zu 15 Prozent der Patienten mit einer *Epilepsie* leiden unter sexuellen Appetenz- und/oder Erregungsstörungen. Bei ihnen liegen vorwiegend eine komplex-partielle Epilepsie oder Temporallappenläsionen vor, letzteres insbesondere bei Patienten mit Appetenzstörungen (Fugl-Meyer et al., 1999). Ursächlich dürfte auch die antiepileptische Medikation von Bedeutung sein.

Nach einem *Schlaganfall* scheinen Veränderungen im Sexualleben der Betroffenen eher die Regel als die Ausnahme zu sein, auch wenn die Angaben hierzu deutlich schwanken. Außerdem kann die Abnahme von sexuellem Interesse mit komorbiden Störungen zusammenhängen, die nach einem Schlaganfall beobachtbar sind. Bei der Hälfte der Patienten werden reaktive Depressionen beobachtet. Und zusätzlich kann es zu Ängsten kommen, bei sexuellem Kontakt einen neuen Schlaganfall zu bekommen.

(b) Durch Arzneimittel induzierte Funktionsstörungen
Es gibt fast kein Medikament, von dem nicht im Einzelfall unerwünschte Wirkungen auf den sexuellen Bereich beschrieben werden. Bei den meisten dieser Präparate ist keine klare Dosisabhängigkeit bekannt. Deshalb sind immer auch weitere Faktoren für das Auftreten einer Sexualstörung anzunehmen. Von einer durch Arzneimittel induzierten Störung der Sexualfunktionen kann fast immer dann ausgegangen werden, wenn ein zeitlich enger Zusammenhang mit dem Beginn oder dem Absetzen einer Medikamenteneinnahme besteht.

Nach Sigusch (2001c) ist mit Beeinträchtigungen der sexuellen Funktionsfähigkeit besonders dann zu rechnen, wenn das Medikament
▶ eine zentralnervöse Wirkung hat, z. B. Psychopharmaka, Antihypertensiva,
▶ mit Neurotransmittern interferiert, z. B. Psychopharmaka,
▶ eine dämpfende Wirkung auf die Hypophysen-Gonaden-Achse hat, z. B. Sexualhormone, Antiandrogene,
▶ den Prolaktinspiegel erhöht, z. B. Neuroleptika,
▶ Auswirkungen auf das periphere vegetative Nervensystem hat, z. B. Antihypertensiva wie Guanethidin,
▶ Veränderungen der peripheren Durchblutung bewirkt, z. B. Antihypertensiva.

Eine detaillierte Zusammenstellung von Arzneimitteln, die beim Mann und/oder bei der Frau sexuelle Dysfunktionen bedingen oder mitbedingen können, findet sich bei Sigusch (2001c). Nachfolgend wird hier vor allem auf Psychopharmaka eingegangen, da diese in der Behandlung psychischer Störungen relevant sind. Interessanterweise gibt es im US-amerikanischen Diagnosesystem DSM seit dem DSM-IV (APA, 1994) bis zum DSM-5 (APA, 2013) eine eigene Störungskategorie mit Kriterien für die Diagnose einer sogenannten »Substanz-/Medikamenteninduzierte Sexuelle Funktionsstörung«.

Will man dabei den Einfluss der Psychopharmaka auf die Sexualität klären, muss sinnvollerweise zwischen Akut- und Dauerbehandlung bzw. prophylaktischer Therapie unterschieden werden. In der Akutbehandlung verbessern Psychopharmaka in der Regel die akute psychische Erkrankung und damit auch die durch die Erkrankung gestörte Sexualität. In der prophylaktischen Dauerbehandlung ist es, wie bei allen anderen Krankheiten auch, äußerst schwierig, Krankheits- und Medikamenteneinflüsse auf die Sexualität zu differenzieren.

Hinzu kommt, dass in dazu vorliegenden Studien immer nur ungenaue Angaben gemacht werden können, unter anderem auch, weil von Patienten gelegentlich mehrere Medikamente gleichzeitig eingenommen werden, sodass über einzelne Medikamente nichts ausgesagt werden kann. Schließlich spielen wiederum psychosoziale und individuelle Faktoren sowie partnerschaftliche Einflüsse eine wichtige Rolle, die ebenfalls nicht oder nur sehr schwer von den Medikamenteneinflüssen zu trennen sind (hierzu ausführlich auch: Sigusch, 2001c; Kockott & Fahrner, 2004; Berner, 2015).

Neuroleptika. Fasst man die hierzu bisher vorliegenden Forschungsergebnisse wie ergänzende Fallstudien zusammen, ergibt sich in etwa folgendes Bild: Die sexuellen

Beschwerden, die mit Neuroleptika in Verbindung stehen (gemeint sind vor allem Probleme der sexuellen Appetenz, der Erektion, der Lubrikation, der Ejakulation oder des Orgasmus), treten sowohl im Zusammenhang mit klassischen als auch bei atypischen Neuroleptika auf. Allerdings scheinen die Probleme bei Neuroleptika, die den Prolaktinspiegel nicht beeinflussen, seltener als bei Neuroleptika, die ihn deutlich ansteigen lassen. Wiederholt findet sich die allgemeine Angabe, dass ungefähr 50 Prozent aller Personen, die Neuroleptika einnehmen, unerwünschte Nebenwirkungen im sexuellen Funktionsbereich erwähnen (APA, 2013). Werden in Studien geringere Zahlen berichtet, so lässt sich vermuten, dass Patienten nicht direkt danach befragt wurden.

Antidepressiva. Auch die Angaben über Nebenwirkungen von Antidepressiva sind sehr uneinheitlich. Zumeist werden von Betroffenen Schwierigkeiten mit dem Orgasmus oder der Ejakulation berichtet. Die Prävalenz von durch Antidepressiva bedingten sexuellen Funktionsstörungen unterscheidet sich zum Teil in Abhängigkeit vom spezifischen Wirkstoff. Eine aktuellere Metaanalyse ergab Inzidenzen sexueller Nebenwirkungen zwischen 25 und 80 Prozent (Seretti & Chiesa, 2009). So scheinen unter den selektiven Serotonin-Wiederaufnahme-Hemmern (SSRI; v. a. Paroxetin) sexuelle Störungen gehäuft aufzutreten, insbesondere in Form von Beeinträchtigungen der Orgasmus- und Ejakulationsfähigkeit wie Verzögerungen oder Anorgasmie. Dagegen scheinen die selektiven MAO-Hemmer und Nefazodon die Sexualität weit weniger zu belasten (Feiger et al., 1996; Segraves, 1998). Schließlich scheinen bestimmte Wirkstoffe, wie beispielsweise *Agomelitan*, *Bupropion*, *Moclobemid* oder *Mirtazapin* nicht mit Nebenwirkungen im sexuellen Funktionsbereich verbunden zu sein (Seretti & Chiesa, 2009).

Eine durch Antidepressiva verursachte Funktionsstörung kann bereits acht Tage nach der erstmaligen Einnahme einsetzen. Geschätzte 30 Prozent der Personen, die bei Antidepressiva-Medikation unter einer leicht- bis mittelgradigen Verzögerung des Orgasmus leiden, erleben offensichtlich innerhalb von sechs Monaten eine Spontanremission der Störung. In einigen Fällen kann eine durch ein SSRI verursachte sexuelle Funktionsstörung auch nach Absetzen des Wirkstoffes weiter bestehen bleiben (APA, 2013).

(c) Komorbidität mit psychischen Störungen

Wie bereits erwähnt, stehen zahlreiche psychische Störungen mit Beeinträchtigungen der sexuellen Funktion in Verbindung. Insbesondere wenn zur Behandlung der jeweiligen psychischen Störung Medikamente eingesetzt werden, können sich differenzialdiagnostische Schwierigkeiten ergeben, eine durch die Arzneimittel induzierte sexuelle Funktionsstörung von der Manifestation einer zugrunde liegenden psychischen Störung zu unterscheiden. Weiter bleibt mit Blick auf eine Behandlung auch bei vermeintlichen Zusammenhängen zwischen psychischer und sexueller Störung eine Vielfalt weiterer psychosozialer Einflüsse beachtenswert.

Ein Beispiel dafür können die Ergebnisse einer Studie von Kockott und Pfeiffer (1996) angesehen werden, in der 158 ambulant betreute psychiatrische Patienten unter

Langzeitmedikation untersucht wurden (100 schizophrene, 58 depressive Patienten). Sexuelle Funktionsstörungen wurden von 47 Prozent der befragten Patienten berichtet, sie lagen in der Häufigkeit damit deutlich höher als die 13 Prozent einer Patientenkontrollgruppe ambulant behandelter Allergiker und erheblich höher als die etwa acht bis zehn Prozent in der Normalbevölkerung. Neben Einflüssen vor allem aus der Schizophrenie-Erkrankung ließen sich pharmakologisch bedingte Wirkungen nachweisen: Am häufigsten waren Erkrankte unter einer Erhaltungsmedikation, seltener die Patienten ohne Medikation. Was jedoch die Möglichkeit eines über Erkrankung und Medikation hinausgehenden Einflusses auf gestörte Sexualfunktionen angeht, so sind insbesondere sorgsam erhobene Expertenurteile von Relevanz. Danach ließen sich die sexuellen Probleme der Betroffenen (vornehmlich Störungen der Appetenz) auf unterschiedliche Einflüsse zurückführen, wobei neben pharmakologischen und krankheitsbezogenen fast immer partnerschaftliche und innerpsychische Ursachen aufzufinden waren. Insgesamt verdeutlichen die Ergebnisse aber auch, das der störende Einfluss insbesondere der schizophrenen Erkrankung als erheblich anzusehen war, da er sich noch in einem deutlich gebesserten Krankheitsstand der ambulant betreuten Patienten nachweisen ließ.

Schizophrenie. Die Befunde der gerade vorgestellten Studie stehen in weitgehender Übereinstimmung mit Ergebnissen, wie sie sich in den leider nur wenigen kontrollierten Studien über Zusammenhänge einer Schizophrenie und sexuellen Funktionsstörungen finden lassen. Danach scheint die Häufigkeit sexueller Kontakte im Vergleich zu Normalpersonen und zu anderen psychiatrischen Patienten sowohl während einer akuten Krankheitsepisode als auch im nicht-akuten Stadium reduziert zu sein (Nestoros et al., 1981).

Psychopathologische Faktoren, die das Verlangen nach Sexualität, die sexuelle Empfindung, aber auch die sexuelle Kommunikation mit anderen Menschen erschweren können, sind insbesondere Anhedonie und Autismus aufgrund der durch die schizophrene Erkrankung hervorgerufenen Veränderungen der Persönlichkeitsentwicklung (Weig, 2003, 2006, 2007).

Durch die sogenannte Minussymptomatik und ihre Folgeerscheinungen werden psychosexuelle Retardierung und Mangel an sozialer Kompetenz bedingt. Bezeichnenderweise ist im Zusammenhang mit Schizophrenie die partnerschaftliche Sexualität meist stärker betroffen als autoerotische Praktiken wie die Masturbation, was eventuell kompensatorisch verstärkt auftreten kann. Auch sekundäre Auswirkungen der Krankheit wie eine Verminderung des Selbstwertgefühls, ungünstige Lebensumstände, Stigmatisierung und längerfristige Hospitalisierung können im ungünstigen Fall die Entfaltung lustvoller Sexualität behindern.

Leider werden letztere Bedingungen zumeist nur in Fallübersichten beschrieben, selten systematisch untersucht. Dabei sind Zusammenhänge sexueller Funktionsstörungen mit Persönlichkeitsmerkmalen und die partnerschaftliche Situation schizophren erkrankter Menschen eben durch vorliegende Fallanalysen als vermutlich nicht unbedeutend anzusehen. Es scheint lediglich gesichert, dass die sexuelle Entwicklung vieler schizophrener Patienten bereits vor Auftreten akuter Krankheitssymptome gegenüber Normalpersonen verzögert ist (Nestoros et al., 1981).

Depression. Depressive Verstimmungen und Depressionen führen in vielen, aber nicht in allen Fällen zu einem Rückgang des sexuellen Interesses. Depressive Frauen erleben ihre Beziehung häufig als gefühlsarm und distanziert, haben ein Bedürfnis nach Zärtlichkeit, aber während depressiver Episoden eher wenig sexuelles Interesse. Manche Männer mit Depressionen sind eher zufrieden mit der Beziehung und wünschen häufiger sexuelle Aktivität (Matussek et al., 1986). Paradoxerweise kann diese Beziehungskonstellation unerfüllter Sexualität leicht zu einem beiderseitigen Appetenzverlust beitragen, der im Zusammenhang mit der Depression als häufigste Sexualproblematik diagnostiziert wird. Andere sexuelle Funktionsstörungen werden zwar auch beobachtet, aber deutlich seltener. Von einigen Autoren wird der Appetenzmangel depressiver Patienten sogar als pathognomisches Zeichen einer Depression angesehen.

Andererseits gibt es offenkundig depressive Patienten, vor allem Männer, die ein auffällig erhöhtes sexuelles Interesse zeigen. Bei diesen Patienten bestand zumeist schon vor Beginn einer depressiven Störung eine Tendenz zur Sexualisierung von Problemen (Mathews & Weinman, 1982). Die Autoren vermuten, dass Sexualisierung und sexuelle Aktivität in einigen Fällen möglicherweise als selbstpräventives Antidepressivum fungieren kann.

Als gesichert darf gelten, dass bei depressiven Männern die Erektionshäufigkeit, auch die Häufigkeit nächtlicher Erektionen, während einer depressiven Phase geringer ist als außerhalb der Phasen (Thase et al., 1988). Über die Häufigkeit sexueller Funktionsstörungen bei Depressionen gibt es sehr unterschiedliche Angaben zwischen 20 und 50 Prozent, deren Unterschiedlichkeit sich zumeist mit Unterschieden in der Definition sexueller Veränderungen und mit unterschiedlichen Erhebungsmethoden erklären. Zumeist werden geringere Häufigkeiten bei Fragebogenerhebungen mitgeteilt, während die Zahlen höher liegen, wenn in Interviews direkt nach Problemen mit der Sexualität gefragt wird.

Substanzmissbrauch: Alkohol und illegale Drogen. Kockott und Fahrner (2004) berichten über eine Langzeitstudie von Fahrner (1985, 1998, 1999), nach der etwa 50 Prozent von chronisch alkoholkranken Männern einer stationären Entwöhnungseinrichtung von sexuellen Problemen betroffen waren. Die Autoren beschreiben folgende Ursachen: Der Alkohol senkt direkt den Testosteronspiegel im Blut; auch eine alkoholbedingte Leberschädigung hat Einfluss auf die Testosteronproduktion. In der Folge kann die sexuelle Appetenz gemindert sein. Auch könnten alkoholbedingte Gefäßveränderungen und periphere Nervenschädigungen Erektionsstörungen verursachen. Nicht zuletzt können die durch Alkohol bedingten Persönlichkeitsveränderungen sowie ungünstige psychosoziale Auswirkungen eines chronischen Alkoholismus partnerschaftliche Spannungen nach sich ziehen, die den sexuellen Bereich erheblich beeinträchtigen können. Zu den Auswirkungen eines chronischen Alkoholismus bei Frauen liegen kaum Untersuchungen vor, obwohl insbesondere mit Blick auf die psychosozialen und partnerschaftlichen Auswirkungen vergleichbare Verhältnisse wie bei Männern anzunehmen sind (Scherotzki-Hanniger et al., 1986).

Mit dem Gebrauch illegaler Substanzen sind erhöhte Raten von verringerter sexueller Appetenz, Erektionsstörungen und Problemen, einen Orgasmus zu erreichen, verbunden. Andererseits ist die Wirkung von Drogen auf die Sexualität mehr noch als die der Alkoholabhängigkeit sehr variabel. Die Auswirkungen hängen unter anderem damit zusammen, dass sie auch noch in Kombination genommen werden. Zudem können einige Drogen wie Haschisch, Marihuana, Kokain und Psychodelika wie LSD in geringer Dosierung stimulierend wirken. Führt die Einnahme zur Sucht und zum chronischen Missbrauch, kann selbst die Einnahme in geringer Dosierung in eine Dämpfung umschlagen. Eine Dämpfung der sexuellen Appetenz und Reaktionsfähigkeit ist jedoch bereits im Frühstadium einer Abhängigkeitsentwicklung bei hoher Dosierung zu erwarten, denn die Prävalenz sexueller Funktionsstörungen scheint insbesondere bei chronischem Drogenmissbrauch anzusteigen. Bei Personen mit Heroinmissbrauch ist das Risiko mit etwa 60 bis 70 Prozent deutlich höher als bei Personen, die Amphetamin-, MDMA- oder Ecstasy-Missbrauch bei stets vorhandenem erhöhten Risiko betreiben (eine detaillierte Darstellung der Auswirkungen von Drogen auf die Sexualität findet sich bei Sigusch, 2001c). Erhöhte Raten an sexuellen Funktionsstörungen lassen sich auch bei Personen beobachten, die Methadon erhalten, sie werden dagegen selten von Patienten berichtet, bei denen Buprenorphin als Opioid-Substitution verabreicht wird.

4.5 Die Behandlung sexueller Funktionsstörungen

Beratung und Aufklärung vorab. Nicht jede sexuelle Funktionsstörung bedarf einer spezifischen psychotherapeutischen Behandlung. Ein Teil der Probleme ist allein durch Unwissenheit, fehlende Aufklärung oder fehlerhafte Einstellungen der Sexualität gegenüber bedingt. Diese Probleme können zumeist durch beratende und entlastende Gespräche erfolgreich angegangen werden. Und bei vorwiegend organisch bedingten Funktionsstörungen ist die körperliche Grundproblematik zu behandeln. Ein ausgesprochen praxisorientiertes Einführungswerk in die Sexualberatung, das auch zum Selbststudium Betroffener geeignet ist, wurde von Buddeberg und Maake (2005) herausgegeben.

Sexualtherapie bei hinreichender Indikation. Bei der Behandlung sexueller Funktionsstörungen hat sich ein paartherapeutisches Vorgehen als besonders effektiv und praktikabel erwiesen, auch wenn vermehrt einzeltherapeutische Vorgehensweisen entwickelt und überprüft werden – was nicht zuletzt durch die Entwicklung entsprechender Psychopharmaka wie Sildenafil (Viagra®) begünstigt wurde (Weig, 2000). Die allgemeinen Überlegungen zur paartherapeutischen Sexualtherapie hat sich aus dem Prinzip des »Sensate Focus« (Sensualitätstraining) des Gynäkologen William Masters und der Psychologin Virginia Johnson entwickelt, das sie erstmals bereits 1970 publizierten. Dieses ist dann von unterschiedlichen Arbeitsgruppen weiterentwickelt worden.

4.5.1 Sensualitätstraining

Als wichtige Voraussetzung für die erfolgreiche Anwendung des von Masters und Johnson auf der Grundlage des sexuellen Reaktionszyklus entwickelten Sensualitätstrainings gilt, dass das Paar zum (Wieder-)Erlernen einer befriedigenden Sexualität motiviert ist, dass weiter keine sexuellen Nebenbeziehungen bestehen und die Funktionsstörungen nicht organisch bedingt sind. Ist die Partnerschaft weitgehend in Ordnung, können die nachfolgend dargestellten Empfehlungen und Übungen auch durch ein Paar allein und ohne Sexualtherapeuten angewendet und durchgeführt werden. Sollte das einem Paar allein jedoch nicht gelingen, könnte therapeutische Hilfe in Anspruch genommen werden.

Das Sensualitätstraining gliedert sich in verschiedene Phasen, in denen das wechselseitige Streicheln und Erkunden des Körpers im Vordergrund steht. In der Sexualtherapie erfolgt zunächst ein Koitusverbot, das auch die selbst übenden Paare eine gewisse Zeit lang einhalten sollten; denn die Therapie-Empfehlung geht dahin, dass man es mit einem Koitus erst in der letzten Phase versuchen soll. Dieser Vorschlag dient dazu, erneute Misserfolge zu vermeiden sowie den Leistungsdruck und Erwartungsängste zu reduzieren.

Das Paar plant für gemeinsame Übungen etwa drei- bis viermal in der Woche hinreichend Zeit ein. Die Partner sollten sich eine entspannte Situation schaffen und dafür Sorge tragen, dass sie nicht gestört werden. Beide bestimmen dann, welcher Partner damit beginnt, den Körper des anderen zu streicheln und zu stimulieren, um ihm oder ihr angenehme sensuelle Empfindungen zu bereiten.

Es sollte nicht unbegrenzt gestreichelt werden, sondern nur eine ungefähre Zeit, beispielsweise fünf Minuten, nach denen gewechselt oder die Übungen beendet werden. Auch gilt für die Zeit des Übens, in denen die Übungen noch keinen Koitus vorsehen, dass möglichst auch ansonsten, außerhalb der vereinbarten Übungszeiten kein Koitus angestrebt werden sollte. Es geht also insgesamt nicht darum, ein Idealbild, wie sexuelle Interaktion sein sollte, zu inszenieren, sondern die alten und eingefahrenen Rituale der Vermeidung, der Konzentration auf Ängste und Konflikte aufzubrechen und neue angenehme Erfahrungen zu ermöglichen.

Phase 1. In einer ersten Stufe soll sich das Paar durch Streicheln erkunden, wobei die Genitalien und die Brust ausgespart bleiben. Außerdem ist es empfehlenswert, in dieser Phase noch keinen Orgasmus herbeizuführen. Ziel ist das gegenseitige Kennenlernen und streichelnde Liebkosen des Körpers, nicht eine sexuelle Erregung. Der »empfangende« Partner sollte jedoch darauf achten, dass der streichelnde Partner keine unangenehmen Reizungen vornimmt. Er sollte dem aktiven Partner helfen, angenehme Formen des Streichelns zu finden. Und der aktive Partner könnte dabei beobachten, welches Vergnügen es einem selbst bereiten kann, den Partner zu berühren. In den Übungen wird erst fortgefahren, wenn diese ersten Übungen als angenehm erlebt und erfahren werden.

Phase 2 und 3. In der zweiten Phase werden die Übungen fortgeführt und die Genitalien beim Streicheln oberflächlich einbezogen. Auch hier ist nicht das Ziel, eine Erregung zu provozieren. Erfolgt diese, kann ruhig kurz pausiert werden. In der Folgephase werden die Genitalien ausdrücklich einbezogen, mit dem vorrangigen Ziel des Kennenlernens und Akzeptierens des Körpers.

Phase 4 bis 6. Erst in der vierten Phase wird der gesamte Körper gestreichelt, um sexuelle Erregung zu erreichen. Die fünfte Phase beinhaltet die Einführung des Penis in die »stille Vagina«, wobei die Frau die Führung übernimmt, den Penis in die Scheide einführt, aber eine rhythmischen Bewegung noch unterbleibt. Der Penis verbleibt so lange in der Scheide, bis die Erregung verschwindet. Erst in einer letzten, der sechsten Phase beginnt das Paar mit Lust und Erregung zu experimentieren.

Die Paarbeziehung während des Sensualitätstrainings

In den meisten der aktuell zur Anwendung kommenden Behandlungsprogrammen ist der Rückbezug auf das beschriebene Sensualitätstraining von Masters und Johnson nach wie vor unverkennbar vorhanden. Immer wird dabei die sexuelle Problematik als Beziehungsproblem betrachtet und vom Paar gemeinsam behandelt, selbst wenn die sexuelle Funktionsstörung nur bei einem Partner vorliegt. Paare sollten deshalb vor, während und nach den Streichelübungen versuchen, eine angstfreie Kommunikation über sexuelle Wünsche und sexuelles Begehren einzuüben.

Der Mann und die Frau sollten sich für die im Sensualitätstraining beschriebenen Übungen hinreichend Zeit nehmen. Wenn etwas unangenehm ist, sollen sie das ändern, zum Beispiel durch Hinweise, anders zu streicheln, durch das Setzen von Grenzen, das Äußern von Wünschen, überhaupt durch wechselseitig hilfreiches Sprechen über gemachte Erfahrungen. Mit anderen Worten: Jeder soll für sich selbst Verantwortung übernehmen und nicht nur dem anderen oder der anderen etwas zuliebe tun oder aushalten.

4.5.2 Spezifische weitere Möglichkeiten

Zur Behandlung spezifischer Störungen wurden weitere Techniken entwickelt. Im Mittelpunkt von Übungen, die nach den Streichelübungen beginnen können, stehen beispielsweise Versagensängste von Männern mit Erektionsstörungen oder die belastende Erfahrung, keine Kontrolle über einen zu früh einsetzenden Orgasmus zu besitzen.

Behandlung bei Erektionsstörungen

Wie bereits beschrieben, sind Versagensangst, die Flucht in die Beobachterrolle, aber auch schlichte Unkenntnisse über das sexuelle Funktionieren mitverantwortlich für mögliche Erektionsstörungen. Nach den Streichelübungen ist vielleicht schon die Erfahrung gemacht worden, dass sich Erektionen spontan entwickeln. Sollten Erektionsschwierigkeiten jedoch weiterhin bestehen, kann im Anschluss an das Sensualitätstraining die Erfahrung gemacht werden, dass sich eine abgeklungene Erektion durch angemessene Stimulierung erneut einstellen kann. Das Vorgehen wird von Sexualtherapeuten als »Teasing-Technik« bezeichnet (Fahrner-Tutsek & Kockott, 2015).

Teasing. Durch Teasing-Übungen lassen sich die Versagensängste des Mannes weiter verringern, um damit eine sexuelle Sicherheit zurück zu gewinnen. Das Paar sollte dazu mit manuellen Techniken, wie zum Beispiel Streicheln und zärtlichen masturbatorischen Bewegungen, versuchen, eine Erektion herbeizuführen. Nach erfolgreicher Stimulierung folgt eine kurze Pause, in der sich der Mann entspannt. Dann erfolgt eine erneute liebevolle Stimulierung, um erneut eine Erektion zu erreichen. Durch den wiederholten Wechsel zwischen zärtlich stimulierter Erektion und Entspannung gewinnt der Mann die Sicherheit zurück, erektionsfähig zu sein.

Koitus-Versuch. Nach einigen Übungen mit der manuellen Stimulierung könnte sich ein Koitus-Versuch anschließen. Dazu hockt sich die Partnerin über den Partner, sodass sich sein Penis nahe der Vagina befindet. Danach kann sie mit der zärtlichen Stimulierung des Penis beginnen. Hat sich eine Erektion eingestellt, kann sie den Penis langsam in die Vagina einführen. Dies sollte durch die Frau vorgenommen werden. Dies gelingt dann nicht nur leichter, sondern der Mann wird zugleich seiner Verantwortung und hinderlichen Selbstkontrolle enthoben. Auch diese Übung kann einige Male wiederholt werden.

Erst wenn eine gewisse Sicherheit mit der Einführung des erigierten Penis besteht, kann die Frau mit langsamen Beckenbewegungen beginnen. Fordernde Beckenbewegungen sollten jedoch während der Übungszeit unterbleiben. Während der wiederholten Übungen könnte der Mann versuchen, sich mit seiner Aufmerksamkeit auf das zu konzentrieren, was für ihn in dieser Situation erotisch erregend ist. Erst später kann auch er mit zurückhaltenden Beckenbewegungen beginnen.

Behandlung bei vorzeitigem Samenerguss

Manche Männer leiden sehr unter der Erfahrung, keinerlei Kontrolle über den Orgasmus zu besitzen, dies insbesondere dann, wenn der Samenerguss bereits vor oder kurz nach dem Einführen des Penis in die Vagina erfolgt. Auch für dieses Problem wurden Übungen von William Masters und Virginia Johnson (1970) im Rahmen des Sensualitätstrainings erprobt und beschrieben.

Squeeze-Technik. Im Mittelpunkt der Übungen steht die so bezeichnete »Squeeze-Technik«. Dabei wird mit Fingern ein spezieller Druck auf den Penis ausgeübt, mit dem der Mann zunächst lernt, den Zeitpunkt genau wahrzunehmen, von dem an der Ejakulationsprozess unwillkürlich abläuft. Weiterhin erwirbt er die Fähigkeit, bereits vor diesem Zeitpunkt den Ejakulationsprozess unter Kontrolle zu bringen.

Üblicherweise wird die Squeeze-Technik in eine besondere Art des partnerschaftlichen Pettings eingebettet. Die Partnerin setzt sich dazu am besten mit dem Rücken gegen eine Wand oder die hohe Lehne einer Couch. Der Mann liegt auf dem Rücken mit dem Unterkörper zwischen den Beinen der Frau, und legt die Beine über ihre. Nun kann die Frau den Penis des Mannes zärtlich stimulieren. Mit zunehmender Erregung informiert der Mann die Partnerin rechtzeitig, wenn der Drang zur Ejakulation ansteigt. In dieser Phase kommt die Squeeze-Technik zum Einsatz. Diese kann durch ihn selbst oder die Partnerin durchgeführt werden, indem jetzt mit Daumen und Zeige- und Mittelfinger für drei bis vier Sekunden leichter Druck auf die Eichel ausgeübt wird: der Daumen auf dem Frenulum und der Zeige- und Mittelfinger gegenüberliegend auf die Glans gegeneinander gedrückt. Durch diesen Druck verliert der Mann den Drang zur Ejakulation.

Nach etwa dreißig Sekunden bis zu einer Minute Entspannung kann die Frau den Penis erneut stimulieren. Squeeze-Technik und Stimulation sollten im Wechsel bis zu 20 Minuten lang angewendet werden. In der Selbstanwendung kann der Mann erkunden, wie stark der Druck sein muss, um die Ejakulation zu unterdrücken. Späterhin kann er die Frau anleiten, einen entsprechenden Druck auszuüben.

Koitus-Versuch. Die nächsten Übungsschritte bestehen darin, den Penis in die Scheide einzuführen und ihn dort zunächst »passiv« ruhen zu lassen. Dazu liegt der Mann auf dem Rücken, während die Frau über ihm liegend den Penis in die Scheide einführt. Ohne Beckenbewegungen soll sich der Mann an das Gefühl gewöhnen, den Penis in der Vagina zu haben. Wird der Ejakulationsdrang größer, kann erneut die Squeeze-Technik angewendet werden, um dann anschließend den Penis erneut in der Vagina ruhen zu lassen. Gelingt die Übung des passiven Ruhens in der Vagina, kann der Mann langsam mit Beckenbewegungen beginnen, zunächst jedoch immer nur so viele, dass die Erektion erhalten bleibt. Erst wenn sich der Mann der Ejakulationskontrolle sicher ist, kann auch die Frau Beckenbewegungen ausführen.

Mit etwas Übung kann der Mann die Unterbrechung des Ejakulationsdranges mental steuern und kommt ohne manuellen Druck aus. Empfehlenswert ist, dass beide Partner anschließend mit einer seitlichen Koitusstellung weiter üben. Dabei lässt sich beiderseits der Erregungsgrad besser kontrollieren. Der Mann kann in dieser Stellung – sobald seine sexuelle Erregung zu sehr ansteigt – auch seine Beckenbewegungen oder die koitale Verbindung zeitweilig leichter unterbrechen. Wenn beide Partner es wünschen, kann die Frau den Mann gegen Ende der jeweiligen Übungen bis zum Orgasmus stimulieren.

Behandlung bei Vaginismus der Frau

Beim Vaginismus handelt es sich in aller Regel um eine psychisch bedingte Verkrampfung der Scheiden- und Dammuskulatur. Er kann sich als Reaktion auf den realen oder vorgestellten Versuch einstellen, etwas in die Scheide einzuführen. Er tritt in unterschiedlichen Schweregraden auf. Zum Beispiel können Tampons noch eingeführt werden, nicht aber ein Penis. Sehr selten ist keinerlei Eröffnung möglich. Eine der häufigsten Ursachen ist die Angst vor oder Erwartung von Schmerzen beim Koitus. Die Behandlung zielt deshalb darauf ab, ganz allmählich eine Einführung von zunächst Penisersatzstiften bis später hin zum Penis angstfrei erleben zu können.

Übungen mit Hegarstiften. Üblicherweise kommen dazu zunächst sogenannte Hegarstifte zum Einsatz, die in Spezialgeschäften für medizinische Geräte oder in Apotheken auf Bestellung erhältlich sind und die als solche ebenfalls bereits in die ursprüngliche

Sexualtherapie von Masters und Johnson integriert waren. Meistens wird ein Satz von fünf Hegarstiften ansteigender Dicke zwischen 10 bis 26 Millimeter benutzt. Diese Stäbe sind aus Stahl, innen hohl, der Form der Vagina angepasst und können leicht erwärmt und desinfiziert werden.

Bevor mit Übungen begonnen wird, hat es sich als zusätzlich hilfreich erwiesen, dass die Frau – falls sie Schwierigkeiten hat, sich selbst zu entspannen – ein Entspannungsverfahren wie zum Beispiel das Autogene Training erlernt. Die Übungen jedenfalls sollten in entspanntem Zustand beginnen, in dem sie allein oder in Gegenwart des Partners ihren kleinsten Hegarstift behutsam in die Scheide einführt. Zuvor sollte dieser mit der Hand erwärmt und mit einem Gleitmittel eingerieben worden sein. Ist der Stift weit genug eingeführt, sollte er zehn bis fünfzehn Minuten in der Scheide verbleiben, während die Frau sich entspannt. Wenn ihr die Entführung des Stiftes keine Schwierigkeiten mehr macht, benutzt sie in den nächsten Tagen nach und nach die weiteren Stifte, und zwar jeweils bis zur Gewöhnung immer nur den nächst dickeren.

Koitus-Vorbereitung. Häufig haben Frauen mit Vaginismus eine unrealistisch überhöhte Vorstellung von der Penisgröße ihres Partners. Um einen realistischen Bezug zu bekommen, kann es empfehlenswert sein, Größe und Umfang des erigierten Penis ihres Partners zu messen und beides mit den Hegarstiften zu vergleichen. Als Alternativen zu Hegarstiften können auch andere Vaginaltrainer benutzt werden, die es inzwischen auf dem Markt gibt. Die Übungen selbst werden von den meisten Frauen nicht als unangenehm erlebt, weil sich alles gut selbst kontrollieren und steuern lässt. Empfehlenswert ist es weiter, die Übungen recht früh in das oben beschriebene Sensualitätstraining einzubeziehen, in dem sich das Paar ja erst ganz allmählich und behutsam auf den später liegenden Koitus vorbereitet.

Behandlung ohne Partner?
Auch wenn das Grundkonzept der Behandlung sexueller Funktionsstörungen die Arbeit mit zwei Partnern vorsieht, sind natürlich auch Fälle denkbar, in denen es sinnvoll oder erwünscht ist, nur die Person zu behandeln, die über eine sexuelle Störung klagt. Für Sexualtherapeuten jedenfalls kann die Einzelfallbehandlung etwa notwendig werden, wenn kein Partner oder keine Partnerin vorhanden ist. Welches therapeutische Vorgehen auch immer gewählt wird, wichtig ist es wohl allen Sexualtherapeuten, die jeweils behandelte Person auf dem Weg zu der ihr – und nur ihr – eigenen Sexualität zu begleiten und zu unterstützen.

Wirksamkeit des Sensualitätstrainings
Das Sensualitätstraining in der von Masters und Johnson (1970; dt. 1973) vorgeschlagenen Form sowie deren vielfältige Weiterentwicklungen (vgl. z. B. Schmidt, 2001; Beier et al., 2005; Fahrner-Tutsek & Kockott, 2015) wurden häufig einer empirischen Überprüfung unterzogen. Den dazu vorliegenden Ergebnissen entsprechend ist dieses Verfahren als erfolgreiche Therapiemethode anerkannt. Immerhin liegen die mitgeteilten Erfolgszahlen über 60 bis hin zu 80 Prozent.

Weiter kann heute davon ausgegangen werden, dass eine sexuelle Funktionsstörung umso leichter zu behandeln ist, je später im sexuellen Reaktionszyklus die Störung auftritt. Das gilt beispielsweise für die Erregungs- und Orgasmusstörungen. Als entsprechend schwieriger zu beeinflussen gelten jedoch die Appetenzstörungen, also die verminderte oder nicht vorhandene sexuelle Lust. Da sie häufiger bei Frauen zu beobachten ist, glaubte man lange Zeit, dass sich Frauen schlicht weniger stark durch Schlüsselreize sexuell erregen lassen als Männer, weshalb sie auch seltener Lust empfänden. Dem jedoch ist nicht so (vgl. Gromus, 2002).

Einigen neueren Studien zufolge reagieren nämlich Frauen auf sexuell anregende Bilder oder Videos sehr wohl körperlich, sie unterscheiden sich gelegentlich schlicht darin, ob sie das Gesehene auch als sexuell erregend bewerten. Die Bewertung emotionalen Erlebens und die spontanen körperlichen Reaktionen lagen mitunter weit auseinander. Weiter stimmte die eigene Einschätzung der Erregung mit den organisch nachweisbaren Anzeichen sexueller Reaktionen immer dann gut miteinander überein, wenn die Frauen insgesamt über eine Zufriedenheit mit der Sexualität berichteten. Lustlose und mit ihrer Sexualität unzufriedene Frauen nahmen hingegen kaum jene sexuellen Erregungen war, die sich körperlich sehr wohl eingestellt hatten.

4.5.3 Systemische Sexualtherapie

Insbesondere eine Untersuchung der kanadischen Sexualtherapeutin Rosemary Basson aus dem Jahr 2007 hat darauf aufmerksam werden lassen, dass das auf dem linearen Zyklusmodell von Masters und Johnson aufbauende Sensualitätstraining möglicherweise zu kurz greift, weil es die Appetenz, also die Lust aufeinander bereits voraussetzt – was bei den meisten Männern auch »funktionieren« mag, wenn auch nicht bei allen, nicht jedoch immer so auch bei Frauen (Basson, 2010). Den Ergebnissen von Rosemary Basson zufolge jedoch motiviert viele Frauen nicht das eigene Begehren zum Sex, sondern vielmehr der Wunsch, dem Partner zu gefallen, Intimität herzustellen oder sich geliebt zu fühlen oder vom Partner sexuell begehrt zu werden. Die Lust stelle sich erst im Verlauf einer gelungenen Phase allmählicher Annäherung ein. Sie folgt häufig erst im Zuge der körperlichen und emotionalen Zuwendung. Wird der Sex dann jedoch als positiv erlebt, haben Frauen auch mehr Lust auf weitere Abenteuer. Das frauliche Begehren ist mehr von den stimmigen Rahmenbedingungen abhängig als das sexuelle Verlangen der Männer.

Liegen also Appetenzstörungen vor, sollte sich das Paar fragen, wie gut es um die Qualität der Partnerschaft im Allgemeinen bestellt ist. Vielleicht könnte es wegen andauernder Streitigkeiten, vielfältiger sonstiger Belastungen oder negativer Erfahrungen miteinander in Bereichen außerhalb der Sexualität notwendig werden, vor der Behandlung sexueller Funktionsstörungen einen Paartherapeuten für die Behandlung partnerschaftlicher Konflikte zu konsultieren. Gar nicht selten wird von Paartherapeuten berichtet, dass sich die sexuelle Lust aufeinander wie von selbst wieder eingestellt habe, nachdem Konflikte und Probleme in anderen Bereichen hinreichend und zufriedenstellend aufgearbeitet wurden (hierzu abschließend nochmals in → Abschn. 4.5.4).

Zentrale Grundlagen
Jedoch auch das ist nicht immer der Fall. Wie wir bereits einleitend angedeutet haben, nimmt in der Praxis von Sexualberatern und Sexualtherapeuten in den vergangenen Jahren vor allem die Zahl der Appetenzstörungen zu – und zwar dramatisch, wie im Abschnitt zur Epidemiologie dargestellt (→ Abschn. 4.2.3). Genau zur Bearbeitung dieser Problematik wurde zumeist unter Bezug auf eine Ausarbeitung von Schnarch (1994) von verschiedenen Autoren ein ausdrücklich auf die Verbesserung der Appetenz ausgerichtetes Behandlungskonzept entwickelt. Im deutschen Sprachraum wurde dazu insbesondere von Clement (2004) der Behandlungsansatz einer so bezeichneten »Systemischen Sexualtherapie« vorgestellt und seither systematisch weiterentwickelt (Clement, 2011, 2014). Im Unterschied zu den bis hier dargestellten sexualtherapeutischen Ansätzen in der Tradition von Masters und Johnson (1970), die primär an der sexuellen Funktion orientiert sind, setzt die systemische Sexualtherapie einen anderen Fokus. Sie konzentriert sich ausdrücklich auf eine Verbesserung der Appetenz, also auf eine Initiierung und Steigerung des zwischenmenschlichen Begehrens (Clement & Eck, 2013). Sie lenkt damit den Blick über das »Können« hinaus auf das sexuelle »Wollen«. In dem auch als ressourcenorientiert zu charakterisierenden Ansatz bilden die von den Partner als problematisch erlebten Unterschiede in diesem Wollen den wichtigen Ausgangspunkt für die Entwicklung erotischer Potenziale der Partner und des Paares.

Therapiefokus: Ambivalenz. Ausgangspunkt der auf eine Verbesserung der wechselseitigen Appetenz zielenden Systemtherapie sind vor allem Ambivalenzen und Diskrepanzen in der sexuellen Motivation der beiden Partner. Von Clement und Eck (2013, S. 184) wird die mögliche Vielfalt von Unterschieden sexueller Motivation und Erwartungen in der Partnerschaft folgendermaßen beschrieben: Sexuelles Erleben und Verhalten speisen sich häufig aus Bindungs- und Nähe-Problemen; ebenso können sie aber eine Bühne der Macht, Rache oder Hass sein. Was sexuell begehrt und womöglich besonders erregend erlebt oder fantasiert wird, muss zudem nicht politisch korrekt sein und kann dem eigenen inneren Zensor und erst recht der Zensur der partnerschaftlichen Kommunikation unterliegen. Die Vielfalt und Ambivalenz der sexuellen Motive und ihre Bewertungen zu beachten, ist eine wichtige Voraussetzung für die Aufrechterhaltung einer therapeutischen Neutralität. Aus ihr heraus kann eine defizitorientierte Pathologisierung ebenso vermieden werden wie eine einseitig prosexuelle Naivität ohne den Blick für die Untiefen sexueller Dynamik.

Als therapeutisch relevant wird von Clement und Eck (2013, S. 184) auch der Umgang mit der Veränderungsambivalenz von Klienten angesehen. Hinter dem offenkundigen Wunsch nach einer Symptomverbesserung, nach einem Zugang zum eigenen Begehren oder einer verbesserten Paarsexualität verbergen sich häufig zwiespältige Gefühle und verdeckte Vorteile des Status quo. So kann eine Paarbeziehung zwar als leidvoll erlebt, aber über die Probleminteraktion gegenüber dem Risiko einer Veränderung, z. B. einer befürchteten Trennung, stabilisiert werden, sobald Unterschiede zwischen den Partnern zu deutlich werden. Fragen nach Risiken der Veränderung und möglichen Vorteilen der Nicht-Veränderung stellen eine Möglichkeit dar, Veränderungsambivalenz herauszuarbeiten.

Vom »Nicht-Können« zum »Anders-Wollen«. Die klassisch an Symptomen orientierte Vorgehensweise im Sinne des Sensualitätstrainings birgt das Problem in sich, das Vorhandensein einer Lustlosigkeit mit der Anwesenheit der Symptome zu begründen. Patienten beschreiben dies häufig als ein »Wollen, aber nicht Können« und bringen sich damit in die Position eines Problem-Opfers. Die Systemtherapeuten streben hier eine Blickwinkelerweiterung an: »Wie möchte oder kann ich zukünftig angesichts meines sexuellen Problems meine Sexualität gestalten?« Auf diese Weise wird die sexuelle Funktionsstörung nicht negiert, sondern in einen neuen Bedeutungszusammenhang eines »so nicht mehr« oder »endlich anders Wollens« gestellt.

Phasenverlauf einer Therapie sexueller Luststörungen
Idealtypisch werden in der Systemischen Therapie sexueller Luststörungen sensu Clement (2004, 2011) drei Behandlungsphasen unterschieden, die in den Originalarbeiten durch zahlreiche konkrete Durchführungsbeispiele illustriert werden:

Phase 1: Analyse symptomstabilisierender Interaktionsmuster. In der ersten Phase wird der möglicherweise Probleme aufrechterhaltende Interaktionszirkel thematisiert, der sich häufig durch eine Vorwurfs- und Verteidigungseskalation bedingt (indem etwa ein Partner wiederholt auf Sex drängt, während er andere sich wiederholt verweigert). Den Therapeuten fällt in solchen Situationen die Aufgabe zu, eine für beide gegensätzlichen Positionen attraktive Perspektive zu eröffnen, die nicht einseitig zum Beispiel auf Symptomfreiheit oder ein prosexuelles Ziel fokussiert, sondern die verdeckten Vorteile und die daraus resultierende Veränderungsambivalenz beider Positionen im Blick hat. Sexuelle Lustlosigkeit hat fast immer verdeckte Vorteile. Sie kann das besondere Bemühen des Partners einfordern, sie bietet die Möglichkeit, angesichts bestehender Konflikte nachtragend zu sein oder auch eine Kontrolle über einen zentralen emotionalen Bereich zu behalten. Solche Vorteile drohen bei einer auf schlichte Symptomfreiheit angelegten Therapie verloren zu gehen und können zu einem Veränderungswiderstand führen.

Phase 2: Profilierung der sexuellen Differenz. In dieser Phase geht es primär darum, die beiden Partner als jeweils einzigartige und sich vom anderen unterscheidende Personen sehen und akzeptieren zu lernen. Der Fokus richtet sich auf das individuelle Wollen, womit die Partner in die Schärfung und Verantwortung der eigenen Person gebracht werden. Dazu wird im Ansatz von Clement (2004, 2011) mit folgender prototypischer Intervention, dem sogenannten Idealen Sexuellen Szenario (ISS), gearbeitet: Beim ISS werden die Partner aufgefordert, individuell und unabhängig voreinander die sexuelle Begegnung aufzuschreiben, die für sie am erregendsten, befriedigendsten und stimmigsten ist. Beide Partner verschließen das ausformulierte ISS in einem Kuvert und sprechen vor der nächsten Therapiesitzung mit ihrem Partner nicht darüber.

Das ISS fokussiert vorrangig auf das sexuelle Begehren, nicht auf das sexuelle Handeln. Durch eine solche Dissoziation von Begehren und Handeln verlassen beide in Partnerschaften häufig verkoppeltem Aspekte ihre Zwangsgemeinschaft. Wesentlich wird in der Folgesitzung die Verhandlung darüber, wer sein ISS mit welcher befürchteten oder möglichen Konsequenz dem Partner offenlegt.

Phase 3: Verhandeln des Unterschieds. Diese Phase markiert – nach Offenlegung der beiden ISS – den Beginn einer neuen Stufe der partnerschaftlichen sexuellen Entwicklung durch Verhandlung und Entscheidung über Möglichkeiten der Begegnung auf der Basis der Verschiedenheit der Partner. Erst wenn mit therapeutischer Unterstützung eine Unterschiedstoleranz gelingt, können die Partner auch zu einer authentischen Sexualität finden. Eine Intervention, die das Vorgehen in dieser Phase illustriert, ist folgende Aufgabe: Beide Partner sollen jeweils eine erotische Begegnung mit eindeutiger Verantwortungs- und Rollentrennung verabreden. Der erste Abend soll sexuell so gestaltet werden, wie es sich die Frau vorstellt, und der Mann soll als »Liebensdiener« das tun, was der Frau entspricht. An einem weiteren Abend übernimmt der Mann die Verantwortung für Gestaltung und Entscheidung.

Für Clement (2011) ist diese Übung nicht als Vorschlag gedacht, auf diese Weise das Dilemma der sexuellen Differenz dauerhaft zu lösen. Vielmehr kann das Sich-Einlassen auf Wünsche und Begehrlichkeiten des Partners aus einer in Phase 1 noch zumeist bestehenden Entweder-oder-Falle herausführen, wonach der Vorteil des einen Partners mit einem Nachteil des anderen Partners erkauft wird. Die Aufgabe erlaubt es vielmehr, Spielräume auszuloten, wie weit sich der eine Partner auf die Wünsche des anderen einlassen kann, ohne selbst in die Defensive einer Verliererposition zu geraten.

4.5.4 Partnerschaft und Kommunikation

In den Ausarbeitungen der Sexualforscher und Sexualtherapeuten finden sich immer wieder Beobachtungen, dass die Kommunikation von Paaren, bei denen einer unter sexuellen Funktionsstörungen leidet, im Verhalten der Partner zueinander häufiger negativ (z. B. Kritik, Abwertungen, Genervtheit, schlechtes Zuhören usw.) als positiv (z. B. Zustimmung, Interesse füreinander, Komplimente, Zuwendung) ist. Oft ist es jedoch schwierig zu wissen, welche Aspekte dieser negativen Kommunikation im Zusammenhang mit der sexuellen Störung stehen oder ob die Probleme mit der Sexualität Folge oder Abbild einer niedrigen Partnerschaftsqualität sind.

Eine Verschlechterung der Partnerschaftsbeziehung kann also bereits vor der sexuellen Problematik eingesetzt und zu deren Entstehung beigetragen haben oder Folge der Sexualstörung sein. Auf jeden Fall findet sich nicht gerade selten bei Vorhandensein einer sexuellen Funktionsstörung eine Abnahme der emotionalen Verbundenheit, und der Wunsch nach Dauerhaftigkeit und Bestand kann eingeschränkt sein.

Dabei ist inzwischen durch Forschungsarbeiten gut belegt, dass gerade bei psychischen Problemen in der Partnerschaft der Partner oder die Partnerin als Unterstützungsquelle eine noch größere Rolle spielt als im normalen Alltag von Paaren ohne psychische Auffälligkeit oder Störung. Treten Probleme auf, wird in der Regel beim Partner oder bei der Partnerin als der ersten Person und am häufigsten um Hilfe nachgesucht. Die jeweiligen Partner werden als wichtigste Bezugspersonen beschrieben, und dies selbst in Partnerschaften mit niedriger Partnerschaftsqualität – und auch unabhängig vom Geschlecht.

Vor allem vor der sexualtherapeutischen Behandlung bei einem Psychotherapeuten wird es notwendig werden, alle sonstigen Probleme des Paares paartherapeutisch zu behandeln, die den sexuellen Bereich im Sinne der oben dargestellten Ursachen und Hintergründe ungünstig beeinträchtigen. In den Mittelpunkt der Behandlung rücken dazu häufig folgende Aspekte: mangelnde Selbstsicherheit oder geringes Selbstwertgefühl, Probleme mit der Akzeptanz des eigenen Körpers, Übergewicht, übermäßiger Stress im Beruf, Konflikte in der Partnerschaft, generelle Lebensplanung. Dabei gilt es insbesondere zu beachten, welche Bedeutung die sexuelle Symptomatik für die Patienten und für die Partnerschaft hat.

Weitere Wege zu einer befriedigenden Partnerschaft
Nicht gerade wenige Psychotherapeuten berichten davon, dass sich viele Probleme in der sexuellen Beziehung von Paaren fast wie von selbst aufgelöst hätten, nachdem es den Paaren gelungen sei, zu einer für beide befriedigenden Umgangsweise und Kommunikation zurückzukehren. Untersucht man nun Beziehungen in glücklichen und stabilen Partnerschaften, dann sind diese durch folgende Merkmale charakterisiert (Revenstorf, 1998, 2008):
- emotionale Verbundenheit/Liebe/Intimität
- Wunsch nach Langfristigkeit oder Dauerhaftigkeit
- Verbindlichkeit und Engagement für die Beziehung
- angemessene Kompetenzen bezüglich Kommunikation, Problemlösung und gemeinsamer Bewältigung von Belastungen

Gerade die Art und Weise, wie sich in Belastungssituationen Partner wechselseitig zur Seite stehen, hängt eng mit der Qualität der Partnerschaft zusammen. Sind diese Voraussetzungen erfüllt, berichten die Paare üblicherweise auch von einer für beide Seiten befriedigenden Sexualität.

In neueren Forschungsarbeiten haben sich insbesondere die gemeinsame Bewältigung von schwierigen Zeiten sowie der Umgang mit Stress und Belastungen als noch bedeutsamer erwiesen als die Eigenarten der Kommunikation (Schindler et al., 2013). Dies scheint deshalb der Fall zu sein, da sich partnerschaftliche Bindungen dann vertiefen können, wenn man Extrembelastungen gemeinsam durchsteht. Denn dabei geht es um die Unterstützung durch den anderen, die Erfahrung, dass der andere für einen da ist, wenn man ihn braucht, dass er sich für das Leben des Partners interessiert und man sich auf ihn verlassen kann (Bodenmann & Fux, 2013).

Partnerschaftliche Stressbewältigung meint aber auch, dass man persönliche negative Erfahrungen miteinander teilt, sich einander in seinen Schwächen, Ängsten, seiner Traurigkeit und Inkompetenz begegnet und doch zueinander steht. Erst dadurch wird echte Intimität und Verbundenheit möglich und beide Partner können einander unmaskiert und ehrlich begegnen (Heinrichs et al., 2008).

5 Sexuelle Deviationen und Paraphilien

5.1 Einführung

Sexuelle Empfindungen und sexuelle Aktivitäten hängen grundlegend mit der Befriedigung menschlicher Bedürfnisse zusammen und sie haben eine große Variationsbreite, sowohl in der Intensität des Wünschens und Erlebens als auch in den sexuellen Praktiken. Diese Variabilität macht es häufig schwer, Grenzen zwischen Normalität und Abweichung eindeutig zu ziehen. Ganz zweifelsohne hängt die Definition von sexueller Abweichung beziehungsweise Störung im Unterschied zu anderen psychischen Störungen enger mit den Normen der Gesellschaft zusammen, in der entsprechende Verhaltensmuster gezeigt werden, als mit festen diagnostischen Kriterien. Das gilt insbesondere für Störungen der Sexualpräferenz. Die ICD-10 spricht hier von »Störungen der Sexualpräferenz« als übergreifende Bezeichnung (WHO, 1991), das DSM-5 von »Paraphilen Störungen« als Kennzeichnung dieser sexuellen Störungen (APA, 2013). Auf der Ebene des Verhaltens ist eine Paraphilie am besten als sexueller Drang nach einem unüblichen Sexualobjekt oder nach unüblicher sexueller Stimulierung zu beschreiben.

Der unter Psychoanalytikern nach wie vor gebräuchliche Fachterminus »Perversion« sollte wegen seiner Bedeutungsüberhänge möglichst nicht mehr benutzt werden, weil er viele abweichende und dennoch als verbreitet geltende Sexualpraktiken zu schnell und leichtfertig in den Bereich »krankhafter Abweichung« rückt. Nicht nur das Beispiel Homosexualität – die bis vor wenigen Jahren noch in den Diagnosesystemen unter der Überschrift »Perversionen« immer an erster Stelle geführt wurde – zeigt, dass die gesellschaftlich wie psychiatrisch definierten Paraphiliemerkmale der »Abweichung«, der »psychischen Störung« wie schließlich sogar jene der »Delinquenz« unter historischer Perspektive offensichtlich einem kontinuierlichen Wandel unterliegen, der sich jeweils aktuell bemerkenswert unmerklich vollzieht.

So können denn bereits heute erneut, 30 Jahre nachdem die Homosexualität aus den Diagnosesystemen gestrichen wurde, auf Grundlage sexualwissenschaftlicher Forschungsarbeiten aus dem Paraphiliebereich problemlos drei weitere »Störungen der Sexualpräferenz« gestrichen werden: der Fetischismus, der Transvestitismus und der in wechselseitigem Einvernehmen gelebte sexuelle Sadomasochismus (Fiedler, 2009; → Abschn. 5.4.3).

Der wichtigste Grund ist darin zu sehen, dass paraphile Verhaltensweisen so lange keine psychischen Störungen darstellen (auch nicht im Sinne der Diagnosesysteme), wie die Betroffenen nicht selbst unter ihrem Drang zur Ausübung sexueller Praktiken leiden und/oder die Freiheitsrechte anderer Menschen nicht verletzt und eingeschränkt werden. Das ist bei den drei genannten Paraphilien der Fall. Deshalb wurde kürzlich für den in wechselseitiger Zuneigung ausgeübten Sadomasochismus eine eigene Bezeichnung eingeführt, die ihn als »inklinierend« bezeichnet (lat. *inclinare*: sich zuneigen). Und für die gefahrvolle Paraphilievariante des sexuellen Sadismus wurde der Begriff »perikulär« hinzugefügt, was schon längst zur besseren Unterscheidung der problemlosen und der gefahrvollen Abweichungen in der Sexualpräferenz hätte geschehen sollen (Fiedler, 2006). Diese Notwendigkeit der genaueren Differenzierung hat übrigens inzwischen auch in den Paraphiliekriterien des DSM einen ersten Niederschlag gefunden (seit dem DSM-IV-TR; APA, 2000).

5.2 Psychiatrische Klassifikation

Nun schaffen Sprachregelungen und Definitionen nicht zwangsläufig Realitäten, haben jedoch Konsequenzen. Historisch war es nun einmal die Psychiatrie, die sich der sexuellen Phänomene angenommen hatte – und zwar durchaus in humaner Absicht: um sie nämlich aus dem Bereich ungerechtfertigter juristischer Verfolgung heraus zu bekommen. Und deshalb musste sie die sexuellen Abweichungen auch als psychische Krankheiten definieren, einschließlich der Gefahr der Rückgabe ihrer neuen Zuständigkeit an den Staat. Es waren daher auch zunächst Psychiater, die aus medizinischer Sicht über sexuelle Themen publizierten (→ Abschn. 6.2). In den klassischen Lehrbüchern der Psychiatrie jedoch werden sexuelle Themen entweder gar nicht abgehandelt oder nur kursorisch, zumeist auch noch unter der gegenläufigen Frage, inwieweit psychiatrische Erkrankungen das sexuelle Funktionieren beeinflussen. Bei forensischen Begutachtungsfragen muss die somatisch orientierte Rechtsmedizin zumeist passen und verweist gewohnheitsgemäß auf ihr Nachbarfach, sodass Gutachtenaufträge an die Psychiatrie delegiert werden. Die Psychiatrie selbst erklärt sich schon seit Jahrzehnten nicht mehr grundlegend als zuständig für Kernfragen der Sexualität und ihrer Abweichungen, verfügt andererseits über die größte Kompetenz bei der Gutachtertätigkeit.

Es ist ganz fraglos eine Schwäche der modernen Diagnosesysteme von DSM und ICD, sexuelle Phänomene in der Psychiatrie belassen und sie nicht den mittlerweile etablierten Sexualwissenschaften zugeschlagen zu haben. Beide Diagnosemanuale sind nämlich bei genauem Hinsehen keine Lehrbücher der Psychiatrie, sondern Manuale für nationale (DSM) beziehungsweise internationale (ICD) epidemiologische Untersuchungen oder für die Zuordnung einzelner Fälle zu Störungsklassen. Und in diesem Zusammenhang ist natürlich fraglich, ob der neu eingeführte Diagnosebegriff der »Paraphilien«, der den der »Perversionen« abgelöst hat, wirklich etwas an der unreflektierten Gleichsetzung von beliebigen und lediglich »statistisch normabweichenden« sexuellen Präferenzen mit »psychischer Gestörtheit« oder »Krankheit« zu ändern vermag. Denn auch die Festlegung und Definition von Paraphilien in den aktuellen Diagnosesystemen begründet sich immer damit, dass sie – gemessen an kollektiven Grundauffassungen über sexuelles Begehren und seine Befriedigung – deutliche Merkmale der Abweichung von einer gesellschaftlichen Norm aufweisen. Diese Sichtweise verschließt sich jedoch *erstens* gegenüber den Möglichkeiten, die *rekreativen* (funktional auf Erholung und Beziehung ausgerichteten) und *produktiven* (funktional auf Vermehrung ausgerichteten) Aspekte der Sexualität zu erfassen und angemessen zu würdigen. Und sie wird deshalb *zweitens* nicht unbedingt eine Entsprechung in subjektiver Norm finden, darf und muss diese Entsprechung gelegentlich auch gar nicht implizieren.

Psychiatrische Diagnostik. In → Tabelle 5.1 findet sich eine Übersicht über die aktuell in den Diagnosesystemen DSM-5 (APA, 2013) und ICD-10 (WHO, 1993) aufgeführten Paraphilien beziehungsweise Störungen der Sexualpräferenz. Mit der Bezeichnung Paraphilie wird ausgesagt, dass eine Abweichung (para) im Objekt vorliegt, von welchem der Betroffene angezogen wird (philie). Diese Abweichung muss intensiv sein und mindestens seit sechs Monaten bestehen. Auf der Ebene des Verhaltens ist eine Störung der Sexualpräferenz am besten zu beschreiben als sexueller Drang nach einem unüblichen Sexualobjekt oder nach unüblicher sexueller Stimulierung.

Tabelle 5.1 Übersicht über Paraphile Störungen (gem. DSM-5; APA, 2013) beziehungsweise Störungen der Sexualpräferenz (gem. ICD-10; WHO, 1993)

	Über einen Zeitraum von mindestens 6 Monaten bestanden wiederkehrende, starke sexuelle Impulse, Handlungen und/oder sexuell erregende Fantasien, ...
Exhibitionismus	... die das Entblößen der eigenen Geschlechtsteile gegenüber einem nichts ahnenden Fremden beinhalten.
Fetischismus	... die den Gebrauch lebloser Objekte (z. B. weibliche Unterwäsche durch Männer) beinhalten.
Transvestitismus	... die z. B. im Bekleiden mit weiblicher Kleidung bei einem heterosexuellen Mann bestanden.
Voyeurismus	... die die Beobachtung argloser Personen, die nackt sind, sich gerade entkleiden oder sexuelle Handlungen ausführen, beinhalten.
Frotteurismus	... die das Berühren und Sich-Reiben an Personen betreffen, die mit der Handlung nicht einverstanden sind.
Sexueller Masochismus	... die mit einem realen, nicht simulierten Akt des Gedemütigtwerdens, des Geschlagen- und Gefesseltwerdens oder sonstigen Leidens verbunden sind.
Sexueller Sadismus	... die reale, nicht simulierte Handlungen beinhalten, in denen das psychische oder physische Leiden (einschließlich Demütigung) des Opfers für die Person sexuell erregend ist.
Pädophilie	... die sexuelle Aktivität mit einem vorpubertären Kind oder Kindern (gewöhnlich im Alter von 13 Jahren oder jünger) beinhalten.

Die Diagnose wird üblicherweise dann gestellt, wenn der Betreffende nach sexuellen Impulsen handelt und/oder deutlich darunter leidet, den sexuellen Impulsen nicht widerstehen zu können. Insofern werden die Paraphilien gelegentlich in die Nähe der Störungen der Impulskontrolle gerückt beziehungsweise als solche verstanden. Auch bei den Störungen der Impulskontrolle (wie z. B. spontane Aggressionen, Kleptomanie oder das pathologische Spielen) handelt es sich um eine zeitweilige Unfähigkeit der Betroffenen, einem Impuls, einem inneren Antrieb oder einer Versuchung zu widerstehen und damit wiederholt Handlungen auszuführen, die die Möglichkeit einschließen, der handelnden Person selbst oder anderen Schaden zuzufügen.

5.3 Epidemiologie

Angesichts des Wandels, den die sexuellen Störungen über mittlere Zeitspannen hinweg beständig durchmachen, ist es kaum möglich, Angaben zur Häufigkeit und Verbreitung der Paraphilien zu machen. Weiter legt der große kommerzielle Markt für paraphile Pornografie und Zubehör nahe, dass Paraphilien in unserer Gesellschaft sehr verbreitet sind und dass zwischen Paraphilie als psychischer Störung und Paraphilie als normaler Ausdrucksform sexuellen Verhaltens fließende Übergänge bestehen, was die Erhebung epidemiologischer Daten erschwert (vgl. Berner et al., 2004).

Angesichts zunehmender sexueller Freizügigkeit in unserer Gesellschaft hat sich die Zahl derjenigen, die von sich aus wegen einer Störung der Sexualpräferenz um psychotherapeutischen Rat nachsuchen, zunehmend verringert. Fast gar nicht mehr werden heute in klinischen Einrichtung Menschen mit Fetischismus, Transvestitismus oder sexuellem Masochismus vorstellig. In den auf die Behandlung von Paraphilien spezialisierten (zumeist forensischen) Einrichtungen befinden sich vornehmlich Patienten, die Straftaten gegen die sexuelle Selbstbestimmung anderer Menschen begangen haben: am häufigsten die Pädophilie und der Exhibitionismus sowie deutlich weniger häufig der Perikuläre Sexuelle Sadismus (Fiedler, 2004).

Hinzu kommt, dass sich die (klinischen) Gegenwartsforscher ihrerseits in den letzten Jahren einer deliktorientierten Forschung zugewandt und ein Interesse vor allem an der vergleichenden Untersuchung von zwei juristischen Kategorien entwickelt haben:
▶ der Vergewaltigung
▶ dem sexuellen Missbrauch von Kindern

Dabei handelt es sich jedoch um keine pathopsychologisch brauchbaren Entitäten, wenngleich das Interesse verständlich ist: Die Gesellschaft erwartet auch von klinischen Forschern, an der Verhinderung dieser inakzeptablen Phänomene mitzuwirken. Allerdings sind seit einigen Jahrzehnten Untersuchungen zu genuin psychisch bedingten sexuellen Störungen eher in den Hintergrund getreten. Erst in jüngster Zeit ist ein Wandel abzusehen; über die dabei sichtbar werdenden neuen klinischen Perspektiven soll nachfolgend berichtet werden.

5.3.1 Paraphilien bei männlichen Sexualdelinquenten

Zunächst kann festgehalten werden, dass die Perikulären Paraphilien nur bei einer Minderheit der Sexualstraftäter zu finden sind: Der Perikuläre Sexuelle Sadismus bei etwa 5 bis 10 Prozent der Vergewaltiger und die Pädophilie bei höchstens 30 Prozent der Missbrauchstäter (zusammenfassend: Fiedler, 2004). Doch Vorsicht insbesondere im Umgang mit den Angaben der Forscher zur Pädophilie! Höhere Werte stammen zumeist aus Gutachterstichproben der forensischen Psychiatrie; und außerdem ist für die hohe Zahl eine Forschergruppe um Abel verantwortlich, in der jeder nicht-inzestuöse Kindesmissbrauch ohne weitere Differenzierung als Pädophilie eingeordnet wird (Abel et al., 1985). Forscher, die sich um seriöse Datenanalysen bemühen, sind der Ansicht, dass das Vorliegen einer Perikulären Paraphilie (Sexueller Sadismus beziehungsweise Pädophilie) jeweils bei etwa 10 bis 15 Prozent, höchstens 20 Prozent der Sexualstraftäter anzunehmen ist (Marshall, 1997).

Jedoch sind besagter Arbeitsgruppe um Abel einige Erkenntnisse über die Paraphilien bei Sexualstraftätern zu verdanken, die kurz erwähnt werden sollen (Abel & Osborn, 1992; Abel et al., 1985). Erstens ist auffällig, dass sich bei forensischen Patienten mit Paraphiliediagnose die gesamte Spannbreite möglicher sexueller Deviationen finden lässt: am häufigsten die Pädophilie (37 Prozent), Exhibitionismus (25 Prozent), Voyeurismus (20 Prozent), Fetischismus (13 Prozent), Frotteurismus (11 Prozent), Zoophilie (10 Prozent), Erotophonie (6 Prozent), Transvestitismus (6 Prozent) und jeweils unter 5 Prozent Sexueller Sadismus und Sexueller Masochismus sowie sehr selten eher bizarre Formen wie die Nekrophilie.

Beachtenswert: Die gerade gemachten Angaben spiegeln nicht den primären Anlass für eine psychiatrische Unterbringung wider, sondern lediglich die Wahrscheinlichkeit für das gleichzeitige oder lebensgeschichtlich *irgendwann* einmalige oder mehrmalige Vorkommen paraphiler Akte. Hier findet man dann auch die etwas befremdlich hohe Häufigkeit der Pädophilie.

Crossing
Die zweite bemerkenswerte Beobachtung von Abel betrifft das sogenannte Crossing (seit: Abel et al., 1987). Darunter versteht man die Neigung einer kleineren Untergruppe von Sexualstraftätern, im Laufe ihres Lebens zwischen unterschiedlichen Paraphilien hin und her zu wechseln. Das Phänomen des Crossing ist insofern bemerkenswert, als in dieser Hinsicht fast alles möglich erscheint, was natürlich einen kritischen Blick auf die Hypothese der Solitärverantwortung paraphilen Verhaltens für Sexualdelinquenz wirft (APA, 1999).

Untergruppen von Sexualdelinquenten »kreuzen« offensichtlich nicht nur zwischen unterschiedlichen Paraphilien, sondern auch zwischen Handlungen mit und ohne Körperkontakt, zwischen Familienmitgliedern und fremden Personen sowie zwischen weiblichen und männlichen Opfern. Schließlich gibt es auch noch eine Untergruppe von Tätern, die nacheinander Opfer mit deutlich unterschiedlichem Alter wählen: Jugendliche Straftäter z. B. vergehen sich gelegentlich sexuell sowohl an noch jüngeren wie an gleichaltrigen sowie gelegentlich auch noch an weit älteren Personen, wenn sich dazu die Gelegenheit bietet – wobei natürlich zwingend zu beachten bleibt, dass es sich dabei immer nur um kleinste Untergruppen von Sexualdelinquenten handelt (zur Detaildarstellung: APA, 1999; Fiedler, 2004).

Beachtenswert: Hier ist ebenfalls eine Mahnung angebracht, die in den Ausarbeitungen von Abel und Kollegen in dieser Ausdrücklichkeit fehlt. Ein Rückschluss auf eine Risikobedeutung von Paraphilien für Sexualdelinquenz kann aus diesen Daten nicht gezogen werden. Dazu wären Längsschnitt- oder Prospektivstudien erforderlich, die bisher fehlen. Weiter wurden diese Crossing-Analysen in der forensischen Psychiatrie mit verurteilten Sexualstraftätern durchgeführt. Rückschlüsse auf die Risikobedeutung von Paraphilien im Allgemeinen können aus diesen Studien ebenfalls nicht gezogen werden. Dazu müssten repräsentative Bevölkerungsstichproben untersucht werden, und dann wiederum möglichst prospektiv über die Zeit. Und diese Art Forschungsarbeiten gibt es bis heute ebenfalls nicht.

5.3.2 Paraphilien bei Frauen

Untersuchungen zur sexuellen Devianz in Gefängnissen und forensischen Einrichtungen werden fast ausschließlich mit männlichen Tätern durchgeführt. Es drängt sich der Eindruck auf, als seien sexuelle Delinquenz und Paraphilien bei Frauen eher selten, was in dieser Einseitigkeit nicht stimmt. Die Zahlenangaben über Paraphilien bei Frauen nehmen zu, seit die Forscher ein Interesse an den Ursachen sexuellen Missbrauchs von Kindern entwickelt haben, der in nicht gerade geringer Zahl auch von Frauen an Kindern verübt wird (Fedoroff et al., 1999). In den vergangenen Jahren sind je nach Studie in 10 bis 30 Prozent der untersuchten Fälle kindlichen Sexualmissbrauchs Täterinnen auffällig geworden, von denen anteilmäßig offenkundig die meisten die Kriterien einer Pädophiliediagnose erfüllen (bereits bei älteren Mädchen im Übergang zur Pubertät als Täterinnen: Cavanaugh-Johnson, 1988; bei jugendlichen Täterinnen: Lane, 1991; bei Frauen als Täterinnen: Mathews et al., 1989). Es bleibt jedoch eine Dunkelziffer zu beachten, da vermutlich mehr Fälle zur Anzeige gelangen, in denen Mädchen Opfer von männlichen und nicht Jungen Opfer von weiblichen Tätern sind.

Weiter sind die gelegentlich mitgeteilten Prävalenzschätzungen für den Sexuellen Sadomasochismus, in denen ein Verhältnis von 20 Männern zu 1 Frau vermutet wird, zu bestreiten, da bisher nicht zwischen inklinierenden und perikulären Sexualpraktiken unterschieden wurde. Für den in wechselseitigem Einvernehmen praktizierten Inklinierenden Sadomasochismus wird heute davon auszugehen sein, dass sich das Geschlechterverhältnis in Studien weitgehend angleichen könnte, da für diese inklinierende und deshalb rekreative sexuelle Betätigung immer Partner mit gegenteiligem Interesse vorhanden sein müssen. Ganz sicher ist dies jedoch nicht. Relativ gesichert ist, dass Männer sexuell masochistische gegenüber den sexuell sadistischen inklinierenden Praktiken bevorzugen (in einem Verhältnis von 4:1; Baumeister &

Butler, 1997). Ob dies einem komplementären Mehr an inklinierenden sadistischen Sexualpraktiken bei Frauen entspricht, ist nach wie vor unklar.

Weiter bleibt zu bedenken, dass weibliche Paraphilien deshalb vermutlich seltener anzutreffen sind, weil sie häufig und ohne weitere Differenzierung zur Symptomatik anderer psychischer Störungen zugerechnet werden, wie z. B. zur Borderline-Persönlichkeitsstörung, Anorexie oder Bulimie, die ja deutlich häufiger bei Frauen als bei Männern diagnostiziert werden (Kämmerer & Rosenkranz, 2001). Schließlich nimmt sich die Suche nach Paraphilien bei Frauen auch deshalb schwierig aus, weil es zahlreiche subtil wirkende Einstellungen gibt, die bei der Frage nach »normal« oder »abweichend« eine Eigenwirkung in Richtung »Mann« als dem vermeintlichen »Täter« entfalten. Das mag folgende kleine Geschichte verdeutlichen, die bei Meyer (1995) nachzulesen ist:

> Wenn ein Mann vor einem Fenster stehen bleibt, um eine nackte Frau im Raum dahinter zu beobachten, kann er wegen Voyeurismus angezeigt werden. Wenn eine Frau vor einem Fenster stehen bleibt, um einen nackten Mann im Raum dahinter zu beobachten, kann es im Konfliktfall passieren, dass er wegen Exhibitionismus eine Anzeige erhält (Meyer, 1995, S. 1346).

5.4 Symptomatik und Differenzialdiagnostik nicht-problematischer Paraphilien

Nachfolgend wird zunächst auf die nicht-problematischen Paraphilien eingegangen, bevor die Symptomatik und Differenzialdiagnostik der rechtlich problematischen und perikulären Paraphilien ausführlicher dargestellt werden. Es könnte sein, dass in den nächsten Auflagen der Diagnosesysteme diese (Noch-)Paraphilievarianten Fetischismus, Transvestitismus und sexueller Masochismus gestrichen werden – was jedoch im aktuellen DSM-5 noch nicht geschehen ist (APA, 2013). Bei Vorliegen einer dieser drei Noch-Störungen gibt es in aller Regel keine Opfer, deren sexuelle Selbstbestimmung eingeschränkt oder verletzt würde. Vielmehr handelt es sich zumeist um nichts anderes als um den gelegentlich übertriebenen, aber ansonsten durchaus akzeptierbaren Ausdruck ganz normal möglicher menschlicher Neigungen (Fiedler, 2014).

5.4.1 Fetischismus

Das gerade Gesagte gilt insbesondere für den Fetischismus, der als solitäres Problem in der Paraphilieliteratur sowieso kaum mehr Erwähnung findet, weil ihm gegenüber in den meisten Kulturen eine gesellschaftlich-rechtliche Toleranz bestehen dürfte. Sicherlich gibt es einzelne seltene Fälle, in denen der Fetisch als wichtigste und unerlässliche Quelle mit Ritualcharakter beobachtbar ist, die menschliche Begegnung also dahinter zurück tritt. Psychisch gestört wären möglicherweise Ausnahmefälle, bei denen die auf den Fetisch gerichtete sexuelle Fantasie die reale menschliche Begegnung vollständig ersetzt – wobei wie bei den anderen Paraphilien zwingend zu klären ist, worauf das Vermeidungsverhalten enger zwischenmenschlicher Beziehungen dann eigentlich beruht. Auch in vielen dieser Fälle dürfte das fetischistische Verhalten keine (!) eigenständige Diagnose mehr abgeben, weil es sich als Symptom einer allgemeinen Beziehungsstörung entpuppt, zugleich mit einer dann für die Behandlung relevanten Alternativdiagnose: *Soziale Phobie* oder *Ängstlich-vermeidende Persönlichkeitsstörung*. In anderen Fällen, zum Beispiel mit Ich-dystoner Fetischismus-Symptomatik und subjektivem Leiden als Kriterien, könnte auch die Diagnose einer *Zwangsstörung* erwogen werden.

Der »ewige« Streit über Sinn und Zweck des Fetischismus als diagnostischer Kategorie
Im Vorfeld der Entwicklung und Überarbeitung diagnostischer Kriterien kommt es in den zuständigen Kommissionen schon seit Mitte des letzten Jahrhunderts immer wieder zu heftigen Diskussionen. Einerseits kreisen diese Auseinandersetzungen um die Frage, ob es der Fetischismus angesichts seiner »gesellschaftlichen Belanglosigkeit« und wegen des seltenen Auftretens in der Klinik überhaupt noch Wert sei, als offizielle Störungskategorie im Bereich Sexueller Störungen geführt zu werden. Da er von Krafft-Ebing (1886) an den Anfang seiner *Psychopathia Sexualis* gerückt wurde (dem übrigens ersten Lehrbuch über psychiatrisch zu behandelnde Paraphilien; → Abschn. 6.2) und weil der Fetischismus seit Freud in Einzelfallberichten der Psychoanalyse die Wissenschaftsgeschichte Sexueller Störungen durchzieht, mag man sich offensichtlich von dieser »Störung« nicht gern trennen, auch wenn sie für Kliniker allenfalls Seltenheitswert besitzt.

Andererseits erregt es die Gemüter der Diagnostiker, wenn jeweils eine größere Gruppe von Diskutanten darauf besteht, dass – wie im DSM-5 (APA, 2013) wieder einmal erfolgreich, das war früher anders – wichtige sexuell-fetischistische Neigungen ausgeschlossen bleiben, wie zum Beispiel sich auf das Innigste nur in Anteile einer Person zu verlieben (z. B. in ihre Füße oder Haare oder Ohren oder Hüften) oder in Ersatzobjekte wie Puppen (vgl. Mason, 1997).

Auch meinen andere, die sich in diesen Debatten nicht gleich durchsetzen können, dass man zwingend noch die sexuelle Präferenzen für weitere »leblose Objekte« zum Fetischismus hinzu rechnen sollte, wie zum Beispiel die *Nekrophilie* (als das sexuelle Interesse an einem Leichnam), die *Zoophilie* (als das sexuelle Interesse an oder sexuelle Handlungen mit einem Tier), weiter die *Koprophilie* (zum Zwecke sexueller Erregung zum Beispiel mit dem eigenen oder dem Kot des Partners/der Partnerin spielen) oder entsprechend die *Urophilie* (bei welcher der eigene Urin oder der des Partners/der Partnerin im Vordergrund steht). Dann – so die Meinung der Befürworter dieser Diagnoseerweiterung – läge die Hypothese der »abweichenden Perversion« als zugleich rechtlich problematischer Paraphilie doch näher und die »Störungsdiagnose« bekäme ihren eigentlichen Sinn (vgl. Stoller, 1979).

Aber genau in dieser letzten Hinsicht entbrennt dann erst recht Streit unter den Experten, weshalb man – jedenfalls aktuell – bei der neutralen Formulierung der »unbelebten Objekte« geblieben ist – und die anderen Spezialformen unter den »Nicht Näher Bezeichneten Paraphilien« nur noch kurz erwähnt (so noch im DSM-5; APA, 2013).

Psychische Störung? Die Kriterien von ICD-10 und DSM-5 kommen inzwischen der Möglichkeit dergestalt näher, dass eine psychische Gestörtheit dann zu diagnostizieren wäre, wenn der Fetisch als *wichtigste* und *unerlässliche* Quelle mit *Ritualcharakter* genannt wird – und wenn die menschliche Begegnung dahinter zurücktritt. Das *Pars-pro-toto*-Prinzip des Fetischs verzerrt diese Begegnung von Anfang an. Den geringsten Widerspruch dürfte die Einschränkung finden, nach der die Diagnose nur mehr vergeben werden darf,

▶ wenn die Person selbst unter ihrem Fetischismus leidet und/oder
▶ wenn durch fetischistisches Handeln das psychosoziale Funktionsniveau erheblich eingeschränkt wäre.

Auch in vielen dieser Fälle dürfte das fetischistische Verhalten keine (!) eigenständige Diagnose mehr abgeben, weil es sich, wie zuvor erwähnt, als Symptom einer allgemeinen Beziehungsstörung entpuppen könnte (zum Beispiel einer Sozialen Phobie oder ängstlich-vermeidenden Persönlichkeit). Aber auch diese Diagnosen dürften nur vergeben werden, wenn die Betreffenden ausdrücklich unter diesen Sozialangst besetzten Störungen leiden.

Nur zum Beispiel: Agalmatophilie
Dieser Paraphilie-Begriff wurde hier eingesetzt für das Verliebtsein in eine Puppe. Die zumeist lebensgroße Puppe als durchgehender Ersatz einer Liebesbeziehung zu einem anderen Menschen wurde in jüngster Zeit häufiger öffentlicher diskutiert, seit zunächst van Lijnden im Wochenblatt DIE ZEIT (Nr. 6 vom 2. Februar 2017, S. 50 f) und in der Folge Autoren zahlreicher anderer Tages- und Wochenzeitungen über Personen mit dieser Paraphilie berichteten. Bei der in DIE ZEIT anonym dargestellten Person handelt es sich um einen allseits geschätzten Juristen (Richter). Erstaunlich ist nicht nur, dass es im Internet bereits ein Doll Forum gibt, auf dem mehrere Tausend registrierte Nutzer ihre Erfahrungen austauschen und Fotos ihrer Puppen posten, sondern auch, dass sich einmal im Jahr in Hereford, Westengland, Hunderte von Puppenliebhabern zum Austausch zumeist im Beisein ihrer Puppen treffen.

Eine der wenigen wissenschaftlichen Erhebungen, durchgeführt an einer polytechnischen Universität in Kalifornien, kommt auf eher spärlicher Datenlage unter anderem zu folgenden Ergebnissen (Valverde, 2012): Die immer männlichen Personen unterscheiden sich nicht vom Bevölkerungsdurchschnitt, weder in der Ausbildung, im beruflichen Status noch hinsichtlich ihrer Intelligenz. Auch unterscheiden sie sich nicht signifikant von anderen mit Blick auf die mitgeteilte Lebenszufriedenheit und die Häufigkeit psychischer Erkrankungen. Des Weiteren werden keinerlei Einschränkungen etwa in beruflichen Tätigkeiten berichtet, vielmehr finden sich Hinweise darauf, dass die Sexpuppen ihren Besitzern Sicherheit und Glück im alltäglichen Funktionieren verschafften. Die Autorin äußert abschließend eher eine Vermutung, als dass sie diese empirisch mit ihren Daten belegen könnte, dass nämlich die Puppen »einen Rückzug aus zwischenmenschlichen Bindungen verstärken« und »Soziale Phobien aufrechterhalten« könnten.

Entwicklungshypothesen
Die fetischistische Präferenz beginnt gewöhnlich in der Jugend, obwohl der Fetisch seine besondere Bedeutung bereits in der frühen Kindheit erlangt haben kann, wenngleich zunächst *immer* ohne sexuelle Bedeutung – wie zum Beispiel das unverzichtbare Tuch, das die Kleinen immer und überall mit sich herumschleppen, wie dies auf liebenswerte Weise von Charles M. Schulz in der Figur des Linus von den Peanuts auf Ewigkeit festgehalten wurde. Am häufigsten werden von Sexualforschern heute evolutionäre und kulturelle Perspektiven als eine Erklärung der Fetischismus-Entwicklung diskutiert.

Evolution. Vielleicht könnte auch die Eigenart der Gegenstände selbst bestimmte Qualitäten einschließen, für die Menschen eine gewisse Bereitschaft mitbringen, auf bestimmte Objekte – quasi evolutionär vorbereitet – leichter sexuell zu reagieren als auf andere. Diese sogenannte Preparedness-Hypothese (Seligman, 1971) gilt beispielsweise für die Entwicklung von Phobien, nach der Schlangen- und Spinnenphobien weit verbreitet sind, Phobien vor Steckdosen andererseits nicht gefunden werden. Vielleicht besitzen Menschen ähnliche phylogenetisch vorbereitete Klassen von sexuell stimulierenden Reizen (Kockott & Berner, 2004).

Berichtet und untersucht wurde entsprechend, dass sich die gewählten Fetische immer wieder ganz bestimmten Klassen zuordnen lassen. Beispielsweise hat Bancroft (1989) drei prinzipielle Eigenschaften sexueller Stimuli herausgearbeitet, die einen Fetisch ausmachen: (1) der Teil eines Körpers; (2) die leblose Erweiterung eines Körpers (z. B. Kleidungsstück); (3) die besondere Qualität einer spezifischen taktilen Stimulation (Beschaffenheit oder Eigenart eines Materials). Dem haben andere noch hinzugefügt, dass in vielen Fällen auch (4) andere sensorische wie gustatorische oder olfaktorische Qualitäten dazugehörten (z. B. Money, 1984).

Kultur. Bei der konkreten Ausgestaltung evolutionär vorbestimmter Anreize sexueller Erregung müssen im Humanbereich natürlich kulturelle Einflüsse in Rechnung gestellt werden. Fetischistische Traditionsstrukturen (pars pro toto) sind sowieso weit verbreitet: Zum Beispiel vertritt die Flagge den Staatsgedanken und ihre Schändung wird als Angriff auf den Staat geahndet; das Feldzeichen steht für die Armee und muss mit allen Mitteln gerettet oder vom Feind erbeutet werden (und vieles andere mehr). Fetischistische Denkstrukturen beruhen auf unserer Fähigkeit zur Symbolbildung. Verabsolutierungen dieser Symbolik wirken allgemein befremdlich. Der sexuelle Fetischismus ist vielleicht nur ein Sonderfall dieses Prinzips: Die Verfeinerung und Kultivierung menschlichen Verhaltens zeigt sich hierbei wie bei Ritualen des guten Essens: Details werden betont und auch ganz aus dem Vorgang herausgelöst. In Schwierigkeiten geraten Menschen immer dann, wenn sie von ihren überkultivierten Ansprüchen abhängig geworden sind. Das Selbstexperiment, für einige Tage das Zähneputzen zu unterlassen, kann die »Dranghaftigkeit« belegen, mit der nach Wiederaufnahme kulturell vermittelter Rituale gestrebt wird.

Mit kulturellen Einflüssen begründet sich wesentlich die konkrete Wahl und Qualität eines Fetischs, die sich im Verlauf der Jahrhunderte deutlich ändern kann.

Waren es beispielsweise zu Krafft-Ebings Zeiten noch samtene oder seidene Kleidungsstücke, so werden heute von den Fetischisten Materialien aus Gummi oder Leder bevorzugt. Bei der Auswahl stehen insbesondere Eigenarten und Qualitäten im Vordergrund, die in der jeweiligen »Gegenwart in Kindheit und Jugend« allgemein beobachtbar eine wichtige Rolle spielen – zum Beispiel bei der Auswahl von Kleidungsstücken, wodurch die heranwachsenden Kinder ihre um eine Generation älteren Eltern gelegentlich schier zur Verzweiflung bringen können.

Warum nun in diesem Entwicklungsprozess bestimmte »Zeichen« das sexuelle Werbungsverhalten und das sexuelle Interesse von Fetischisten immer wieder zwanghaft leidenschaftlich und gelegentlich *vollständig* für sich einnehmen können, das genau ist nach wie vor ungeklärt. Dass dies so ist, sollte neugierig machen, gibt es für die Forschung in dieser Frage glücklicherweise weiteren Aufklärungsbedarf.

Fetisch und Geschlecht
Dass der Fetischismus in der Regel häufiger bei Männer beobachtet wird, kann die soziobiologische oder soziokulturelle Perspektive bereits heute leichter als andere Erklärungsperspektiven beantworten: In menschlichen Gesellschaften gibt es wie im Tierreich fast ausschließlich »Kulturen«, in denen einerseits die vermeintlich *aktive Rolle* beim Werbeverhalten und beim Verlangen nach Sex dem männlichen Part zugewiesen wurde. Angeregt jedoch wird solchermaßen männliches Liebeswerben in den meisten Fällen durch »Fetische«, mit denen sich üblicherweise die weiblichen Partner von Natur aus schmücken oder mit denen sie sich – je nach kultureller Umgebung – zu schmücken verstehen (Munroe & Gauvain, 2001). Vielleicht erklärt sich hieraus, weshalb nur wenige Frauen zum Fetischismus neigen: Ihre Anreize erfüllen fast ausschließlich für die Männer eine sexuell erregende Funktion.

5.4.2 Transvestitismus

Von Sexualwissenschaftlern wird der Transvestitismus inzwischen – wie übrigens auch die Transsexualität – zum Kreis der eben ganz »normal« möglichen Phänomene des sogenannten *Transgenderismus* hinzu gerechnet (Ekins & King, 2001a; → Kap. 3). Es gibt offensichtlich Männer, die subjektiv starke Anteile des weiblichen Geschlechts bei sich wahrnehmen und die diese »Frau in ihrem Innern« gern durch den Akt des Verkleidens (engl. *cross-dressing*) auch nach außen zeigen (Brown, 1995). Interessanter- und glücklicherweise fallen in industrialisierten Gesellschaften transvestitische Frauen mit der umgekehrten Neigung, Männlichkeit zu betonen und Männerkleidung zu tragen, gar nicht mehr auf, obwohl sie (auf Grundlage aktueller Kenntnisse zum Transgenderismus und zur Transsexualität) etwa gleichhäufig wie transvestitische Männer vorkommen dürften (Fiedler, 2004, 2014).

Motive und Bedürfnisse
Beide Diagnosesysteme gehen von einer psychischen Störung dann aus, wenn das Verkleiden (»Cross-Dressing«) von Impulsen zur sexuellen Stimulierung angetrieben

wird. Entsprechend wurden die Störungsbezeichnungen gewählt: fetischistischer Transvestitismus in der ICD-10 und transvestitischer Fetischismus im DSM-5. Hier muss nun nach wie vor eine eklatante Unkenntnis der Autoren beider Diagnosesysteme über die inzwischen bekannten empirischen Kenntnisse zum Transgenderismus-Phänomen konstatiert werden – und dies, obwohl die Transgender-Phänomene inzwischen in öffentlichen Diskussionen einen zunehmend breiteren Raum einnehmen.

Ganz im Unterschied zu den Vermutungen in den psychiatrischen Diagnosesystemen gilt unter Sexualwissenschaftlern nicht die *fetischistische* Neigung als die treibende Kraft für das Cross-Dressing. Als *primäre Motivation* für das Verkleiden steht das grundlegende Bedürfnis der Betreffenden, periodisch die gegengeschlechtlichen Aspekte des Selbsterlebens zu erleben und zu präsentieren (Brown, 1995). Und sie scheint die treibende Kraft zu bleiben, auch im weiteren Leben am Cross-Dressing festzuhalten, wenn bei den meisten die zunächst in der Tat häufig beobachtbaren sexualisierenden Aspekte des Verkleidens eindrücklich oder ganz zurückgegangen sind.

Letzteres ist übrigens bei der weit überwiegenden Zahl der Transvestiten der Fall (Brown, 1995), ohne dass sie mit dem zeitweiligen Verkleiden aufhören. Vielmehr geben die meisten Transvestiten in Interviews zu Protokoll, dass sie ihre transvestitischen Vorlieben und Neigungen als die wichtigsten Glück versprechenden und damit als die befriedigendsten und bereicherndsten Aspekte ihres erwachsenen Lebens betrachten. Und in keiner methodisch akzeptierbaren Studie ist bis heute der Nachweis geführt worden, dass sich der Transvestitismus mittels Psychotherapie hätte erfolgreich in einen Nicht-mehr-Transvestitismus verändern lassen. Im Gegenteil geben jene wenigen Transvestiten, die sich einer psychotherapeutischen Behandlung unterzogen hatten (dabei handelt es sich um weit unter 10 Prozent der Gesamtgruppe), in Interviews zu Protokoll, dass es ihnen »trotz aller Anstrengung« nur wenige Monate gelungen sei, das Cross-Dressing aufzugeben. Und weit über die Hälfte der Befragten konstatiert, dass sich ihre Psychotherapie letztlich als »sinnlos herausgeworfenes Geld« und als »unsinnigerweise verschenkte Lebenszeit« herausgestellt habe (Brown, 1995).

Keine psychische Störung!
Dass die Transgenderismusperspektive in den Diagnosemanualen bis heute keinerlei Beachtung findet, liegt vermutlich an dem engen Interesse klinischer Forscher, einen vermeintlichen »paraphilen Störungsgehalt« nachzuweisen. Und so kann es denn schon Erstaunen auslösen, dass sich die meisten paraphil-fetischistischen Transvestiten – legt man die Kriterien des DSM-5 zugrunde – im Verlaufe ihres Lebens in dem Maße nicht mehr in paraphile Transvestiten verwandeln, wenn sie das Cross-Dressing nicht mehr zur eigenen sexuellen Stimulierung und Erregung einsetzen. Hat sich in dieser Hinsicht bei dem DSM-Autoren bereits eine gewissen Toleranz eingestellt, kann man sich nur verwundert weiterfragen, warum in der ICD-10 für die Fälle ohne fetischistisch-sexuelle Neigung eine eigene Störungskategorie vorgesehen wurde – und dann auch gleich noch ohne das die Diagnose ansonsten einschränkende »Leiden der Betroffenen« als Kriterium aufzuweisen:

Gemäß ICD-10 (F64.1: »Transvestitismus unter Beibehaltung beider Geschlechtsrollen«) ist jemand als (wohlgemerkt) psychisch gestört anzusehen, der die gegengeschlechtlich Kleidung auch ohne fetischistische Impulse trägt (Cross-Dressing), nur um zeitweilig die Erfahrung der Zugehörigkeit zum anderen Geschlecht zu erleben. Auch diese Störungsdiagnose ist auf der Grundlage heutigen Wissens nicht mehr zu rechtfertigen (Brown, 1995). Vielmehr sollte sich allmählich, wie gegenüber transvestitischen Frauen, auch eine stärkere Toleranz gegenüber Männern mit Transvestitismus durchsetzen, um dem Mythos, dass es sich dabei um eine psychische Störung handelt, endlich und endgültig ein Ende zu setzen (ausführlich: Fiedler, 2004).

5.4.3 Inklinierender Sexueller Sadomasochismus

Auch beim Vorliegen inklinierender, das heißt im wechselseitigen Einvernehmen ausgeübter sadomasochistischer Sexualpraktiken darf heute nicht mehr unbedacht von psychischer Störung gesprochen werden, zumal das Recht auf einen im Privaten durchgeführten Sexuellen Sadomasochismus inzwischen mehrfach durch höchstrichterliche Entscheidungen verbrieft wurde, unter anderem durch ein Urteil des Europäischen Gerichtshof für Menschenrechte (Green, 2001). Es gilt jedoch einige Ausnahmefälle zu beachten, die kurz erwähnt werden sollen.

Das Vorhandensein einer anderen psychischen Störung
Es gibt die Beobachtung, dass Sexueller Masochismus im Rahmen einer psychischen Störung auftreten kann. Aber dabei handelt es sich immer nur um sehr seltene Ausnahmen: Bei geistiger Behinderung, Demenz und sonstigen hirnorganischen Prozessen, pathologischen Entwicklungen der Persönlichkeit, Medikamenten- und Alkoholmissbrauch, in manischen Episoden oder im Kontext einer Schizophrenie kommt es zu einer Abnahme von Urteilsvermögen und Impulskontrolle sowie zu Verschiebungen in der Bedürfnisstruktur, was auch zu verändertem Sexualverhalten führen kann (APA, 1999, 2013). Die pathogenetischen Mechanismen dieser Verschiebung sind nicht ganz klar, wären jedoch theoretisch hochinteressant. Anzumerken bleibt jedoch: Inklinierender Sexueller Masochismus, der immer einen fantasierten oder realen Partner erfordert, lässt sich dabei nur äußerst selten beobachten.

Selbstverletzungen
Auch Selbstverletzungen kommen bei unterschiedlichen psychischen Störungen vor, beinhalten jedoch zumeist keine interaktionelle sexuelle Handlung, wie dies beim Inklinierenden Sexuellen Masochismus der Fall ist. Im Sexuellen Masochismus begeben sich zwei Personen bewusst in eine besondere, sexuell geprägte gegenseitige Beziehung. Bei selbstverletzendem Verhalten wäre es fahrlässig, verallgemeinernd von »masochistischen Tendenzen« oder »masochistischen Neigungen« der Person zu sprechen. Kommt sexuell motivierter Masochismus bei psychischen Störungen (neu dazutretend) vor, ist dieser lediglich ein Symptom im Kontext weiterer Symptome. Wird die

psychische Störung erfolgreich behandelt, sind die zeitweilig vorhandenen masochistischen, vor allem fantasierten Sexualpraktiken in aller Regel nicht mehr beobachtbar.

Die Entwicklung einer inneren Abhängigkeit
In den meisten Fällen sexuellen Getriebenseins unterscheiden sich Menschen mit Inklinierendem Sexuellem Masochismus nicht von anderen Menschen, die »normale« sexuelle Präferenzen pflegen. Auch diese können in bestimmten Phasen ihres Lebens von ihrem sexuellen Verlangen dermaßen eingenommen werden, dass sie über Tage und Wochen nach nichts anderem streben, als endlich eine Erfüllung ihrer sexuellen Sehnsüchte zu erlangen. Deshalb sind vor Diagnosevergabe zwingend zwei weitere in den Diagnossystemen vorhandene Paraphiliekriterien zu beachten:
▶ Das dranghafte sexuelle Verlangen hält bereits über einen Zeitraum von sechs Monaten (!) an und
▶ subjektives Leiden ist vorhanden und/oder die allgemeine Funktionsfähigkeit erheblich beeinträchtigt.

Das Ziel therapeutischer Interventionen kann in solchen Fällen nicht darin bestehen, die sexuelle Präferenz anzugehen. Vielmehr geht es schlicht darum, sie in ihrem Ausmaß zurückzunehmen, sodass subjektives Leiden ein Ende findet und alltägliche Verpflichtungen wieder erfüllt werden.

Die Anwendung gefährlicher und selbstverletzender Sexualpraktiken
Bei einigen Menschen, die zum Inklinierenden Sexuellen Masochismus neigen, lassen sich Sexualpraktiken beobachten, die selbstverletzend sind oder sogar tödliche Folgen haben können. Beispiele sind eine Sauerstoffdeprivation, elektrische Stimulationen oder die Benutzung von Giftstoffen.

Solche Praktiken könnten einerseits darauf hinweisen, dass eine andere psychische Störung vorliegt, andererseits aber auch, dass die Gefährlichkeit der sexuellen Stimulanzien unterschätzt wird. Wenn die gefährlichen Sexualpraktiken von Betreffenden allein ausgeübt werden, kann an eine Neigung zur Selbstverletzung gedacht werden, wie sie bei unterschiedlichen anderen psychischen Störungen als Symptom zu finden ist.

Für die Diagnose »Sexueller Masochismus« jedenfalls gilt, dass für die Ausübung der sexuellen Präferenz ein (realer oder fantasierter) Interaktionspartner wichtig ist. Schwere, vermeintlich masochistische Selbstverletzungen führen gelegentlich zur Notaufnahme und lassen sich entsprechend gut untersuchen. Dabei zeigt sich in der Tat, dass bei den meisten Betroffenen Selbstverletzungsmotive im Vordergrund standen und nicht etwa sexuell motivierter Masochismus (O'Halloran & Dietz, 1993). Weiter ist inzwischen ziemlich sicher, dass in den meisten anderen Fällen die Folgen verletzender Praktiken nicht angemessen eingeschätzt wurden, sodass auch suizidale Absichten auszuschließen waren.

Menschen, die eine Vorliebe für masochistische Sexualpraktiken entwickeln, wissen in aller Regel sehr genau um die Vorsichtsmaßnahmen und lehnen unsichere Sexualpraktiken strikt ab (Scott, 1983; Weinberg & Kamel, 1983).

5.5 Symptomatik und Differenzialdiagnostik rechtlich problematischer und gefahrvoller Paraphilien

Die nachfolgend beschriebenen sexuellen Phänomene und Erscheinungsformen können nicht nur in der Betrachtung persönlicher Eigenarten, sondern auch mit Blick auf ethische und rechtliche Rahmenbedingungen zunehmend problematische Wirkungen entfalten.

5.5.1 Voyeurismus, Exhibitionismus, Frotteurismus

Mit Voyeurismus, Exhibitionismus und Frotteurismus werden zunächst jene Paraphilien im Mittelpunkt stehen, bei denen sich die Frage nach Störung und/oder Delinquenz nicht immer eindeutig beantworten lässt. In vielen Fällen ist also vorrangig zu entscheiden, ob eine behandelnswerte psychische Störung überhaupt vorhanden ist oder nicht. Alle drei Phänomene lassen sich überzufällig häufig bei ein und derselben Person beobachten, weshalb es die Vermutung gibt, dass es sich um eine gemeinsame Störungsgruppe handeln könnte (Freund et al., 1997).

Voyeurismus
Das paraphile Hauptinteresse beinhaltet die Beobachtung nichts ahnender Personen, üblicherweise Fremder, die nackt sind, sich gerade ausziehen oder sexuelle Handlungen ausführen. Das Zuschauen (»Spannen«) geschieht, um sexuelle Erregung zu bekommen, wobei im Allgemeinen keine sexuellen Aktivitäten mit der beobachteten Person gesucht werden.

Es kann aber immer wieder einmal vorkommen, dass ein Mann eine nackte Frau zufällig und ohne deren Wissen beobachtet. Wenn dies vorkommt, ist die betreffende Person noch lange kein Voyeur. Von Voyeurismus (von franz. *voir*: sehen) wird üblicherweise erst dann zu sprechen sein, wenn das Beobachten von Personen, die entweder nackt sind, sich gerade ausziehen oder sich sexuell betätigen, wiederholt und über längere Zeiträume hinweg zur bevorzugten oder ausschließlichen Variante wird, sexuelle Erregung zu erleben. Das Zuschauen (»Spannen«; engl.: *peeping*) steht dabei im Vordergrund. Eine sexuelle Betätigung mit der anderen Person selbst wird zumeist – wie angedeutet – nicht gesucht.

Voyeurismus scheint vorrangig ein Problem männlicher Jugendlicher und erwachsener Männer zu sein. Angaben zum weiblichen Voyeurismus liegen nur von Frauen vor, die wegen sexuellen Missbrauchs von Kindern gerichtlich verfolgt wurden (z. B. Kaplan & Green, 1995). Immerhin berichteten bis zu einem Viertel dieser Frauen, früher schon ein- oder mehrmals nackten Männern und Jugendlichen zum Zwecke sexueller Erregung heimlich zugeschaut zu haben.

Bei den (also wohl zumeist männlichen) Voyeuren kann es bereits während des Zuschauens zu einem Orgasmus kommen, der üblicherweise durch gleichzeitiges Masturbieren befördert wird. Wichtig scheint für die meisten weiter, dass sich das Zuschauen mit dem Moment der Gefahr, entdeckt zu werden, verbindet. Einige werden nur durch die Vorstellung sexuell erregt, was passieren würde und wie die Frau reagieren würde, wüsste sie, dass sie in ihrer Nacktheit beobachtet wird. Manche Voyeure wiederum beobachten mit besonderer Vorliebe Paare beim Geschlechtsverkehr.

Alternativdiagnosen beachten. Die allermeisten Voyeure sind unauffällige und eher sozial zurückgezogen lebende Personen, bei denen sich in vielen Fällen auch noch ein Mangel an sozialen Fertigkeiten, Soziale Ängste und Phobien sowie Schwierigkeiten im Umgang mit intimen zwischenmenschlichen Erfahrungen finden lassen. Letzteres gilt es differenzialdiagnostisch zu beachten: Der Voyeurismus kann in bestimmten Fällen besser als nur eines von mehreren Symptomen einer Sozialen Angst oder Phobie aufgefasst werden, als das sich eine eigenständige Paraphiliediagnose rechtfertigte. Ähnliches gilt, wenn sich komorbid eine sexuelle Funktionsstörung oder Behinderung diagnostizieren lässt, deretwegen Voyeuristen sexuelle Beziehungen zum anderen Geschlecht meiden.

Epidemiologie. Da Voyeurismus im Heimlichen ausgeübt wird, ist die Häufigkeit des Vorkommens nicht angemessen einzuschätzen. In klinischen Kontexten der Behandlung von Paraphilien bei Sexualdelinquenten machen Voyeure 10 bis 15 Prozent aus (Abel & Rouleau, 1990). Nachdem in den 60er- und 70er-Jahren des 20. Jahrhunderts in vielen Ländern die Verkaufsbeschränkungen für pornografisches Material an Erwachsene aufgehoben und vielerorts für die Möglichkeit des »heimlichen Beobachtens« sogenannte Peepshows eingerichtet wurden, nahm als eine der wenigen beobachtbaren Auswirkungen dieser Liberalisierung der Voyeurismus signifikant ab – zumindest Polizeiberichten zufolge (z. B. Kutchinsky, 1970). Entsprechend spielt der Voyeurismus in den westlichen Ländern als Wirtschaftsfaktor eine zunehmend größere Rolle, bedingt durch die beziehungslose Art, öffentlich erlaubte Sexualität zu konsumieren: Peepshows, Striptease, Privatclubs bis hin zu inzwischen beliebig im Internet zugänglicher Pornografie.

Therapeutische Implikationen. Gleiches gilt es im Auge zu behalten, wenn es um die Entwicklung therapeutischer Perspektiven geht. Die sexuelle Präferenz selbst müsste vielleicht gar nicht so sehr in den Mittelpunkt der Behandlungsplanung rücken. Denn einerseits sind für voyeuristische Neigungen soziale Angst und Unsicherheit sowie ein Mangel an Bindungskompetenzen die wesentlichen Determinanten, weshalb diese Aspekte inzwischen in der Behandlung einen zentralen Stellenwert einnehmen (→ Abschn. 5.8).

Rechtliche Aspekte. Den Opfern von Voyeurismus ist zumeist nicht bewusst, dass sie beobachtet werden. Wenn sie dies bemerken, sind sie verständlicherweise empört. Der Voyeurismus stellt – juristisch betrachtet – kein schweres Sexualvergehen dar und ist in vielen westlichen Ländern als eigener Tatbestand auch nicht strafbar. Da er jedoch einen unerträglichen Eingriff in die Privatsphäre darstellt, kommt es immer mal wieder zu Anzeigen und juristischer Verfolgung aufgrund anderer Straftatbestände, wie in Deutschland zum Beispiel dem der Beleidigung/Belästigung nach § 185 StGB oder dem eines Verstoßes gegen die guten Sitten nach § 183 StGB. Auch kann die betreffende

Person zivilrechtlich auf Unterlassung verklagt werden, falls sich jemand durch das Hineinschauen in seine Wohnung oder in seinen Garten belästigt fühlt.

Exibitionismus

Exhibitionismus (von lat. *exhibere*: zeigen) bedeutet, dass jemand seine Geschlechtsorgane ohne Aufforderung anderen, meist fremden Personen zeigt, um sich dadurch sexuelle oder andere emotionale Befriedigung zu verschaffen. Nicht selten hängt diese Befriedigung vom Erschrecken oder von der Überraschung der unfreiwillig Betrachteten ab. Beim solitär auftretenden Exhibitionismus steht häufig eine, auch von den Betroffenen selbst subjektiv erlebte Zwanghaftigkeit des Verhaltens im Vordergrund.

Bei vielen Exhibitionisten hat es den Anschein, sie versuchten, mit ihren Handlungen plötzliches Erschrecken und Abscheu zu provozieren, um sich von psychischen Spannungen zu befreien (Murphy, 1997). Stress und innere Spannung müssen dazu nicht unbedingt mit der eigenen Sexualität zusammenhängen. Unterschiedlichste Belastungserfahrungen, steigende psychosoziale Anforderungen und zunehmender Stress können exhibitionistisches Verhalten in Gang setzen.

Bleiben Schreck und Ekel bei den Opfern aus, fühlen sich viele Täter frustriert, dies vor allem dann, wenn ihnen mit Gelassenheit begegnet wird oder sie sogar ausgelacht werden. Nur ganz selten kommt es in solchen Situationen zu Übergriffen und Handgreiflichkeiten – eigentlich nur, wenn diese von den Opfern initiiert werden. Die allermeisten Exhibitionisten kommen nicht einmal näher, halten Distanz und fliehen nach der Exposition. Reagieren die Opfer verschreckt, panisch oder mit Ekel, steigert dies jedoch die Erregung und es kommt zur anschließenden Masturbation.

Alternativdiagnosen beachten. Bei einer größeren Untergruppe lassen sich – wie beim Voyeurismus – ein Mangel an sozialen Fertigkeiten, Soziale Ängste und Phobien sowie Schwierigkeiten im Umgang mit intimen zwischenmenschlichen Erfahrungen beobachten. Auch der Exhibitionismus kann in bestimmten Fällen besser als Symptom einer Sozialen Angst oder Phobie aufgefasst werden. Gleichermaßen gilt es, diagnostisch das Vorliegen einer sexuellen Funktionsstörung abzuklären, wenn Exhibitionisten sexuelle Beziehungen zum anderen Geschlecht meiden.

Epidemiologie. Empirische Studien kommen fast immer zu dem Ergebnis, dass es sich beim Exhibitionismus nicht um eine schwere psychische Störung handelt. Die allermeisten Exhibitionisten stammen aus geordneten Lebensverhältnissen und sind in Zweidrittel aller Fälle verheiratet. Und wo weiter untersucht wird, unterscheiden sie sich in weiteren untersuchten Variablen *nicht* vom Bevölkerungsdurchschnitt: weder in der Ausbildung, im beruflichen Status noch hinsichtlich ihrer Intelligenz (Blair & Lanyon, 1981; Murphy, 1997). Die Autoren ziehen den Schluss, dass es sich bei vielen Exhibitionisten offensichtlich um »solide Mitbürger« handelt – dies jedenfalls so lange, bis sie für ihre Umgebung zumeist unerwartet auffällig werden.

Die meisten Exhibitionisten sind männlichen Geschlechts und die Opfer ihrer Handlungen sind zumeist weiblich. Die meisten Opfer scheinen Kinder und Jugendliche zu sein. Es gibt offensichtlich nur wenige Frauen, die zum Exhibitionismus neigen, deren Opfer sonderbarerweise in den meisten Fällen ebenfalls Frauen sind.

Jedenfalls sind uns nur zwei Berichte bekannt, in denen Frauen wegen Exposition gegenüber Männern auffällig wurden (Murphy, 1997). Häufiger sind Berichte, in denen Frauen mit einer Entblößung männliche Personen sexuell zu verführen versuchten – das jedoch zählt nicht als Exhibitionismus.

Exhibitionismus hat seinen Beginn in der späten Kindheit im Übergang zur Jugend. Es ist sogar eine bimodale Verteilung zu beobachten mit Höhepunkten jeweils um das 15. und um das 25. Lebensjahr (Mohr et al., 1964), wobei etwa die Hälfte der Betroffenen den Beginn ihrer Störung vor dem 18. Lebensjahr datieren. Zu ersten Anzeigen kommt es zumeist erst im jungen Erwachsenenalter Mitte der Zwanziger – vielleicht, weil die Opfer das Exhibieren Jugendlicher leichter als »pubertären Unsinn« abtun können. Jenseits des 40. Lebensjahres wird über einen Anteil älterer Exhibitionisten zwischen 6 und 25 Prozent berichtet (Murphy, 1997). Die meisten publizierten Zahlenangaben beruhen auf Stichproben polizeilich auffällig gewordener Personen. Immerhin macht der Exhibitionismus in den westlichen Gesellschaften jeweils etwa ein Drittel (!) aller zur Anzeige gebrachten Sexualstraftaten aus.

Rechtliche Aspekte. Obwohl dies möglicherweise etwas außerhalb der landläufigen Erwartungen liegt, sind etwa ein Drittel der verurteilten Sexualstraftäter Exhibitionisten, die wegen sogenannter »Erregung öffentlichen Ärgernisses« oder wegen »Verstoßes gegen die guten Sitten« angezeigt wurden. Dabei handelt es sich zumeist um Wiederholungstäter, die ihrem jeweiligen sexuellen Drang nicht widerstehen konnten.

Die Empirie widerspricht der landläufigen Befürchtung, dass Exhibitionisten körperlich gefährlich sein können. Auch die meisten Fallberichte erlauben den Schluss, dass die meisten Exhibitionisten ihre Opfer nicht angreifen. Exhibitionismus ist nach § 183 StGB strafbar und kann mit Geldstrafen oder Gefängnis bis zu einem Jahr bestraft werden. Dabei wird die Tat nach Absatz (2) nur auf Antrag des Beleidigten verfolgt oder, falls die Person minderjährig ist, durch einen Erziehungsberechtigten. Eine Ausnahme besteht, wenn ein besonderes öffentliches Interesse an einer Strafverfolgung besteht (zum Beispiel bei Wiederholungstaten). Geschieht die Tat vor Kindern, gilt sie nach § 176 StGB als sexueller Missbrauch und wird mit erheblich höheren Strafen bis zu fünf beziehungsweise in schweren Fällen bis zehn Jahren bedroht.

Therapiehinweis. Der solitäre Exhibitionismus kann heute und im Unterschied zu früher gut und erfolgreich behandelt werden. Mit Hilfe der in → Abschnitt 5.8 beschriebenen Rückfallprävention lässt sich die Zahl der Rückfälle drastisch reduzieren.

Frotteurismus

Eine Person, die Frotteurismus betreibt, hat wiederkehrende starke sexuelle Impulse, eine andere Person, die damit nicht einverstanden ist, zu berühren oder sich an ihr zu reiben – oder aber entsprechende sexuell erregende Fantasien. Wie bei den anderen Paraphilien muss der Betroffene bereits längere Zeit zwanghaft gehandelt haben oder deutlich unter seinen Impulsen leiden. Die Frottage (vom französischen *frotter*: reiben) wird gewöhnlich an überfüllten Orten wie in öffentlichen Verkehrsmitteln, in Aufzügen oder in sonstigen Menschenansammlungen ausgeführt.

Der Frotteur ist fast immer ein Mann. Er kann zum Zwecke sexueller Erregung zum Beispiel seine Genitalien an Schenkeln oder am Gesäß des Opfers reiben oder die eng bei ihm Stehende an für ihn erregenden Körperteilen wie Brüste oder den Genitalbereich mit den Händen berühren oder streicheln. Häufig fantasieren die Betreffenden während ihrer Handlungen eine beschützende Beziehung zum Opfer.
Epidemiologie und rechtliche Aspekte. Genaue Angaben fehlen, weil frotteuristische Handlungen selten zur Anzeige führen. Die Dunkelziffern jedoch dürften beträchtlich sein. Es kommt nämlich hinzu, dass der Frotteurismus fast immer juristisch ungeahndet bleibt, weil die meisten Opfer solcher Handlungen unmittelbar ärgerlich reagieren und körperliche Distanz zum Täter herstellen. Vielleicht wird später im Bekanntenkreis über die Erlebnisse mit »diesem Verrückten« scherzend berichtet, weshalb die persönlich erlebte Frottage zumeist schnell in Vergessenheit gerät. Bleibende Ängste vor einer eventuellen Wiederholung solcher Erfahrungen mit Frotteurismus wurden bisher nicht berichtet. Auch die Täter erkennen zumeist die Notwendigkeit, eine Entdeckung zu vermeiden oder nach der Bloßstellung möglichst schnell zu entfliehen, um einer möglichen strafrechtlichen Verfolgung zu entgehen. Auch seitens der Polizei wird diese Tätlichkeit in den meisten Fällen als Bagatellfall abgehandelt – mit der Ausnahme, dass der Täter möglicherweise bereits durch andere (sexuelle) Belästigungen oder Übergriffe auffällig geworden ist.

5.5.2 Sexueller Sadismus

Bei Sexuellem Sadismus erlebt die betreffende Person intensive sexuelle Erregung bevorzugt dann, wenn sie dem Partner real oder in der Fantasie körperliches oder psychisches Leid zufügt. Die Diagnose einer sexuellen Störung kann jedoch erst dann in Betracht gezogen werden, wenn die sexuellen Impulse an Opfern ausagiert werden, die mit sadistischen Sexualpraktiken nicht einverstanden sind (→ nachfolgend: Periculärer Sexueller Sadismus; lat. *periculum*: Gefahr). Die Störungsdiagnose ist weiter indiziert, wenn die Fantasien und Handlungen der Betreffenden über längere Zeit wiederholt beobachtbar sind und damit ein Leiden verbunden ist oder wenn ein Gefahrenrisiko für andere besteht.

Sadistische Fantasien können wie beim Sexuellen Masochismus bereits in der Kindheit auftreten und werden zumeist erst im frühen Erwachsenenalter in sexuelle Handlungen umgesetzt. Viele Kliniker betrachten den Periculären Sexuellen Sadismus als chronisch, weil die sexuellen Handlungen bei vielen Betroffenen das gleiche Niveau von Grausamkeit beibehalten (Dietz et al., 1990). Es liegt auf der Hand, dass Menschen mit schweren Formen der Störung höchst gefährlich für andere sein können.
Sexuell sadistische Handlungen: Problemdiagnose »Paraphilie«. In den Industrienationen macht der Anteil der Sexualstraftaten mit Nötigung beziehungsweise Gewalt zwischen 1 Prozent (in Deutschland) bis zu höchstens 9 Prozent (in den USA) aller gerichtlich behandelten Gewalttaten aus (z. B. Greenfeld, 1997; Egg, 2002). Bei den schlussendlich verurteilten Sexualstraftätern lassen sich in höchstens 10 Prozent der

Fälle eine oder mehrere Paraphilien feststellen (Abel et al., 1988; Freund et al., 1983, 1984). Der Anteil mit Sexuellen Sadismus liegt nochmals um mehr als die Hälfte niedriger. Fällt der Anteil der Paraphiliediagnosen in einzelnen Studien höher aus, so befinden sich die Betreffenden Sexualstraftäter zumeist in einer forensisch-psychiatrischen Klinik. Dort finden sich bis höchstens 45 Prozent paraphile Personen (Fedora et al., 1986; Hucker, 1997; Hucker et al., 1986). Aus diesen Häufigkeitsangaben darf auf ein allgemeines Gewaltrisiko paraphilen Verhaltens *nicht* rückgeschlossen werden.

Bei einer Beschäftigung mit dem Thema Sexueller Sadismus finden sich nicht gerade selten ein sprachlich definitorisches Problem, da Gewalttaten – einschließlich sexueller – vor Gericht oder in klinischen Arbeiten gelegentlich reflexartig mit dem Attribut »sadistisch« belegt werden, wenn sie extreme Brutalität bei der Tatdurchführung beinhalten oder vermuten lassen. Diesen Bias gilt es zu vermeiden: denn nicht jede sexuelle Gewalttat geschieht mit »paraphil-dranghafter« Motivation.

Recht eindeutig kann die Diagnose bei einigen sehr selten auftretenden Sexualdelikten gestellt werden, die wegen ihrer besonderen Eigenarten üblicherweise als bizarr und äußerst befremdlich angesehen werden müssen – und die zumeist in Medien vermittelt eine große öffentliche Aufmerksamkeit auf sich ziehen. Dies gilt beispielsweise für die Nekrophilie, bei der die (meist männlichen) Täter zum Zwecke der sexuellen Erregung an (meist weiblichen) Leichen einen Koitus vollziehen oder andere Manipulationen ausführen (Rosman & Resnick, 1989).

Einigkeit in der klinischen und kriminologischen Forschung besteht inzwischen in Restriktionen der Vergabe einer Paraphiliediagnose des Sexuellen Sadismus bei Vergewaltigungstätern: Sie sollte nur vergeben werden, wenn den Opfern von den Tätern körperlicher Schaden oder physisches Leiden zum Zwecke sexueller Erregung oder sexueller Befriedigung zugefügt wird. Dabei muss in Einzelfällen die Art der zugefügten Verletzungen oder Erniedrigungen nicht zwingend sexuelle Aktivitäten beinhalten. Letzteres gilt gelegentlich auch für sexuell motivierte Tötungsdelikte.

Paraphile sexual-sadistische Tötungsdelikte werden von Personen zum Zwecke der sexuellen Erregung und Befriedigung ausgeführt (Arndt, 1991). Im angelsächsischen Raum ist der aus dem deutschen Sprachraum entlehnte Begriff »lust murder« weit verbreitet (auch in der Fachliteratur), der gelegentlich auch hierzulande in der Presse zu finden ist. Die in früheren psychiatrischen Ausarbeitungen zu findenden Bezeichnungen »Lustmörder« oder auch »Triebmörder« werden in der deutschsprachigen Fachliteratur nicht mehr verwendet. Ähnliche Zurückhaltung sollte auch für die juristische Kategorie »Sexualmord« gelten: Ob es sich bei einem Tötungsdelikt tatsächlich um Mord handelt, entscheidet sich zumeist erst vor Gericht.

Rechtliche Aspekte. Beim freizügigen Ausleben starker sadistischer und masochistischer Bedürfnisse werden ethisch und rechtlich definierte Grenzen überschritten. Dies ist fast immer der Fall, wenn ein Partner zur unfreiwilligen Ausführung sadomasochistischer Handlungen genötigt wird. Gegen den Willen aufgezwungene und unter innerem Zwang ausgeführte sadistische Handlungen sind es dann auch, die eine juristische Ahndung in Gang zu setzen pflegen.

In Deutschland wird beispielsweise nach § 177 und § 178 StGB mit Freiheitsstrafen nicht unter einem Jahr bestraft, wer eine andere Person mit Gewalt, durch Drohung mit gegenwärtiger Gefahr für Leib oder Leben oder unter Ausnutzung einer Lage, in der das Opfer der Einwirkung des Täters schutzlos ausgeliefert ist, nötigt, sexuelle Handlungen des Täters oder eines Dritten an sich zu dulden oder an dem Täter oder einem Dritten vorzunehmen. Nicht unter fünf Jahren werden Personen bestraft, die zum Zwecke der Tatdurchführung Waffen benutzen oder die Opfer misshandeln oder diese in Todesgefahr bringen. Verursacht der Täter durch die sexuelle Nötigung oder Vergewaltigung wenigstens leichtfertig den Tod des Opfers, so ist die Strafe lebenslange Freiheitsstrafe oder Freiheitsstrafe nicht unter zehn Jahren.

5.5.3 Pädophilie

Pädophilie (von griech. *pais*: Knabe, Kind und griech. *philós*: Liebhaber) bezeichnet im strengen Sinne das psychische Unvermögen von Erwachsenen zu sexuellen Beziehungen mit anderen Erwachsenen und/oder mit dem Verlangen, solche Beziehungen mit Kindern aufzunehmen. In beiden Diagnosesystemen wird jedoch danach unterschieden, ob die pädophilen Personen ausschließlich auf Kinder oder ob sie zuweilen auch auf Erwachsene orientiert sind. Die Betreffenden suchen sexuelle Befriedigung durch Beobachten, Berühren oder durch einfache bis komplexe Handlungen an präpubertierenden Kindern, die gewöhnlich jünger als 13 Jahre alt sind.

Wie bei den paraphilen Abweichungen, die wir in den vorausgehenden Abschnitten beschrieben haben, ist das Erleben der Anziehungskraft, die in diesem Fall Kinder auf den Pädophilen ausüben können, stark sexuell erregend und von einem dranghaften Verlangen nach Realisierung geprägt. Da die meisten pädophilen Menschen ihrem sexuellen Drang nicht immer rücksichtslos, sehr gelegentlich auch liebevoll nachgehen, müssen sich die betroffenen Kinder nicht immer belästigt fühlen. Unabhängig davon können sich langfristig dennoch erhebliche negative Folgen einstellen.

So kann es zum Beispiel auch bei freundlich zugewandten Pädophilen vorkommen, dass diese das Kind dadurch ängstigen oder verschrecken, dass sie Gewalt androhen oder zum Beispiel drohen, ein Haustier zu töten, wenn das Kind den Eltern etwas davon erzählt. Häufig begnügt sich ein Pädophiler damit, die Haare des Kindes zu streicheln, kann aber auch dessen Genitalien berühren und es ermuntern, dasselbe mit den seinen zu tun. Eher selten werden bei Pädophilen Gewalthandlungen beobachtet, die in solchen Fällen jedoch durchaus gefahrvolle Aktivitäten beinhalten, wie zum Beispiel Fellatio oder Cunnilingus, Versuche einer Penetration der Vagina oder des Anus mittels Fingern, fremden Gegenständen oder Penis.

Opfer. Pädophilieopfer können Jungen wie Mädchen sein. Es gibt Schätzungen, dass etwa drei Viertel der Betroffenen Mädchen sind (Abel & Osborn, 1995). Auch wenn dazu genaue Angaben fehlen, wurden viele pädophile Menschen als Kinder selbst sexuell missbraucht (McCormack et al., 1992). Die sexuelle Störung entwickelt sich bei den meisten Betroffenen in der Adoleszenz. Es ist auch nicht ganz ungewöhnlich, dass

Pädophile älter und sogar verheiratet sind, dann jedoch häufig unter sexuellen Schwierigkeiten und anderen Frustrationen leiden.

Inzest und Pädophilie. Zwischen Inzest und Pädophilie gibt es einige Unterschiede. So findet Inzest definitionsgemäß zwischen Angehörigen derselben Familie statt. (Die häufigsten inzestuösen Beziehungen werden unter etwa gleichaltrigen Geschwistern vermutet.) Im Allgemeinen sind Inzestopfer älter als Kinder, die zum Objekt pädophilen Begehrens werden; denn in den Vätern erwacht das Interesse für ihre Töchter erst dann, wenn diese Zeichen körperlicher Reife tragen. Den Pädophilen reizen – wegen ihrer Unreife – die präpubertären Mädchen oder Jungen. Untersuchungen zeigen denn auch, dass etwa 5 Prozent der Pädophilieopfer drei Jahre und jünger sind, etwa 20 Prozent vier bis sieben Jahre und etwa 40 Prozent acht bis elf Jahre (Mohr et al., 1964). Ungefähr ein Drittel ist älter, mit einer deutlichen Abnahme jenseits des 13. Lebensjahres.

Differenzialdiagnostik: Pädophilie oder sexueller Missbrauch?
In den vergangenen Jahren ist es zunächst gelegentlich und dann häufiger dazu gekommen, die Pädophilie (als sexuelle Störung) definitorisch nicht immer sauber von dem allgemeineren Phänomen des sexuellen Missbrauchs an Kindern zu trennen. Zeitgleich ist ein Streit unter Forschern entbrannt, der sie in zwei Lager spaltet:
- einerseits in diejenigen, die sich gegen eine Beibehaltung der Pädophiliediagnose aussprechen und sie lieber in eine übergeordnete Kategorie des »sexuellen Missbrauchs bei Kindern« eingeordnet hätten,
- anderseits in jene, die für eine strikte Trennung der Pädophilie als sexueller Störung eintreten und die »sexuellen Missbrauch an Kindern« ohne vermutbare sexuelle Störung als gesondertes Phänomen verstanden wissen möchten.

Letztere machen darauf aufmerksam, dass sich immer dort, wo in Untersuchungen diese Unterscheidung strikt durchgehalten werde, in aller Regel beobachten lässt, dass die als pädophil verurteilten Sexualstraftäter nur einen geringen Anteil unter jenen ausmacht, die insgesamt wegen sexueller Vergehen an Kindern vor Gericht verurteilt werden (etwa 12 bis 20 Prozent; APA, 1999). Die Befürworter einer diagnostischen Trennung sind weiter der Ansicht, dass sich unterschiedliche Ursachen und Hintergründe für beide Missbrauchsarten finden lassen, die für die differenzielle Ableitung therapeutischer Konsequenzen wichtig seien und entsprechend sorgsam untersucht werden sollten.

Diejenigen, die gegen eine Einteilung in zwei verschiedene Kategorien pädophilen/sexuellen Missbrauchs eintreten, verweisen darauf, dass in beiden Fällen sowieso gleichartige Behandlungskonzepte in Anwendung kommen und dass die bisher bekannten Rückfallzahlen in beiden Gruppen gleich hoch seien beziehungsweise bei entsprechender Behandlung gleichartig erfolgreich vermindert werden könnten.

Zwei Kategorien – ein therapeutisches Ziel. Denn die Forschung hat bis heute noch nicht klar werden lassen, welche unterschiedlichen therapeutischen Kautelen sich aus den Erkenntnissen über pädophile beziehungsweise nicht-pädophile Missbrauchstäter für die Behandlung ergeben. Vorrangiges Behandlungsziel stellt für beide Untergruppen die Verhinderung von Wiederholungstaten dar. Und bis heute ist empirisch nicht belegt, dass die Rückfallzahlen pädophiler Täter höher als die nicht-pädophiler Täter ausfallen. Aus diesem Grund wurde von jenen, die in klinischen Kontexten mit der Behandlung von Missbrauchstätern betraut sind, die Unterscheidung »Pädophilie« oder »keine Pädophilie« in den Behandlungsprogrammen weitgehend ignoriert.

Mangel an Empathie für die Opfer
Dem »fehlenden Leiden« entspricht eine besondere Neigung vieler Missbrauchstäter zu Ausreden und Rationalisierungen etwa dahingehend, dass ihre sexuellen Handlungen »erzieherischen Wert« für das Kind hätten, das Kind daraus »sexuelle Lust« gewinne oder dieses selbst »sexuell provozierend« gewesen sei – Themen, die auch in pädophiler Pornografie üblich sind. In der Forschung werden das fehlende Leiden und die entsprechende Rationalisierungsneigung zunehmend mit einem anderen Phänomen in einen Zusammenhang gestellt, das sich auch bei Missbrauchstätern und -täterinnen beobachten lässt: ein auffälliger Mangel an Empathie für das Opfer.

Im Zuge der Untersuchung des Empathievermögens von pädophilen wie nichtpädophilen Missbrauchstätern wurde deutlich, dass es sich nicht um ein allgemeines Empathiedefizit handelt, wie häufig vermutet wurde (Lübcke-Westermann, 2003), sondern um die spezifisch fehlende Empathie für die kurz-, mittel- und langfristigen Folgen ihrer Taten für die Opfer (Marshall et al., 1995). Täter wie Täterinnen verfügen durchaus über allgemeine Empathiefähigkeiten, zum Beispiel gegenüber anderweitig leidenden Kindern sowie gegenüber persönlichen Problemen anderer Erwachsener. Andererseits lässt sich beobachten, dass eine große Zahl von Kindesmissbrauchern sogar in ihrem Einfühlungsvermögen gegenüber Kindern eingeschränkt waren, die ihnen als Missbrauchsopfer anderer Sexualstraftäter vorgestellt wurden (Marshall et al., 1995).

Rechtliche Aspekte bei sexuellem Missbrauch von Kindern und Jugendlichen
Parallel dazu, wie in den letzten Jahrzehnten das öffentliche Interesse an den Folgen sexuellen Missbrauchs von Kindern zugenommen hat, wurden in den meisten Ländern auch die gesetzlichen Bestimmungen deutlich verschärft, mit denen sexuelle Übergriffe auf Kinder bestraft werden. In der deutschen Rechtsprechung werden gegenwärtig Freiheitsstrafen zwischen sechs Monaten bis zu zehn Jahren verhängt. Nur in minderschweren Fällen kann auf eine geringere Gefängnisstrafe bis zu fünf Jahren oder auf Geldstrafe zuerkannt werden (§ 176 StGB). Dabei wird – was das Alter von Opfer und Täter angeht – zwischen sexuellen Missbrauch von Kindern (unter 14 Jahren) und sexuellem Missbrauch von Jugendlichen (unter 16 Jahre) und Tätern (über 18 Jahre beziehungsweise über 21 Jahre alt) unterschieden. Die Grenzziehungen des bürgerlichen Rechts entsprechen nicht ganz den biopsychologischen Vorstellungen in den Diagnosesystemen und nicht den Diskussionen, die über Altersgrenzen für die Bestimmung etwa pädophiler Neigungen und Interessen geführt werden.

Zum sexuellen Missbrauch an Kindern wird auch der Exhibitionismus gegenüber Kindern zugerechnet; als Kindesmissbrauch gilt weiter das Vorführen pornografischer Abbildungen beziehungsweise von Tonaufnahmen pornografischen Inhalts oder das

Einwirken auf Kinder mit entsprechenden Materialien. Mit Freiheitsstrafen nicht unter zwei Jahren werden Personen bedroht, die als Missbrauchstäter oder auch nur als Beteiligte in der Absicht handeln, den sexuellen Missbrauch von Kindern für die Herstellung verbreitenden pornografischen Materials zu verwenden (§ 184 StGB).

Von schwerem sexuellen Missbrauch mit entsprechend härterer Bestrafung wird vor Gericht ausgegangen, wenn der Täter mit dem Kind einen Beischlaf vollzieht oder ähnliche sexuelle Handlungen an ihm vornimmt oder bei sich vornehmen lässt, die mit dem Eindringen in den Körper verbunden sind (§ 176a StGB). Auch gemeinschaftlich von mehreren Tätern begangene Taten werden als schwerwiegend betrachtet. Selbst ohne vollzogenen Beischlaf muss mit härteren Strafen gerechnet werden, wenn der Täter das Kind in die Gefahr einer schweren Gesundheitsschädigung oder einer erheblichen Schädigung der körperlichen oder seelischen Entwicklung bringt. Verursacht der Täter durch den sexuellen Missbrauch wenigstens leichtfertig den Tod des Kindes, droht eine lebenslange Freiheitsstrafe oder Gefängnis nicht unter zehn Jahren (§ 176b StGB).

Rechtliche Konsequenzen können Täter über 18 Jahren erwarten, wenn sie sich sexuell an Jugendlichen zwischen 14 und 16 Jahren vergehen, wenn dies unter Ausnutzung einer Zwangslage geschieht oder wenn etwa eine fehlende Fähigkeit des jugendlichen Opfers zur sexuellen Selbstbestimmung ausgenutzt wird (§ 182 StGB). Wenn die Täter bereits älter als 21 Jahre sind, wird der sexuelle Missbrauch von Jugendlichen in der Regel nur auf eine Anzeige hin verfolgt, es sei denn, dass die Strafverfolgungsbehörde wegen des besonderen öffentlichen Interesses an der Strafverfolgung ein Einschreiten von Amts wegen für geboten hält. Ein solcher Fall könnte beispielsweise gegeben sein, wenn der Täter bereits anderweitig oder mehrfach auffällig geworden ist.

5.6 Ätiologie und Pathogenese rechtlich problematischer und perikulärer Paraphilien

Aktuell gibt es unter Sexualdelinquenzforschern eine hochbedeutsame Diskussion um die Frage, ob die Paraphilien überhaupt noch als besonders relevant für die Erklärung von Sexualdelinquenz angesehen werden sollten (Fiedler, 2004). Eine alternative Perspektive geht in die Richtung, dass
▶ für das Auftreten sexueller Delinquenz pathogenetisch auch andere psychische Störungen eine größere Bedeutung als die Paraphilien besitzen können,
▶ es sich bei den Paraphilien um nichts anderes als um Symptome dieser anderen psychischen Störungen handeln könnte, begründbar unter anderem damit, dass
▶ für Sexualdelinquenz und für perikuläre Paraphilien ähnliche Entwicklungsbedingungen angenommen werden können.

Bereits recht plausibel lassen sich diese Hypothesen mit Forschungsergebnissen zum *Voyeurismus* und *Exhibitionismus* begründen. In Fragebogen- und Interviewstudien lässt sich durchgängig finden, dass beide Deliktarten (sic!) zumeist von Personen ausgeübt werden, bei denen sich eine entwicklungsbedingt mangelnde soziale Kompetenz in Intimbeziehungen feststellen lässt und bei denen zum Zeitpunkt ihrer Taten in weit mehr als der Hälfte der Fälle manifeste *Soziale Phobien/Ängste* und/oder *Affektive Störungen* diagnostiziert werden können (Marshall, 1989; Marshall & Eccles, 1991). Zum Zeitpunkt ihrer sexuell motivierten Verfehlungen befinden sich die Täter häufig in sozialer Isolation und/oder werden in sozialen Beziehungen abgelehnt oder ausgegrenzt. Selbst wenn soziale Beziehungen vorhanden sind, werden diese als oberflächlich und ohne Intimität beschrieben.

Es könnte also sein (und Interviewstudien weisen in diese Richtung), dass Voyeurismus und Exhibitionismus funktional eingesetzt werden, um einer depressiogenen Abwärtsspirale entgegenzuwirken – oder auch als Bewältigung im Sinne einer Kompensation unerträglicher sozialer Erfahrung und psychischer Verfassungen. Eine ähnlich »zweckmäßige« Bedeutung haben *Sexuelle Funktionsstörungen*, die ebenfalls überzufällig häufig bei diesen beiden Paraphilien beobachtet werden (deSilva, 1995). Beim zumeist heimlich ausgeübten Voyeurismus können schließlich auch noch *körperliche Behinderungen* eine Rolle spielen. Alles dies unterstreicht die Notwendigkeit, bei beiden Deliktarten (!) zukünftig Alternativdiagnosen und deren lebensgeschichtliche Bedeutung zu beachten und nicht einseitig auf »Paraphilie« zu fokussieren.

5.6.1 Pathogenetische Funktion psychischer Störungen bei perikulären Paraphilien und Sexualdelinquenz

Komorbide psychische Störungen. Was gerade angedeutet wurde, scheint in noch ausgeprägterem Ausmaß für die Paraphilievarianten *Perikulärer Sexueller Sadismus* und *Pädophilie* zu gelten, die juristisch den Vergewaltigungsdelikten beziehungsweise dem sexuellen Missbrauch zugerechnet werden. In den klinischen Forschungsarbeiten über Vergewaltigungstaten und kindlichem Missbrauch lassen sich bei Sexualstraftätern mehr als bei Straftätern ohne Sexualdelinquenz auffällig häufig zum Zeitpunkt der Tat manifeste *Soziale Ängste/Phobien* sowie *Affektive Störungen* beobachten.

Weit über die Hälfte aller wegen Vergewaltigung und Missbrauch verurteilten Personen erfüllen die Kriterien beider Störungen, wobei die Angaben bei paraphilen Tätern etwas höher als bei nicht-paraphilen Tätern ausfallen: je nach Studie die der *Sozialen Phobie* oder Sozialangst immer so zwischen 30 und 40 Prozent (Hoyer et al., 2001); manifeste *Depressionen* werden bei Sexualdelinquenten bei bis zu einem Drittel der Patienten diagnostiziert (Hillbrandt et al., 1990) und die *Dysthymie* bei bis zu einem Viertel der Betroffenen (Ahlmeyer et al., 2003). Die Lebenszeitprävalenz betreffend nehmen die Affektiven Störungen gelegentlich den höchsten Wert aller Achse-I-Störungen ein (Hudson & Ward, 1997).

Weiter gelten *Alkohol* oder *Drogen* als enthemmende Bedingung für sexuelle Übergriffe. Weit mehr als 50 Prozent der Sexualdelinquenten konsumieren zum Zeitpunkt der Tat regelmäßig, das heißt zumeist täglich, größere Mengen Alkohol. Zudem werden die meisten Sexualstraftaten unter der enthemmenden Alkoholeinwirkung durchgeführt, insbesondere jene mit extremer Gewalt (Abbey, 1991; Richardson & Hammock, 1991). Wenngleich die Nicht-Paraphilen in dieser Hinsicht überwiegen, bleibt ein Alkoholproblem auch bei weit mehr als einem Drittel der paraphilen Täter beachtenswert.

Schließlich sind entwicklungspathopsychologisch auch noch *Persönlichkeitsstörungen* von Bedeutung. Seitdem dies in Forschungsprojekten untersucht wird (Ahlmeyer et al., 2003; Marneros et al., 2002), weisen die meisten Sexualdelinquenten (und jeweils hochsignifikant im Unterschied zu Straftätern ohne Sexualdelinquenz) Ängstlich-vermeidende, Depressive, Dependente und Schizoide Persönlichkeitsstörungen auf. Auch diese Beobachtungen ergänzen das Bild der hohen Anteile Sozialer Phobien, Affektiver Störungen und der kontextuellen Faktoren sozialer Isolation und Vereinsamung.

Kontextuelle Bedingungen. Diese Auffälligkeiten stehen wiederum in engem Zusammenhang mit kontextuellen Bedingungen: Viele, insbesondere paraphile Sexualstraftäter leben isoliert, es handelt sich häufig um Einzelgänger und sie gehen nur selten länger andauernde intime Beziehungen ein (Tingle et al., 1986; Fagen & Wexler, 1988). Und ebenfalls wiederum beschreiben übergriffige Sexualdelinquente, die über zahlreiche soziale Kontakte verfügen, diese üblicherweise als oberflächlich und ohne Intimität – egal ob ihre Taten paraphil motiviert waren oder nicht (Marshall, 1989; Keenan & Ward, 2003).

5.6.2 Ein Entwicklungsmodell perikulär-paraphiler Sexualdelinquenz

Angesichts dieser beachtenswerten, genuin *klinischen* Auffälligkeiten und Störungen stellt sich für die Forscher auch die pathogenetische Funktion der Perikulären Paraphilien inzwischen in einem etwas anderen Licht als noch vor Jahren dar. Deren funktionale Bedeutung und Virulenz scheint sich erst in der Jugend oder sogar erst im Vorfeld der Taten zu entwickeln (Fiedler, 2004).

▶ Perikulären Paraphilien scheinen Indikatoren für Einsamkeit, Isolation und für das Vorliegen Phobischer und Affektiver Störungen oder bei einer geringeren Anzahl auch von Alkoholproblemen zu sein.

▶ Paraphile Neigungen beziehen sich vorrangig auf die konkrete Vorbereitung und Ausgestaltung der Taten – und zwar: weil die Übergriffe von Tätern dieser Gruppe während der Masturbation in der Fantasie vorweggenommen und später entsprechend durchgeführt werden.

Unter Beachtung dieser Aspekte wurden wiederholt Erklärungsmodelle für die Perikulären Paraphilien vorgeschlagen, die sich in ihren Kernaussagen sehr ähnlich ausnehmen und die in → Abbildung 5.1 in der Übersicht dargestellt wurden (Arrigo & Purcell, 2001; Burgess et al., 1986; Hickey, 1997).

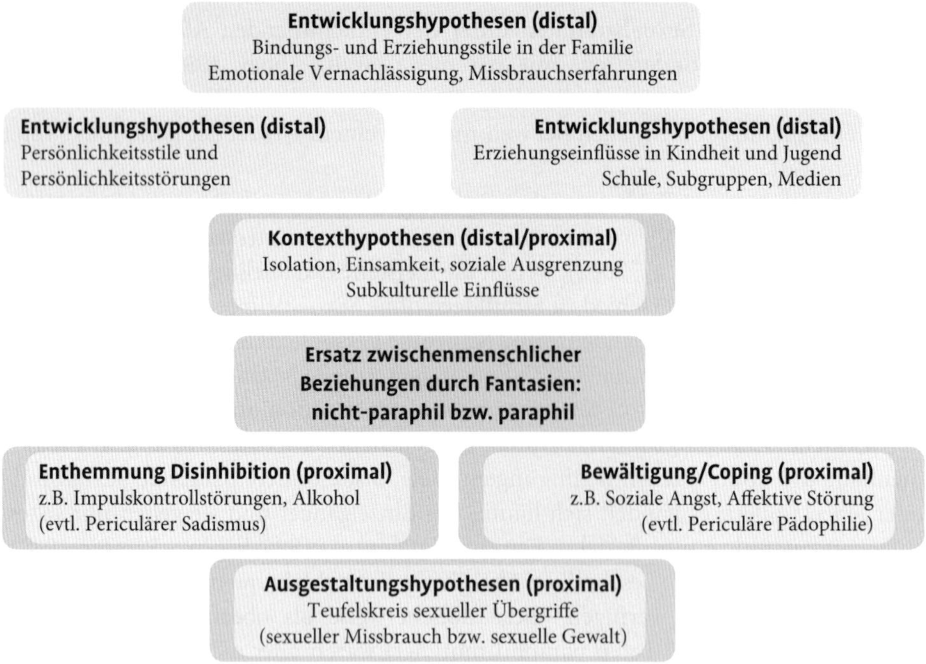

```
┌─────────────────────────────────────────┐
│      Entwicklungshypothesen (distal)    │
│   Bindungs- und Erziehungsstile in der Familie │
│   Emotionale Vernachlässigung, Missbrauchserfahrungen │
└─────────────────────────────────────────┘

┌───────────────────────────────┐   ┌───────────────────────────────┐
│ Entwicklungshypothesen (distal)│   │ Entwicklungshypothesen (distal)│
│ Persönlichkeitsstile und       │   │ Erziehungseinflüsse in Kindheit und Jugend │
│ Persönlichkeitsstörungen       │   │ Schule, Subgruppen, Medien     │
└───────────────────────────────┘   └───────────────────────────────┘

┌─────────────────────────────────────────┐
│   Kontexthypothesen (distal/proximal)   │
│   Isolation, Einsamkeit, soziale Ausgrenzung │
│   Subkulturelle Einflüsse               │
└─────────────────────────────────────────┘

┌─────────────────────────────────────────┐
│   Ersatz zwischenmenschlicher           │
│   Beziehungen durch Fantasien:          │
│   nicht-paraphil bzw. paraphil          │
└─────────────────────────────────────────┘

┌───────────────────────────────┐   ┌───────────────────────────────┐
│ Enthemmung Disinhibition (proximal) │ │ Bewältigung/Coping (proximal)  │
│ z.B. Impulskontrollstörungen, Alkohol│ │ z.B. Soziale Angst, Affektive Störung │
│ (evtl. Periculärer Sadismus)   │   │ (evtl. Periculäre Pädophilie)  │
└───────────────────────────────┘   └───────────────────────────────┘

┌─────────────────────────────────────────┐
│   Ausgestaltungshypothesen (proximal)   │
│   Teufelskreis sexueller Übergriffe     │
│   (sexueller Missbrauch bzw. sexuelle Gewalt) │
└─────────────────────────────────────────┘
```

Abbildung 5.1 Das Entwicklungsmodell für sexuellen Missbrauch und sexueller Gewalt: von den distalen hin zu proximalen Entwicklungsbedingungen

Distale Faktoren und Entwicklungsbedingungen

Danach können einerseits Erfahrungsbereiche in der Kindheitserziehung unterstellt werden, die für fehlende Bindungskompetenzen und für die spätere Entwicklung Sozialer Ängste und anderer psychischer Störungen verantwortlich sind. So ist es eher die Regel, wenn Sexualstraftäter – egal ob paraphil oder nicht – in einer familiären Umgebung groß geworden sind, in der sich retrospektiv eine Vernachlässigung der Kinder, Alkoholismus eines oder beider Elternteile und andere ungünstige Lebenserfahrungen als frühe schmerzhafte Erfahrungen finden lassen (Money & Werlas, 1982; Simon, 1996). Andererseits werden besonders negative Erfahrungen von später pädophilen und sadistischen Sexualstraftätern auch noch aus den Prägungsphasen der (Prä-)Pubertät berichtet (Hickey, 1997; Marneros, 2007).

Dysfunktionale Erziehungsumwelten tragen wesentliche Mitverantwortung dafür, dass sich bei den Betreffenden keine solide Grundlage dafür einstellt, ein positives Selbstbild zu entwickeln und ausreichende soziale Verhaltensweisen zu erlernen (Abel et al., 1988; Holmes, 1991).

Soziale Kontakte werden zunehmend vermieden. In diesem Zusammenhang entwickelt sich bei ihnen die komplementäre Einstellung, von der sozialen Gemeinschaft, in der sie leben, abgelehnt und ausgegrenzt zu werden – was häufig mangels sozialer Kompetenz auch faktisch geschieht. Zunehmende Tagträumereien treten stellvertretend an die Stelle sozialer Beziehungen, die in dieser Zeit für viele Gleichaltrigen üblicherweise die ersten wichtigen sexuellen Erfahrungen ermöglichen.

Proximale Faktoren für sexuell-paraphile Übergriffe
Paraphile Neigungen und Interessen entwickeln sich im Übergang zur Pubertät oder auch erst später. Diese Entwicklung, hin zu gefahrvollen sexuellen Übergriffen, wird entsprechend als verhängnisvoller Aufschaukelungsprozess verstehbar. Isolation bewirkt eine Ersatzsuche in sexualisierten Fantasien und setzt eine paraphil-perikuläre innere Systemik in Gang, die sich im weiteren Verlauf zunehmend verselbstständigen kann.

Mit reicher Fantasie und scheinbar frei von weiterer Zurückweisung und Ausgrenzung baut sich der Betreffende in einem mentalen Training seine eigenen erotischen Vorstellungen von intimen Begegnungen. Diese beziehen sich – mangels realer Erfahrungen – auf ungewöhnliche Objekte (Fetische, abweichende Sexualanreize) oder ungewöhnliche Handlungen (voyeuristische, exhibitionistische, pädophile, sadistische Rituale).

Werden diese Erfahrungen wiederholt, wird die Entwicklung hin zur Pädophilie und zum Perikulären Sexuellen Sadismus als Lernprozess begreifbar, in dem die Betreffenden allmählich jeglichen Sinn für sexuelle Normalität verlieren. Gebrauch und Missbrauch von Alkohol, Drogen und Pornografie, die Entwicklung Phobischer und Affektiver Störungen gelten in diesem Zusammenhang als enthemmende Risikofaktoren dafür, dass der spätere Wechsel von der Fantasie in die Wirklichkeit stattfinden kann. Bei einigen offenbart sich dieser Wechsel in die Realität zunächst in »milderen« Sexualdelikten wie Voyeurismus und Exhibitionismus. Bei anderen kann es sehr bald und unmittelbar zu einem Hineingleiten in schwerwiegende Delinquenz kommen.

Eine solche Entwicklung macht es subjektiv und gelegentlich objektiv unmöglich, ganz normale alltägliche Beziehungen aufzunehmen und zu pflegen, was das subjektive Belastungserleben weiter verstärkt. Die sich dabei entwickelnden psychischen Störungen sind einerseits Ausdruck einer vorhandenen Vulnerabilität und andererseits dafür verantwortlich, dass den Betreffenden die Kontrolle über ihre sexuellen Impulse verloren geht (Ressler et al., 1988). Unterschwellige Stressoren wie Alltagsbelastungen und soziale Desintegration und durch sie immer wieder aufgerissenen Vulnerationen sind schließlich dafür verantwortlich, dass einige Täter zwanghaft zur Wiederholung ihrer Taten neigen – auch wenn sich nach jeder Tat zunächst eine längere Phase der sexuell befriedigten Ruhe vor dem nächsten Ausbruch einzustellen vermag.

5.7 Verlauf und Prognose rechtlich problematischer und perikulärer Paraphilien

Insbesondere das DSM-5 hat die Diagnose einer sexuell-paraphilen Störung inzwischen an die Voraussetzung gebunden, dass Personen ihr dranghaftes Bedürfnis gegen den Willen einer nicht einverstandenen Person ausgelebt haben oder dass es zu deutlichem Leiden oder zu zwischenmenschlichen Schwierigkeiten gekommen ist. Dadurch werden wohl die meisten Personen mit paraphilen Neigungen nur mehr dann in klinischen Einrichtungen vorstellig, wenn ethisch-rechtlich Grenzen bereits überschritten wurden und die Betreffenden gerichtlich bestraft und/oder in einen forensischen Behandlungskontext überwiesen wurden.

Verlauf und Prognose werden üblicherweise dadurch abschätzbar, ob es nach Verurteilung beziehungsweise Entlassung aus dem Gefängnis oder der Forensik erneut zu Rückfällen gekommen ist, wobei sich Gruppen mit behandelten versus unbehandelten Straftätern vergleichen lassen. Leider wird in den aktuellen Studien nicht genau danach unterschieden, ob es sich dabei um paraphile oder nicht-paraphile Täter handelt (gewisse Ausnahmen stellen der Exhibitionismus und die Pädophilie dar).

5.7.1 Behandlungswirkungen

Anhand aktueller Metaanalysen über Studien aus verschiedenen Ländern kann man heute davon ausgehen, dass die Rückfallrate unbehandelter Sexualdelinquenten mit Beobachtungszeiträumen von mindestens fünf bis weit über zehn Jahren bei etwa 20 bis 25 Prozent liegt, dass also bereits die Gerichtsanhängigkeit und Verurteilung infolge eines Sexualdeliktes bei mehr als Dreiviertel der Sexualdelinquenten bedeutsame Wirkungen entfaltet (Alexander, 1999; Hanson & Bussière, 1998; Hanson et al., 2002). Für Rückfallraten unterschiedlicher Deliktgruppen lassen sich durchschnittlich folgende Werte angeben (die niedrigen Angaben stammen aus deutschen Stichproben von Egg, 2002; die hohen Angaben aus der Metaanalyse von Alexander, 1999): Exhibitionismus 56 bis 57 Prozent; Vergewaltigung 20 bis 24 Prozent; Kindesmissbrauch 22 bis 26 Prozent, wobei die Zahlen pädophiler Täter nur tendenziell, jedoch nicht signifikant höher ausfallen.

Im Verlauf der vergangenen Jahre konnten die Behandlungsprogramme bei Sexualdelinquenz einige bedeutsame Verbesserungen erfahren, wobei insbesondere jene, die in der Behandlung besondere Akzente im Bereich der Rückfallprävention setzten, zu deutlichen Verbesserungen in der Prognose geführt haben (Alexander, 1999; Hanson et al., 2002).

Für die genannten Deliktgruppen lassen sich dabei folgende Rückfallzahlen angeben (die geringen Rückfallzahlen stammen aus Institutionen, die spezielle [verhaltenstherapeutische] Rückfallmodule vorhalten, die höheren aus Behandlungskontexten mit herkömmlichen, häufig einsichtsorientierten Therapieangeboten):
- Exhibitionismus: < 4–20 Prozent
- Vergewaltigung: 8–22 Prozent
- Kindesmissbrauch: 8–18 Prozent; wobei sich wiederum keine signifikanten Unterschiede zwischen pädophilen und nicht-pädophilen Tätern finden lassen

Die günstigen Wirkungen der rückfallpräventiv orientierten Behandlungsverfahren konnten übrigens, etwas im Unterschied zu früher, durch eine Adjuvanz mit antiandrogener Psychopharmaka-Behandlung etwa bei Pädophilie nicht weiter gesteigert werden (Hanson et al., 2002) – was nicht bedeutet, dass auf diese Möglichkeit bei Tätern mit ausufernden und schwer selbst kontrollierbaren sexuellen Fantasien bereits verzichtet werden kann.

Allerdings korrespondiert der letztgenannte Befund mit der Beobachtung, dass es in empirischen Studien bisher nicht gelungen ist, spezifische biologisch-somatische bzw. hormonelle Ursachen für Sexualdelinquenz zu finden (zusammenfassend: Fiedler, 2004). Dazu vorliegende Ergebnisse nehmen sich mehr als widersprüchlich aus. In unterschiedlichen Studien finden sich – unabhängig von der Schwere der Taten – nebeneinander immer wieder Täter mit deutlich erhöhtem wie deutlichem erniedrigtem Testosteronspiegel. Auch aus einer eventuell günstigen Wirkung der Antiandrogenbehandlung auf paraphile Neigungen darf nicht auf eine Bedeutsamkeit biologischer Faktoren als Voraussetzung für Sexualdelinquenz rückgeschlossen werden.

5.7.2 Entwicklungsbedingungen

Natürlich lässt sich bei einzelnen Straftätern – ist er erst einmal in Gang gekommen – auch ein fortschreitender, eindeutig paraphil getönter Teufelskreis beobachten, insbesondere bei den seltenen progredienten Verlaufsformen. Versteht man die progrediente Dynamik jedoch vor dem oben dargestellten Entwicklungshintergrund, dann braucht man den Rückgriff auf »Hypersexualität« oder »Triebgeschehen« als Begrifflichkeit und Erklärung nicht mehr (Pfäfflin, 2000). Die paraphilen wie nicht-paraphilen sexuellen Handlungen werden sekundär (!) eingesetzt, um sich der inneren Spannung zu entledigen. Ein solches Gebundensein an besondere Lebenskrisen, an Zeiten der inneren Labilisierung, erklärt die Häufung devianter Handlungen in lebensphasischen Krisen wie Pubertät und anderen Lebensperioden mit existenziell bedeutsamen Veränderungen.

Entsprechend finden sich in Metaanalysen zu möglichen Rückfallursachen folgende Aspekte als rückfallprädiktiv (Hanson & Bussière, 1998; Berner et al., 2004):
- pädophile Neigungen und Interessen
- ein junges Alter beim Beginn sexueller Devianz
- die Zahl vorausgehender Sexualdelikte
- Einsamkeit bzw. Isolation
- Nicht-verheiratet-Sein
- weitere Aspekte einer sozialen Desintegration

Letzteres entspricht den Bedingungen, die im Entwicklungsmodell als Risikomerkmale für perikuläre Sexualdelinquenz dargestellt wurden. Allerdings hängen folgende Bedingungen eher nicht-signifikant mit einem Rückfallrisiko zusammen: eigene sexuelle Missbrauchserfahrung der Täter in ihrer Kindheit; Substanzmissbrauch; das Vorliegen psychischer Störungen.

Fazit. Schließlich ist es angesichts dieser Befunde nicht weiter verwunderlich, wenn heute bei paraphilen wie bei den nicht-paraphilen Tätern die gleichen Behandlungsansätze eingesetzt werden – und zwar für beide Gruppen gleichermaßen und in den letzten Jahren zunehmend erfolgreich. Die spezifische Beachtung der Paraphilien jedenfalls ist auch in der Therapieforschung bei sexueller Delinquenz weitgehend in den Hintergrund gerückt, worauf nachfolgend eingegangen wird.

5.8 Psychotherapie bei rechtlich problematischen Perikulären Paraphilien und bei Sexualdelinquenz

Während ohne Behandlung bis zu einem Viertel aller Missbrauchstäter und Vergewaltiger über kurz oder lang wieder rückfällig werden, kann man diese Zahl mittels psychologischer Therapie heute deutlich unter 10 Prozent absenken. Das ist beträchtlich, wenn man bedenkt, welche Kosten Staat und Gesellschaft durch Strafverfolgung, Prozesskosten und Unterbringung der Straftäter in Gefängnissen oder Einrichtungen der forensischen Psychiatrie entstehen. Im Folgenden sollen die wichtigsten Bausteine der Sexualstraftäterbehandlung kurz dargestellt werden, die sich in den oben genannten Metaanalysen sowohl bei paraphilen wie nicht-paraphilen Straftätern als besonders erfolgreich erwiesen haben (vgl. das ausführliche Behandlungsmanual in: Fiedler, 2004).

5.8.1 Vermittlung und Einübung sozialer Fertigkeiten und Kompetenzen

Zahlreiche Erfolge der aktuell erfolgreichen Behandlungsprogramme sind darauf zurückzuführen, dass man die therapeutische Vermittlung von sozialen Fertigkeiten und von Bindungskompetenzen zu einem Kern- und Angelpunkt der Täterbehandlung hat werden lassen. Sexualstraftäter können in der Behandlung lernen, wie man zwischenmenschliche Beziehungen auf eine befriedigende Art entwickeln, ausgestalten und zur wechselseitigen Zufriedenheit über lange Zeit hinweg leben kann. Wenn dies den Straftätern nach erfolgreicher Behandlung und nach Entlassung aus dem Gefängnis und der forensischen Psychiatrie gelingt, kommen sexuelle Übergriffe, die häufig als Ersatz für reale Beziehungen eingesetzt wurden, offensichtlich seltener vor. Nachfolgend beschriebene thematische Schwerpunkte werden dabei gesetzt:

> **Module im Training sozialer Fertigkeiten bei Sexualdelinquenz**
> **Allgemeine soziale Fertigkeiten.** Sie dienen der Vermittlung von grundlegenden Kompetenzen, wie man zwischenmenschliche Beziehungen auf eine befriedigende Art entwickeln, ausgestalten und zur wechselseitigen Zufriedenheit über lange Zeit hinweg leben kann.

Selbstsicherheitsübungen. Sie ermöglichen es, in Rollenspielen die Feinsinnigkeit der Durchsetzung berechtigter Interessen und Wünsche gegenüber anderen kennenzulernen.

Ärger- und Wutmanagement. Es werden die auslösenden (inneren und äußeren) Anlässe für aufkommenden Ärger analysiert, um sie hinfort besser wahrnehmen zu können. Anschließend werden Übungen durchgeführt, wie Ärgergefühle in einer prosozialen Weise angesprochen und wie zwischenmenschliche Konflikte auf sozial bezogene Weise diskutiert und gelöst werden können. Weiter werden Präventivmaßnahmen erarbeitet, die es verhindern, dass sich extreme Ärgergefühle überhaupt erst entwickeln.

Problemlösetraining. Dieser Anteil des Kompetenztrainings dient der Vermittlung kognitiver Fertigkeiten, zwischenmenschliche Krisen zu identifizieren, rational zu bewerten und auf sachliche Weise konstruktiv zu bewältigen.

Sexuelle Beziehungsmuster. Da sich insbesondere paraphilie Sexualstraftäter durch eingeschränkte beziehungsweise defizitäre Möglichkeiten auszeichnen, sexuelle Zufriedenheit und Ausgeglichenheit zu erreichen, geht es konkret um den Aufbau und die Erweiterung der sexuellen Kompetenz in intimen zwischenmenschlichen Beziehungen.

Sympathiewerbung und Sympathievermittlung

Bei der Umsetzung dieser Themen und Ziele in Übungen werden Therapeuten durchgängig darauf achten, dass wechselseitige Sympathievermittlung und Sympathiewerbung zur hohen Schule zwischenmenschlicher Beziehungsgestaltung gehört. Sexualdelinquente Menschen haben auffallende Schwierigkeiten, zwischenmenschliche Kontakte aufzunehmen und zu pflegen. Sie haben es nicht gelernt, wie und wann man Blickkontakt aufrechterhält, wann und wie man anderen Fragen stellt, um längere Zeit im Gespräch zu bleiben. Häufig sind es nur Kleinigkeiten, an denen es mangelt. Diese zu erleben und gezielt um neue Kompetenzen anzureichern, kann bereits nach wenigen Übungen erhebliche positive Wirkungen entfalten. Das Übungsfeld der Vermittlung sozialer Fertigkeiten ermöglicht es weiter, in Rollenspielen die Feinsinnigkeit der Durchsetzung eigener berechtigter Interessen und Wünsche gegenüber anderen kennenzulernen. Es gilt dabei aber auch, berechtigte und unberechtigte Erwartungen an andere kennenzulernen. Übungen könnten in diesem Zusammenhang darauf abzielen, die Unterschiede zwischen aggressiven und selbstsicheren, zwischen passiven oder passiv-aggressiven Reaktionsformen herauszuarbeiten.

Es sollte systematisch eingeübt werden, wann und gegenüber welchen Personen man wozu und vor allem auf welche Weise über eigene Gefühle und Gedanken spricht oder nicht spricht – und wie man auf eine Beziehungsverweigerung anderer Personen angemessen reagiert.

5.8.2 Entwicklung von Empathie für die Opfer

Den meisten Sexualstraftätern mangelt es an der Fähigkeit zur zwischenmenschlichen Perspektivübernahme. Es dominiert eine Art autistischer Selbstbezug, in dem engstirnig und egoistisch eigene Ziele verfolgt werden. In diesem Prozess dekonstruieren viele Täter ihre unethischen Handlungen, indem sie ihre Aufmerksamkeit auf die Durchsetzung eigener Ziele ausrichten. Sie blenden damit gleichermaßen jenes Erleben (wie Scham und Schuld) aus, das sie auf unmittelbare negative Folgen für die Opfer bzw. auf mittelbare negative Folgen für sich selbst aufmerksam machen könnte. Bei ständiger Wiederholung und Ausweitung ihrer Aktionen geraten sie zudem in den Zwang, Schuldgefühle durchgängig wegzurationalisieren, was ihnen häufig durch eine projektive Externalisierung mittels Schuldzuweisung an die Opfer gelingt.

Ein wichtiger Schritt auf dem Weg zu einer Übernahme der Verantwortung für die Taten besteht darin, bei den Straftätern Empathie für die Opfer und für die Folgen ihrer Taten zu entwickeln. Bei einigen besteht möglicherweise kein generelles Empathiedefizit. Fast alle sind jedoch offenkundig nur beschränkt in der Lage, sich in die Perspektive ihrer konkreten Interaktionspartner hineinzuversetzen. In der Behandlung von Sexualstraftätern hat sich zur Überwindung solcher Defizite inzwischen ein Vorgehen als minimal notwendig erwiesen, das die nachfolgenden vier Elemente enthält (Marshall et al., 1999; Fiedler, 2004).

> **Module im Empathietraining bei Sexualdelinquenz**
> **Analyse der eigenen Taten.** In einem ersten Schritt müssen die Straftäter die Eigenarten und Abläufe ihrer Delikte (Gewalttaten, sexuelle Übergriffe) detailliert beschreiben und in der Gruppe diskutieren.
> **Analyse der Folgen von Straftaten für die Opfer allgemein.** In einem zweiten Schritt erhalten die Straftäter den Auftrag, sich intensiv lesend mit Berichten, Darstellungen oder Interviews auseinanderzusetzen, in denen die Folgen von Delikten, wie sie von ihnen begangen wurden, detailliert beschrieben werden, einschließlich aller körperlichen, psychischen, materiellen und finanziellen Folgeprobleme und deren Behandlungsnotwendigkeiten. Die wichtigsten Aspekte müssen im Verlauf dieses Moduls von jedem schriftlich festgehalten und anschließend in der Gruppe vorgelesen und diskutiert werden.
> **Analyse der Folgen einer Straftat für das eigene Opfer.** Weiter müssen sie – wiederum schriftlich – darlegen, welche Gemeinsamkeiten und Unterschiede zwischen den allgemeinen Erfahrungen des vorhergehenden Moduls und den Erfahrungen ihrer eigenen Opfer bestehen. Jeder Patient wird dazu aufgefordert, jene zuvor ausgearbeiteten Folgen konkret zu benennen, die auf das Opfer der eigenen Delikte zutreffen könnten, beziehungsweise weitere Elemente hinzuzufügen, die als spezifische Opferfolgen der eigenen Belästigungen und Bedrohungen dazukommen.

> Diese schriftlichen Ausarbeitungen werden anschließend wiederum in der Gruppe vorgelesen und diskutiert.
> **Schriftliche Ausarbeitung von zwei Briefen.** Dieser Baustein gilt inzwischen als unverzichtbarer Anteil des Empathietrainings. Dazu sollen die Straftäter zwei Briefe anfertigen: einen Brief des Opfers an den Täter und ein (Entschuldigungs-)Schreiben des Täters an sein Opfer. Beide Briefe werden dann in der Gruppe laut vorgelesen und von den Gruppenmitgliedern diskutiert. Dieser Übungsteil erfordert in aller Regel die längste Zeit, was entsprechend eingeplant werden sollte.

5.8.3 Systematische Rückfallprävention

Der wichtigste Fortschritt wurde dadurch erzielt, dass man die zunächst im Bereich der Abhängigkeitserkrankungen erprobte Rückfallprävention auf den Bereich der Sexualdelinquenz übertrug. Im Rahmen eines sogenannten Rückfallpräventionstrainings werden Sexualstraftäter auf der Grundlage einer genauen Analyse ihrer jeweiligen Straftaten detailliert darin unterwiesen, wie sie von sich aus ihre persönlichen Rückfallrisiken erkennen und selbstständig vermeiden können. Dabei handelt es sich um eine systematische Schulung und Einübung in Rückfallstrategien, die sich in der Forschung bei Sexualdelinquenz inzwischen als wirksam erwiesen haben.

> **Module der Rückfallprävention bei Sexualdelinquenz**
> Als wichtige Leitlinie für erfolgreiche Rückfallprogramme hat sich Folgendes erwiesen: Alle als schriftlich vorgeschlagenen Ausarbeitungen sind auch als solche vorzunehmen! Das gilt auch für das Empathiemodul. Das schlichte gesprächstherapeutische »Besprechen« von Rückfallbedingungen und möglichen Vermeidungsstrategien ist nicht hinreichend!
> **Auflistung von Rückfallbedingungen.** Zunächst werden die Straftäter angeleitet, eine Liste mit sechs bis acht allgemeinen Risikobedingungen anzufertigen. Diese Liste sollte kontextuelle Hintergrundfaktoren und/oder persönliche Probleme und/oder emotionale Stimmungsstörungen enthalten. Diese Liste mit Rückfallbedingungen wird im Einzelkontakt oder in der Gruppe durchgesprochen, indem die Therapeuten – mit Blick auf die später anzufertigende Liste mit Rückfallsignalen (nachfolgend) – ihrerseits nochmals verdeutlichen, mit welchen Gedanken, Gefühlen und Handlungen die einzelnen Rückfallbedingungen genau zusammenhängen. Das Ziel ist unstrittig und eindeutig: Für die Straftäter gilt, jede künftig einsetzende Neigung zu gewalttätigen oder sexuellen Übergriffen möglichst frühzeitig, aktiv und aus eigener Kraftanstrengung heraus zu unterbrechen.
> **Planung von Bewältigungsschritten.** Mit dem Patienten werden zwei, drei oder vier konkrete alternative Handlungen erarbeitet, mit denen jede aufkommende Neigung zur Belästigung, Gewalt oder zu sonstigen Übergriffen unmittelbar unter-

brochen werden kann. Dabei kann auf die im Sozialtraining gelernten Strategien zwischenmenschlicher Problemklärung oder Konfliktlösung zurückgegriffen werden. Bei der Planung von Bewältigungsschritten sind zusätzliche Überlegungen vielfältigster Art sinnvoll, wie zum Beispiel die Beachtung kontextueller Faktoren, die noch nicht im Zentrum der Behandlung standen: Arbeitsplatzprobleme, Probleme mit Angehörigen und Verwandten, wegen evtl. zu erwartenden Problemen mit anderen Menschen nach der Entlassung aus dem Strafvollzug. Die Bewältigungsstrategien sollten möglichst konkret gefasst werden.

Die Anfertigung von zwei Listen mit Rückfallsignalen. Schließlich werden die Patienten gebeten, Verhaltensweisen, Gedanken und Gefühle zu benennen und aufzuschreiben, die darauf hinweisen, dass sie sich gerade wieder in einer psychischen Verfassung befinden, die eine Belästigung oder Bedrohung anderer Personen auslösen könnte. Auf der Grundlage dieser Aufzeichnung werden dann zwei Listen mit Rückfallsignalen angefertigt, und zwar

- eine für den Straftäter selbst und
- eine für eine nahestehende Person (Bewährungshelfer, Freund, Ehepartner, Kollege).

Die Liste für sich selbst soll vor allem typische Gefühle und Gedanken enthalten, die nicht unmittelbar der Beobachtung durch andere zugänglich sind. Sehr wohl sollten sie vom Betreffenden selbst wahrgenommen werden (z. B. zunehmender Alkoholmissbrauch, Einsamkeitserleben). Die für andere Personen erkennbaren Warnsignale müssen so klar und eindeutig sein, dass sie auch tatsächlich als Risikomerkmale augenfällig werden (z. B. das Nicht-Einhalten von Verabredungen). Alle Risikomerkmale sollten möglichst frühe Stadien aufkommender Krisen betreffen. Und sie sollten ermöglichen, dass eine mögliche Spirale des erneuten Hineingleitens in delinquentes Handeln noch vor ihrer Entwicklung aktiv und selbstständig unterbrochen oder wenigstens durch die Vertrauensperson angeregt wird.

Adressaten der Rückfallprävention
Um sicherzustellen, dass sich Straftäter selbst weiterhin intensiv mit den Schriftstücken auseinandersetzen, wurde den hier als Referenz zugrunde liegenden Rückfallprogrammen noch folgende unverzichtbare Maßnahme hinzugefügt:
- Rückfallpläne und die weiteren Aufzeichnungen werden mehrfach kopiert.
- Eine Kopie kommt offiziell in die Akte.
- Eine Kopie erhält das aktuelle Behandlungsteam.
- Eine Kopie geht an den Bewährungshelfer und/oder an eine vom Straftäter bestimmte Person seines Vertrauens.
- Eine Kopie verbleibt beim Straftäter.

Schließlich werden die Aufzeichnungen vom Patienten im Verlauf einer länger andauernden Unterbringung regelmäßig mit dem Bezugstherapeuten auf die (noch) gegebene inhaltliche Stimmigkeit hin überarbeitet. Deutlich verbesserte Rückfallpläne gehen dann erneut in den Verteiler.

5.8.4 Weitere Behandlungsmodule

Weitere wichtige Bausteine der Behandlungsprogramme betreffen unterschiedliche Tätertypen, bei denen zumeist sehr unterschiedliche affektive oder emotionale Probleme bestehen. Als Orientierung dienen unter anderem ätiopathogenetisch bedeutsame psychische Störungen, die weiter oben dargestellt wurden.
Soziale Ängste, Depressionen, Alkoholmissbrauch. Haben Sexualdelinquenten ihre Taten verübt, um aus sozialem Stress und psychischen Belastungen auszubrechen oder um psychisches Stresserleben zu kompensieren, sind Module vorgesehen, in denen Möglichkeiten eines angemessenen Umganges mit sozialen Belastungen erarbeitet und erprobt werden oder in denen die Behandlung psychischer Störungen im Vordergrund steht.
Impulskontrollstörungen. Diese kommen zwar vorrangig bei nicht-paraphilen Tätern vor, können aber auch bei paraphilen Tätern beobachtet werden, insbesondere bei inzestuösen Vergehen. Für solche Fälle sind spezielle Module vorgesehen, in denen die Betroffenen einen angemessenen Umgang mit Ärger und Wut kennenlernen und Möglichkeiten vermittelt bekommen, wie sie zukünftig ihrem Ärger in konstruktiver Weise Ausdruck verleihen können.
Sexuelle Funktionsstörungen. Auch diese spielen für paraphile Entwicklungen eine Rolle, zum Beispiel kann beim Exhibitionismus, der häufig mit massiven Ängsten vor realen sexuellen Beziehungen gepaart ist, für sexuelle Funktionsstörungen mitverantwortlich sein. Dafür müssen dann eigene Behandlungsschwerpunkte gesetzt werden.

5.8.5 Zusammenfassung und Ausblick

Als Vorteil einer solchen multimodalen Behandlung ist offensichtlich, dass für sehr unterschiedliche Bedingungen, die für sexuellen Missbrauch und Gewalt infrage kommen, auch auf individueller Ebene therapeutisch angemessene Antworten gesucht werden. Leider werden im forensischen Maßregelvollzug bis heute zwei disparate Gesichtspunkte, nämlich der Sicherungsaspekt und die therapeutische Behandlung, so miteinander verschmolzen, dass daraus bizarr lange Therapien hervorgehen (Kröber, 1999).

Die stationäre Therapie dauert nicht so lange, bis der Patient ein Behandlungsprogramm erfolgreich absolviert hat, sondern so lange, bis der gerichtlich auferlegte Sicherungsaspekt erledigt ist. Für diese Situation gilt es, innovative Möglichkeiten zu entwickeln. Auf Zeit zu spielen, indem man Therapieangebote künstlich streckt, ist keine angemessene Lösung. Die in einzelne Bausteine segmentierte Therapie bietet vielfältige, auch noch unentdeckte Alternativen.

Wenn sich auch die Anzeichen mehren, dass mit dem dargestellten Vorgehen deutliche Erfolge mit Blick auf eine Senkung von Rückfallzahlen erreichen lassen, kann dennoch kaum sinnvoll daran gezweifelt werden, dass die Behandlungsansätze zur Resozialisierung von Sexualstraftätern auch zukünftig weiter fortentwickelt werden müssen. Die größte Herausforderung stellen nach wie vor therapeutisch schwer erreichbare Patienten dar. Für deren »Aussonderung« werden von einigen empirisch arbeitenden Sonderlingen in fast schon zynisch anmutender Weise immer stärker reduzierte Einschätzskalen und Tests entwickelt, was sie auf dem erstrebenswerten Weg erfolgreicher Behandlung und Rehabilitation keinen Schritt vorwärts gebracht hat.

Die »therapeutisch schwer Erreichbaren« werden nämlich zunehmend seltenere Fälle. Und seltene Fälle verschließen sich üblicherweise der empirischen Forschung. (Sic! Das gilt es zukünftig, für die vermeintliche Validität von »Aussonderungstests« zu beachten.) Dabei sind und bleiben die therapieresistenten Patienten Sorgenkinder, um die man sich in besonderer Weise bemühen muss. Angesichts dieser Situation sind übrigens exzellente Einzelfallanalysen bei vorbehandelten Wiederholungstätern erforderlich, und zwar so, wie man sie von hermeneutisch denkenden Forschern gewohnt ist. Und jene Einzelfallexperten mit offenem Blick für Alternativen gibt es, was die Sexualdelinquenz angeht, vor allem in deutschen Landen.

6 Sexualität und sexuelle Störungen im Wandel der Zeiten

6.1 Einführung

Im 18. Jahrhundert sahen sich die Staatsverwaltungen angesichts einer zunehmenden Überfüllung der Zuchthäuser und infolge der Kritik einiger aufgeschlossener Wissenschaftler mit dem Problem konfrontiert, einige schwer unterscheidbare Personengruppen zu differenzieren, die insbesondere von Seiten der ersten Psychiater nicht weiter als Verbrecher eingestuft wurden. Der seinerzeit beginnende Auf- und Ausbau psychiatrischer Kliniken gehorchte zwar einerseits sozialpolitischen Erfordernissen. Andererseits entsprach er zugleich einer Aufgabe, der sich die ersten engagierten Psychiater ernsthaft zu stellen versuchten, nämlich nach Menschlichkeit, Vernunft und Recht die Schuldigen von den Kranken zu trennen.

Angedeutet hatte sich dieser Perspektivwechsel in der Medizin schon seit einiger Zeit. Aber erst mit der beginnenden Aufklärung wurden jene Mediziner gehört, die bis zum ausgehenden Mittelalter häufig als »vom Teufel besessen« bezeichnete Menschen zu Patienten erklärten und sie damit vor kirchlicher wie strafrechtlicher Verfolgung schützten. Aufgeklärte Psychiater wie Phillipe Pinel (1745–1826) in Frankreich, Vincenzo Chiarugi (1759–1820) in Italien, Johann Gottfried Langermann (1768–1832) in Deutschland und Benjamin Rush (1746–1813) in den Vereinigten Staaten reformierten die Asyle und befreiten die Insassen von Ketten. Sie richteten Kliniken für geistig Verstörte ein und entwickelten humanere Behandlungsformen.

6.2 Der Kreuzzug gegen die Masturbation

Rückblickend darf natürlich nicht ausgeklammert bleiben, dass die Mediziner, die sich mit der Etablierung der Psychiatrie im 18. Jahrhundert in der Zeit der Aufklärung mutig der schwierigen Aufgabe stellten, aus karitativen und fürsorglichen Erwägungen Kranke von Kriminellen zu trennen, dennoch an der Fortdauer der bis dahin üblichen Verfolgung und harten Bestrafung Homosexueller und anderer Menschen mit sexuellen Deviationen maßgeblich beteiligt waren – auch wenn viele von ihnen die sich später im Dritten Reich offenbarenden Konsequenzen ihres Handelns nicht intendierten und auch nicht gut voraussehen konnten. Ganz im Unterschied zu anderen psychischen Erscheinungen des »Irreseins« fiel es den staatlich inzwischen etablierten Psychiatern bei den sexuellen Abweichungen besonders schwer, sich von den Vorstellungen der Kirche und damit von denen in der Gesellschaft zu lösen – zu plausibel erschien offensichtlich die kirchliche Naturrechtsideologie der Zeugung als der einzig akzeptierbaren Funktion sexuellen Begehrens.

Dass sich die Psychiater der ersten Stunde jedoch die Masturbation als eine der »bedrohlichsten Krankheiten mit Behandlungswert« aussuchten, ist aus heutiger Warte nur sehr schwer verständlich. Denn im Mittelalter stand gerade die Neigung der Menschen zur Selbstbefriedigung nie im Mittelpunkt der Verfolgung »unzüchtigen« Treibens. Erst Anfang des 18. Jahrhunderts wurde sie als bisher viel zu wenig beachtete Form unnatürlicher Sexualität ausdrücklich in den Mittelpunkt gerückt. Vielleicht kann man sich diesen Aufschwung am besten damit erklären, dass Wissenschaftler immer dann schnell weite Bekanntheit erlangen konnten, wenn sie gesellschaftlich aktuell diskutierten Fragen neue Impulse zu geben vermochten.

Der Schrecken der Onanie

1710 erschien in England das anonym verfasste Pamphlet *Onanie, oder die abscheuliche Sünde der Selbstbefleckung und alle ihre schrecklichen Folgen für beide Geschlechter, betrachtet mit Ratschlägen für Körper und Geist*. Es stammt vermutlich von einem ehemaligen Pfarrer namens Bekker, über dessen Leben nur überliefert ist, dass er mit Quacksalberei und Wunderheilungen sein Geld verdiente. Bei der Schrift handelte es sich um eine Aktualisierung und Neuauslegung alter Theorien vom »vergeudeten Samen«. Bekker benannte die Selbstbefriedigung nach Onan, von dem die Bibel erzählt, dass er von Gott bestraft wird, weil er sich weigerte, die Witwe seines Bruders zu schwängern. Er vollführte zwar den Koitus, verhinderte aber die Schwangerschaft, indem er »seinen Samen zur Erde fallen ließ« (1. Moses, 38, 8-10).

Vor allem wegen der enormen Verbreitung und Popularisierung dieser auch in verschiedene Sprachen übersetzten Schrift wurde die Masturbation alsbald und überall in Europa heiß diskutiert und angeprangert. Es war also nur eine Frage der Zeit, bis sich die Mediziner mit den unterstellten gesundheitsschädigenden Folgen der Selbstbefriedigung auseinandersetzen mussten. 1758 war es so weit. Unter dem Titel *Onanismus – oder eine Abhandlung über Krankheiten, die durch Masturbation entstehen* veröffentlichte der angesehene Schweizer Arzt Samuel Auguste Tissot (1728–1797) ein Buch mit spektakulärem Erfolg. Ursprünglich als *Onania* in Latein verfasst, erschien es bereits zwei Jahre später in französischer Sprache, bevor es seinen Siegeszug in der ganzen westlichen Welt antreten sollte (dt.: 1774). Nach Tissots Auffassung war die Masturbation nicht nur eine Sünde und ein Verbrechen. Viel gefährlicher sei, dass sie schreckliche Krankheiten wie Schwindsucht, Minderung der Sehkraft, Störungen der Verdauung, Impotenz und Wahnsinn verursachen könne.

Die Psychiatrie sieht Handlungsbedarf

Binnen weniger Jahre wurde Tissot als Autorität auf diesem Gebiet anerkannt und als Wohltäter der Menschheit gelobt. Rückfragen der Ärzte bei Patienten, ob diese sich selbst befriedigten, schienen nämlich die Sicht der Verursachung vielfältiger körperlicher und geistiger Krankheiten durch Onanie immer wieder zu bestätigen. Zu Beginn des 19. Jahrhunderts jedenfalls begannen die Ärzte der gesamten westlichen Welt, die Wurzeln fast aller körperlichen und seelischen Erkrankungen in der Masturbation zu sehen.

Benjamin Rush (1745–1813), der Vater der amerikanischen Psychiatrie, vermutete 1812 in seinem Lehrbuch *Medical inquiries and observations upon the diseases of the mind* in ihr nicht nur die Ursache der schweren Formen des Wahnsinns, sondern gemahnte die Ärzte, auch noch bei folgenden Krankheiten unbedingt an die Selbstbefriedigung als mögliche Quelle allen Übels zu denken: bei Samenschwäche, Impotenz, Schmerzen beim Wasserlassen, Rückenmarksschwindsucht, Lungenschwindsucht, Verdauungsstörungen, Sehschwäche, Schwindelgefühlen, Epilepsie, Hypochondrie, Gedächtnisschwund, Mannesschmerz, Verblödung und Tod. Und ein halbes Jahrhundert später, 1867, fügte Henry Maudsley (1835–1918), der größte britische Psychiater und Gerichtsmediziner seiner Zeit, noch hinzu, dass der sogenannte Masturbationswahnsinn durch eine besondere Perversion der Gefühle charakterisierbar sei, die in frühen Stadien zu einer entsprechenden Verwirrung des Geistes führe. Später, wenn der Selbstbefriedigung kein Einhalt geboten würde, seien ein Versagen der Intelligenz, nächtliche Halluzinationen, mörderische und selbstmörderische Neigungen beobachtbar. Ab dieser Zeit wurde auch der von Maudsley benutzte Begriff »Perversion« – und zwar weltweit – für sexuelle Abweichungen zunehmend beliebter.

Fürderhin galt die Masturbation im fortgeschrittenen Stadium als unheilbar. Die einzige Kunst der Medizin bestand in dem Versuch, das Leiden zu verhüten oder früh zu entdecken. Eltern wurden angewiesen, ihren Kindern die Hände am Bett festzubinden oder ihnen Fausthandschuhe überzuziehen. Bandagen und Keuschheitsgürtel sollten das Berühren der Geschlechtsorgane verhindern. Es wurden vielfältige ausgeklügelte Vorrichtungen entwickelt und verkauft, die Menschen davor schützten, sich selbst zu beflecken. Und wenn alles nicht half, wurden chirurgische Eingriffe empfohlen, wie zum Beispiel das Einsetzen eines Metallringes zur Verhinderung der Erektion (Infibulation) oder das Herausschneiden der Klitoris bei Frauen. Gelegentlich wurde sogar versucht, die Geschlechtsorgane mittels Durchtrennung oder Verätzung von Nerven gefühllos zu machen.

Langer Abschied von einer Chimäre
Heute ist es natürlich keine Frage mehr, dass der Kampf gegen die vermeintlich das menschliche Dasein ernsthaft bedrohende Masturbation als eines jener dunkleren Kapitel in der Geschichte ärztlicher Kunst anzusehen ist, wenngleich es der Psychiatrie als neue Wissenschaft innerhalb der Medizin wie zugleich in der Gesellschaft mit zum Durchbruch und zur Anerkennung verhalf. Erst beginnend mit der Wende zum 20. Jahrhundert lässt sich beobachten, dass sich die starre Haltung gegenüber der Masturbation abschwächte. Dieser Prozess vollzog sich ganz allmählich, und zwar in dem Maße, wie in der Psychiatrie Erkenntnisse über die Ursachen körperlicher und geistiger Leiden zunehmend auf eine empirische Grundlage gestellt werden konnten.

Es sollte jedoch noch bis zur Mitte des letzten Jahrhunderts dauern, bis sich allgemein durchsetzte, dass Masturbation keinerlei körperlichen oder geistigen Schaden verursacht. Spätestens als Alfred Kinsey und seine Mitarbeiter (1948, 1953) das Sexualverhalten von Mann und Frau in breit angelegten Befragungen aufzuklären versuchten, war es nicht mehr zu bestreiten: Nur sehr wenige Menschen masturbieren nie oder selten, viele andere jedoch über Jahrzehnte hinweg, zahlreiche mehrmals täglich und einige weitere tun dies immer wieder einmal das gesamte Leben hindurch. Und bei keiner dieser vielfältigen Möglichkeiten ließen sich bis heute etwa Zusammenhänge zu psychischen Störungen oder körperlichen Krankheiten dingfest machen.

Vielleicht wäre alles auch etwas anders verlaufen, wenn sich die Mediziner bereits im 19. Jahrhundert auf ihre gemeinhin ebenfalls als bedeutsam angesehenen medizinhistorischen Wurzeln besonnen hätten. Schon die Ärzte im antiken Griechenland und Rom hatten – übrigens ebenfalls aufgrund sorgsamer Befragungen und wegen guter Erfahrungen – ihren Patienten regelmäßige Samenergüsse zur körperlichen Ertüchtigung und geistigen Gesunderhaltung empfohlen, ohne dass damals auch nur ein einziger Arzt etwa an ungünstige Nebenwirkungen der Masturbation gedacht oder schädigende Folgen prophezeit hätte.

6.3 Psychopathia Sexualis

Übrigens gibt es den heute allgegenwärtigen Begriff »Sexualität« erst seit knapp 200 Jahren. 1820 wurde er vom Botaniker August Henschel (1790–1856) in einer Studie über die Fortpflanzung der Pflanzen in die Wissenschaftsgeschichte eingeführt. Davor gab es Bezeichnungen nur für geschlechtsspezifische Eigenarten und Typisierungen oder für sexuelle Handlungen. Nachdem Henschel den Begriff »Sexualität« benutzt hatte, machte er in nur wenigen Jahren weltweit innerhalb und außerhalb der Wissenschaft die Runde. Die »Sexualität« der Pflanzen, Tiere und der Menschen wurde schnell zum Forschungsgegenstand unterschiedlichster Disziplinen. Nach den Biologen folgten als erstes die Mediziner, dort vor allem die Psychiater, dann folgten die Philosophen und bereits Ende des 19. Jahrhunderts konnte sich die Sexualitätswissenschaft vom Menschen als eigenständige Disziplin an den Universitäten etablieren.

Für die Etablierung der Psychiatrie als eigenständige wissenschaftliche Disziplin innerhalb der Medizin war es in jener Zeit natürlich unverzichtbar, psychische Abweichungen und Auffälligkeiten etwa in der Abgrenzung zur Kriminalität möglichst genau zu definieren. Zugleich galt es, die körperlichen Ursachen seelischen Leidens zu finden, da nur sie eine Behandlung psychischer Störungen als »Krankheit« rechtfertigen. Und aus genau den gleichen Gründen war es notwendig, eindeutige Grenzziehungen zur Normalität vorzunehmen. Einer der ersten Versuche dieser Art stammt von Esquirol (1839), der mit seiner Lehre von den Monomanien zu Beginn des 19. Jahrhunderts versuchte, einige Delikttypen in den Bereich psychiatrischer Beurteilung und Behandlung einzubeziehen. Neben einigen seiner Kategorien, die wie Pyromanie und Kleptomanie auch noch in den heutigen Diagnosesystemen der Psychiatrie zu finden sind, gab es bei ihm die Bezeichnung »Erotomanie« für exzessives unzüchtig-sexuelles Verlangen.

Nachdem seinerzeit der durch Henschel eingeführte Begriff Sexualität weltweit die Runde machte, war es nur konsequent, ihn in das Vokabular der ebenfalls noch jungen medizinischen Disziplin zu übernehmen, insbesondere weil sich mit ihm psychisch bedingte sexuelle Krankheiten vortrefflich klassifizieren und diagnostizieren ließen. Eine erste weiterreichende Differenzierung sexueller Erotomanien wurde bereits kurze Zeit darauf vom Arzt Heinrich Kaan (1844) in einem Buch mit dem Titel *Psychopathia Sexualis* vorgelegt. Nach seiner Auffassung litten nahezu alle Menschen unter einer sogenannten »phantasia morbosa«, einem krankhaften sinnlichen Fantasieleben, dass sie insbesondere für sexuelle Exzesse anfällig machte. Kaan bot als Erster eine Liste »sexueller Aberrationen« an, zum Beispiel die Knabenliebe, gegenseitige homosexuelle Masturbation, Leichenschändung, Koitus mit Tieren und sexueller Kontakt mit Gegenständen. Seine Abhandlung hatte einen erheblichen Einfluss und beflügelte die Psychiater, immer neue und weiter gefasste Listen sexueller Deviationen zu entwickeln. Einer der Höhepunkte in diesem Reigen war die Buchpublikation des Wiener Psychiaters Krafft-Ebing (1840–1902) aus dem Jahr 1886, dessen berühmte und weltweit viele Male neu aufgelegte Studie über »die Verirrungen des Sexuallebens« auch Kaans Buchtitel *Psychopathia Sexualis* programmatisch erneut übernahm.

Die noch junge Psychiatrie stand natürlich zum Zeitpunkt ihrer Etablierung nicht außerhalb gesellschaftlicher und kultureller Einflüsse und Zwänge. Trotz der durch sich selbst und zunehmend von außen auferlegten Verpflichtung zum Zurückdrängen mittelalterlicher mythologischer und moralischer Vorstellungen über Normalität und Abweichung war es den Psychiatern dennoch kaum möglich, sich mit der Definition und Klassifikation »seelischer Krankheiten« gänzlich außerhalb gesellschaftlich-kultureller Vorstellungen zu bewegen. Vielleicht wird auf diese Weise verständlich, weshalb sie in ihrem Bemühen um Einordnung und Systematisierung neuer Krankheitsbilder auf bestehende moralische wie vor allem auch auf rechtliche Voraussetzungen aufbauen mussten.

Was dabei die »sexuellen Abweichungen« anging, so wurde im ersten Jahrhundert der Psychiatriegeschichte schlicht die von »seriösen« Theologen wie Philosophen immer noch vertretene Sexualdoktrin als Orientierungsrahmen gewählt. Und diese sah nach wie vor ein Beharren auf sexueller Anpassung an die Natur vor und war allem nicht-reproduktiven Sexualverhalten gegenüber äußerst intolerant. Sexualität war gesellschaftlich nur als heterosexueller Geschlechtsverkehr zwischen Menschen tolerierbar, wenn dieser zum richtigen Zweck (dem der Fortpflanzung), mit der richtigen Person (dem Ehepartner) und in der richtigen Weise (durch Koitus) erfolgte. Alle anderen Formen der Sexualität beinhalteten die Gefahr der Abweichung und mussten fortan sorgfältig auf einen möglichen Krankheitswert hin untersucht werden, damit sie nach Absicherung der Krankheitsdiagnose psychiatrisch behandelt werden konnten. Und was davon als sogenannte Paraphilien bis heute übrig geblieben ist, das kann man in → Kapitel 5 nachlesen.

6.4 Die Psychopathologisierung der Homosexualität

In dem Maße, wie der Kampf gegen die Masturbation allmählich an Intensität verlor, verlagerte sich das Hauptaugenmerk zunehmend auf eine andere Gruppe sexueller Auffälligkeiten, nämlich auf die jetzt so bezeichnete Homosexualität. Bis weit in das 20. Jahrhundert hinein war zwar unter Wissenschaftlern auch noch der Begriff »Inversion« sehr verbreitet, konnte sich gegenüber »Homosexualität« jedoch nicht mehr halten, nachdem letzterer weite Verbreitung gefunden hatte – geprägt 1869 durch den österreichischen Schriftsteller Karl-Maria Benkert (1824–1882), der unter dem Pseudonym Karl-Maria Kertbeny publizierte. Selbst ein Mensch mit gleichgeschlechtlichen Neigungen war Benkert der Ansicht, dass die Homosexualität nur bei einer kleinen Menschengruppe zu finden sei, die sich grundlegend von den anderen unterscheide. Es dauerte nicht lange, bis für die Nicht-Homosexuellen das entsprechende Gegenwort »Heterosexualität« die Runde machte. Die halb lateinisch, halb griechisch inspirierten Wortschöpfungen konnten leicht in alle Sprachen übersetzt werden und fanden sich schnell in Europa und Amerika verbreitet.

Viele Psychiater folgten in ihrem Interesse, nunmehr auch den möglichen »Krankheitswert« der Homosexualität zu begründen, ebenfalls gesellschaftlichen Zwängen. Die Definition der Homosexualität als Krankheit beginnt im Jahr 1869 und wird als solche unmittelbar nicht nur Gegenstand der wissenschaftlichen Auseinandersetzung, sondern zugleich auch der politischen Debatten um diese Frage. In diesem Jahr veröffentlicht der Psychiater Carl Westphal (1833–1890) den Aufsatz *Die conträre Sexualempfindung, Symptom eines neuropathischen (psychopathischen) Zustandes*. Auf der Grundlage von nur zwei Fallbeschreibungen versteht er die Homosexualität nicht mehr als etwas Sündhaftes, Verbrecherisches oder als Schuld, sondern als eine angeborene Krankheit, für die Mediziner allein zuständig seien.

Erste Kontroversen
Anderseits waren aufgeschlossene Ärzte schon um die Wende zum 20. Jahrhundert, insbesondere aber nach dem 1. Weltkrieg – und vor allem in Berlin – durch kontinuierliche Aufklärungsarbeit darum bemüht, nicht nur der gesetzlichen und gesellschaftlichen Verurteilung homosexueller Menschen entgegenzuwirken, sondern auch ihrer vorschnellen Pathologisierung. An die Spitze dieser Bewegung setzte sich der aus Pommern stammende Arzt Magnus Hirschfeld (1868–1935). In Reaktion auf die Verurteilung von Oscar Wilde im Jahre 1895 in London, durch persönliches Erleben und tragische Schicksale unter seinen Patienten war er sich der psychischen und sozialen Probleme Homosexueller bewusst geworden und begann in der Erkenntnis, dass deren gesetzliche Verurteilung ungerechtfertigt, irrational und inhuman sei, sogleich eine beispiellose Aufklärungskampagne.

1896 veröffentlichte Hirschfeld unter dem Titel *Sappho und Sokrates* seine Antwort auf die im Untertitel gestellte Frage: Wie erklärt sich die Liebe der Männer und Frauen zu Personen des eigenen Geschlechts? 1897 gründete er ein *Wissenschaftlich-humanitäres Komitee* zur Förderung von Untersuchungen zur Homosexualität und begann zwei Jahre später in Vierteljahresheften sein sogenanntes *Jahrbuch für sexuelle Zwischenstufen unter besonderer Berücksichtigung der Homosexualität* herauszugeben. Dort versuchte er mithilfe zahlreicher Mitstreiter bis in die 1920er-Jahre, Fachwelt und Öffentlichkeit über alle damit verbundenen Themen aufzuklären. Vorrangig war dabei der Kampf um die Abschaffung der Gesetze gegen homosexuelles Verhalten. Später folgten der erste Versuch der Herausgabe einer *Zeitschrift für Sexualwissenschaft* (1908) und so wichtige Werke wie *Die Transvestiten* (1910; dieser Begriff stammt tatsächlich von Hirschfeld), *Die Homosexualität des Mannes und des Weibes* (1914), *Sexualpathologie* (3 Bde., 1916–1920) und *Geschlechtskunde* (5 Bde., 1926–1930).

Hirschfelds größte organisatorische Leistung war zweifellos 1919 die Gründung des weltweit ersten *Institut für Sexualwissenschaft* am Berliner Tiergarten. Bis es nach dem Machtantritt Hitlers am 6. Mai 1933 durch nationalsozialistischen Vandalismus geplündert und ausgeraubt wurde, diente es fast 14 Jahre lang zur Sammlung von allem, was geeignet war, die Sexualwissenschaft zu fördern: zur Volksaufklärung auf breitester Front mittels Vorträgen, Schriften aller Art und dem damals modernsten Massenmedium, dem Film; zur allgemeinen und individuellen Ehe-, Familien- und Sexualberatung; zur Untersuchung, Begutachtung und gerichtlichen Vertretung Einzelner oder ihrer Behandlung in verschiedenen Abteilungen und zur Expertenschulung in eigens dazu abgehaltenen Vorlesungen und Übungen. Hirschfelds Pioniergeist ist es auch zu verdanken, dass sein Institut in der deutschen Hauptstadt die erste Einrichtung war, an der dank der wissenschaftlichen Leistungen seines wichtigsten ärztlichen Mitarbeiters Arthur Kronfeld (1886–1941) psychologisches und psychotherapeutisches Denken – insbesondere psychoanalytisches Gedankengut – sexualwissenschaftlich berücksichtigt und systematisch gelehrt wurde.

Biologie als verfehlte Hoffnung
Noch bis zum Ende der Weimarer Republik hatten zahlreiche Protagonisten der noch jungen Sexualwissenschaft in verschiedenen Ländern versucht, die juristische Beurteilung sexueller Handlungen in positive Richtung zu beeinflussen. Auch im Deutschland der Weimarer Republik führte dies zu verschiedenen parlamentarischen Initiativen und Gesetzesentwürfen. 1921 wurde von Berlin aus der erste *Internationale Kongress für Sexualreform auf wissenschaftlicher Grundlage* organisiert, dem wenige Jahre später die Gründung der *Weltliga für Sexualreform* folgte. Diese Bemühungen wurden jedoch nach der Machtergreifung durch die Nationalsozialisten 1933 jäh unterbrochen. Und unmittelbar nach der Machtübernahme wurde das Berliner Sexualinstitut geplündert und zerstört, die wertvollen Buchbestände verbrannt.

Aus heutiger Sicht kann man unschwer feststellen, dass viele Sexualwissenschaftler jener Zeit an dieser Entwicklung nicht ganz unbeteiligt waren. Hirschfeld und einige seiner Kollegen waren davon überzeugt, den Kampf um Menschenrechte für Homosexuelle im Rückgriff auf biologische und naturwissenschaftliche Erklärungen führen zu müssen. Dabei konnten sie die Sexualität zwar aus den Zwängen der kirchlichen Moral zu befreien versuchen, indem sie das Wissen über sie mehrten. Sie entthronten den Mythos von der Sexualität als einer Knechtschaft, welche die Menschheit als Folge des Sündenfalls angetreten hatten. Andererseits arbeiten nicht wenige, einschließlich Hirschfeld, durch ebendiesen Rückgriff auf biologische und naturwissenschaftliche Erklärungsmuster den politischen Entwicklungen zu. Viele waren theoretische Eugeniker und als solche durchaus gewillt, tiefe Eingriffe an der menschlichen Natur zum Zwecke der Heranzüchtung eines guten Geschlechts, einer gesunden Rasse ganz im Sinne der Nationalsozialisten vorzunehmen. Ihre »wohl verstandene Eugenik« bildete bereits in den Jahren vor der Machtergreifung den Zielpunkt zahlreicher Publikationen. Mit entsprechenden eugenischen Maßnahmen, so glaubten viele, ließe sich die Vision von einer besseren Gesellschaft realisieren.

Zwar waren viele Sexualwissenschaftler Homosexuelle, Juden und Kommunisten und wurden deshalb verfolgt. Hirschfeld selbst war geflohen und verstarb 1935 in Frankreich. Dennoch drängt sich schon seit Jahren in der historischen Aufarbeitung dieser Zeit die Frage auf, ob die Sexualwissenschaft nicht auch deshalb so leicht liquidiert werden konnte, weil sie ihren Dienst als Zuträger in der eugenischen und rassenhygienischen Diskussion erschöpft hatte. Die erbbiologischen und gesundheitspolitischen Ziele konnten von den Nationalsozialisten schließlich in einem solchen Ausmaß in die Tat umgesetzt werden, dass eine »wissenschaftliche« Begleitung auf sexualwissenschaftlicher Grundlage entbehrlich wurde.

Wiederum ein sehr langer Abschied von einer Chimäre
In den zwölf Jahren des Dritten Reiches bis 1945 wurden ungefähr 50.000 Männer wegen homosexueller Vergehen verurteilt, Tausende verschwanden unter dem Zeichen des »Rosa Winkels« in Konzentrations- oder Arbeitslagern. Viele wurden ermordet oder starben an Unterernährung. Erst zwei Jahrzehnte nach dem Zusammenbruch, Ende der 1960er-Jahre, sollte der politische Kampf der frühen Sexualwissenschaft um die gesellschaftliche Anerkennung der Homosexuellen in Deutschland Früchte tragen: Die Gesetze gegen homosexuelles Verhalten wurden in beiden Teilen Deutschlands überarbeitet (in der DDR ein Jahr früher als in der Bundesrepublik) und der Verkehr zwischen erwachsenen Homosexuellen wurde nicht länger verfolgt. In der Nachkriegs-BRD waren übrigens mehr Prozesse gegen Homosexuelle geführt worden als zu Zeiten des Dritten Reiches. Und erst im Jahre 2017 (!) wurde ein Gesetz erlassen, mit dem es möglich wurde, seinerzeit wegen ihrer Homosexualität bestrafte Personen aus dem Vorstrafenregister zu streichen und den noch Lebenden eine gewisse Entschädigung für erfahrenes Unrecht zukommen zu lassen.
Sexuelle Störung? Bis in die 1980er-Jahre hinein galt die Homosexualität in der Psychiatrie als psychische Störung, für deren Umkehrung in Richtung Heterosexualität die unterschiedlichsten Therapieansätze entwickelt und erprobt wurden. Und das noch zu Zeiten, in denen seit dem sogenannten Kinsey-Report über das Sexualverhalten von Männern (1948) und Frauen (1953) in den Sozial- und Sexualwissenschaften außerhalb der Psychiatrie sich schon längst die Normalitätsperspektive diskutiert und akzeptiert wurde. Zudem stand in der Folge weiterer Studien bereits in den 1970er-Jahren fest, dass sich eine einmal entwickelte Geschlechtspartnerorientierung wohl kaum umkehren lässt und dass psychologische und psychiatrische Therapie der

Homosexualität die Lage der Homosexuellen vermutlich auch deshalb eher verschlechterte als verbesserte.

Die Mühsal der Psychiatrie, sich der Neuorientierung in der Sexualwissenschaft anzuschließen, kann gut an Veränderungen abgelesen werden, die im *Diagnostischen und Statistischen Manual Psychischer Störungen* (dem DSM der American Psychiatric Association) seit den 1950er-Jahren nur ganz allmählich vorgenommen wurden: Im ersten DSM von 1952 wird die Homosexualität unter der Kategorie »Sexuelle Abweichungen« gefasst und den Soziopathischen Persönlichkeitsstörungen zugeordnet. Die damals vorherrschende psychiatrische Meinung ging davon aus, dass zwischen der Präferenz des Sexualobjekts und der Gewissensstruktur des Einzelnen eine intrinsische Beziehung besteht und homosexuelles Verhalten deswegen mit Schwächen des Über-Ichs einhergeht.

Im DSM-II von 1968 wurde die Homosexualität nicht mehr der Soziopathie zugeordnet, aber immer noch als seelische Erkrankung und als Beispiel für sexuell abweichendes Verhalten begriffen. Der heterosexuelle Geschlechtsverkehr galt als Maßstab sexueller Gesundheit. Als sexuelle Abweichungen bezeichnete das DSM-II acht besondere Störungen. Homosexualität stand ganz oben auf der Liste mit »Perversionen«, gefolgt vom Fetischismus, der Pädophilie, dem Transvestismus, dem Voyeurismus, dem Sadismus und schließlich dem Masochismus (so übrigens auch noch in der ICD-9 der WHO aus dem Jahr 1980, die bis 1992 gültig war).

Ganz allmählich zeigten die öffentlichen Diskussionen und Publikationen der Sexualwissenschaftler jedoch deutlichere Wirkung. Bereits kurz nach Veröffentlichung des DSM-II wurde heftige Kritik an der Vorstellung geübt, dass die Homosexualität an sich eine Form von Psychopathologie darstelle. Unter den Mitgliedern der *American Psychiatric Association* wurde Anfang der 1970er-Jahre eine Umfrage durchgeführt und Mitglieder der Homosexuellenbewegung störten wissenschaftliche Veranstaltungen. Im Jahr 1972 wurde dann die Homosexualität aufgrund eines Mehrheitsbeschlusses – wenngleich gegen den heftigen Widerstand einer ziemlich großen »Minderheit« – aus dem Kanon psychischer Störungen gestrichen. Wohl nur als Kompromiss blieb im DSM-III von 1980 eine Kategorie der »Ich-dystonen Homosexualität« erhalten. Sie war für Individuen gedacht, die ihre sexuelle Erregung durch homosexuelle Reize ablehnen, daran leiden und deren Wunsch es ist, überhaupt oder verstärkt heterosexuell erregt zu werden. In der revidierten Auflage des DSM-III, dem DSM-III-R von 1987, wurde schließlich selbst die Ich-dystone Homosexualität als Störung fallengelassen.

6.5 Das Zeitalter der sexuellen Liberalisierung

In der nach dem Kinsey-Report seit Anfang der 1950er-Jahre einsetzenden Diskussion jedenfalls geriet die Definitionsmacht, die sich die Psychiatrie über zwei Jahrhunderte hinweg gegenüber der Gesellschaft mit der Klassifikation psychischer »Krankheiten« mühselig erarbeitet hatte, über ein Jahrzehnt hinweg mächtig ins Wanken. In der einsetzenden Kritik ging es spätestens seit Anfang der 1970er-Jahre auch nicht mehr nur um die sexuellen Deviationen: Die sich in der Folge der 1968er-Jahre schnell weltweit ausbreitende Kritik am medizinischen Krankheitsmodell der Psychiatrie erstreckte sich zunehmend auch auf alle anderen psychischen Störungen. Der Kampf brandete hoch. Die Definitionsmacht der Psychiatrie über psychische Abweichungen wurde teilweise oder ganz in Frage gestellt (vgl. hierzu den historischen Abriss über diese Zeit der Psychiatriegeschichte bei Fiedler & Herpertz, 2016).

Die Definitionsdebatte wurde zusätzlich noch dadurch verkompliziert (wie sie damit wohl auch der weiteren Klärung zugeführt werden konnte), dass sich zunehmend die Betroffenen selbst in diesen Definitionsprozess einmischten. Während viele Psychoanalytiker immer noch mit ihren Patienten zusammen nach einem Versagen der Eltern in der frühen Kind-Beziehung als Ursache suchten oder nicht gerade wenige Verhaltenstherapeuten mit Aversionstherapien gegen eine fehlerhaft entwickelte Geschlechtspartnerorientierung vorgingen, proklamierten die Homosexuellen selbst ihr Anderssein. Sie stellten sich seit den 1970er-Jahren öffentlich gegen den Rest der Menschheit einschließlich der Ärzte, Psychologen und sonstigen Therapeuten und forderten ihren Platz in der Gesellschaft. Erstaunlich ist, dass dieser Befreiungsschlag durch aktive Übernahme und öffentliche Präsentation einer »Rolle des Andersseins« in der westlichen Welt auch noch in der Folgezeit öffentliche Zustimmung fand und findet, in der angesichts der HIV-Epidemie eher das Gegenteil zu erwarten gewesen wäre.

Ende der Stigmatisierung?
Spätestens seit Mitte des letzten Jahrhunderts dürfte immer klarer geworden sein, dass »Homosexualität« ein weder moralisch noch rechtlich noch medizinisch angemessen und grundlegend definierbarer Zustand ist. Sie war und ist schlicht nichts weiter als eine sich mit Zeitströmungen und Definitionsversuchen ändernde *soziale Kategorie.* Sie ist zweifelsohne auf dem guten Weg, sich allmählich aufzulösen, wenn dieser Prozess den Betroffenen und der Gesellschaft denn gelingt. Aus den psychiatrischen Klassifikationssystemen wurde die Homosexualität als psychische Störung zwar gestrichen. Aus dem allgemeinen Sprachgebrauch noch längst nicht, haben sich doch die Betroffenen selbst ihre Befreiung erst über den Prozess der öffentlichen Selbstetikettierung als Schwule und Lesben und inzwischen regelmäßigen kollektiven Selbstpräsentation als eine anders geartete Gruppierung erstritten. Auch deshalb ist das bereits von Sigmund Freud – auf die ihm eigene, sprachlich unnachahmliche Art – empfohlene Ziel, nämlich »die Homosexuellen nicht mehr als besonders geartete Gruppe von den anderen Menschen abzutrennen«, noch längst nicht erreicht.

Als junge Menschen in den 1960er-Jahren damit begannen, sich gegen gesellschaftlich auferlegte Zwänge, »Herrschaftsmechanismen« und »Unterdrückungsstrukturen« in Staat und Gesellschaft aufzubäumen, wurde in diesen Prozess auch die »Befreiung der Sexualität« einbezogen. Die damit einhergehenden gesellschaftlich sichtbaren Veränderungen werden gern als Liberalisierungsprozess in der öffentlichen Einstellung gegenüber der Sexualität angesehen und gepriesen. Die Entwicklung der

Antibabypille in den 1960er-Jahren war übrigens eine wichtige weitere Voraussetzung dafür, dass die neue sexuelle Freiheit überhaupt gelebt werden konnte: Ohne das Risiko einer Schwangerschaft kamen für Frauen nun auch Intimpartner infrage, an die sie sich nicht fest binden wollten.

Doch bleibt die Frage: Konnten die mit der Liberalisierung einhergehenden Erwartungen an eine sexuelle Befreiung rückblickend tatsächlich eingelöst werden? Im deutschsprachigen Raum wurde in einigen Studien mit Wiederholung in größeren Zeitabständen das Sexualverhalten junger Menschen im Alter zwischen elf und 30 Jahren von Forschergruppen um Volkmar Sigusch (1998, 2005), Ulrich Clement (1986) und Gunter Schmidt (1995, 2006) bis in die späten 1990er-Jahre hinein untersucht.

Danach spielt zum Beispiel die Masturbation heute eine größere Rolle als in den Jahrzehnten zuvor. Sie wird zunehmend häufiger praktiziert und hat sich von einer »Ersatzbefriedigung« zur eigenständigen Sexualform gewandelt, der sich Erwachsene auch unabhängig von der Häufigkeit und Güte in sexuellen Partnerschaften hinzugeben scheinen. Negative Auswirkungen durch Selbstbefriedigung haben sich – wie bereits dargestellt – bis heute nicht nachweisen lassen. Eher im Gegenteil: Menschen scheinen mit ihrer partnerschaftlich ausgeübten Sexualität umso zufriedener zu sein, je häufiger sie zuvor in ihrem Leben auch masturbiert hatten. Außerdem scheint die Initiative zum Geschlechtsverkehr heute zunehmend von Frauen auszugehen. In dieser Hinsicht tragen die Bemühungen der Frauenbewegung für sexuelle Gleichberechtigung sichtbar Früchte.

Ehe für alle
Nachdem die Möglichkeit der Eheschließung homosexueller Paare in weltweit mehr als 20 Nationen bereits eingeführt worden war, sind auch in Deutschland Ende Juni und Anfang Juli 2017 mit Beschlüssen im Bundestag und Bundesrat endlich jene Tage gekommen, an denen sich die sogenannte *Ehe für alle* auch Schwulen und Lesben geöffnet hat. Dies entsprach übrigens der derzeit vorherrschenden Stimmung im Land. Entsprechend war der Protest gegen die politische Neuausrichtung leise geblieben und trug manchmal eher resignative Züge.

Die evangelische Kirche in Deutschland erklärte nun, dass die Ehe für alle den heterosexuellen Paaren nichts wegnehme, sondern vielmehr die Ehe insgesamt stärke. Nur die katholische Kirche besteht weiterhin darauf, dass die Ehe eine auf Dauer ausgelegte und für Kinder offene Verbindung von Mann und Frau ist. Doch die Wortwahl blieb vorsichtig, wenngleich es durchaus einzelne Stimmen konservativer Kirchenvertreter gab, die an die Zeiten zurück erinnerten, da Papst Benedikt XVI. die Homo-Ehe als »Zerstörung von Gottes Werk« bezeichnete. Anderseits hat die öffentliche Zurückhaltung der meisten Katholiken tiefer liegende Gründe. Viele selbst tief gläubige Katholiken akzeptieren inzwischen nicht mehr, dass die Homosexualität der Natur des Menschen widerspricht und dass deshalb die Lebenspartnerschaft von Schwulen und Lesben einen unaufhebbaren Makel haben soll – egal, wie sehr sich die Partner lieben und achten.

Allerdings ist das Eherecht für alle kein Aufbruch ins Zeitalter der Beliebigkeit. Sie gilt eben nicht für alle, sondern ist auf Zweierbeziehungen nicht verwandter Menschen begrenzt. Insofern werden Diskussionen über Zweifelsfälle nicht verschwinden. Und so hat denn auch das Weiterfragen in den sozialen Medien bereits begonnen: Warum soll nicht ein Brüderpaar heiraten und sich um adoptierte Kinder kümmern? Warum sollen nicht die beiden lesbischen Frauen und der Mann, der biologischer Vater ihres Kindes ist, ehelichen – und wenn ja, warum nicht der Muslim und seine beiden Frauen? Aus solchem Weiterfragen speist sich eben auch ein gewisses Unbehagen gegenüber dem neuen Eherecht: Ist es gut, um jeden Preis ein Kind zu wollen, per Adoption und auf grauen Wegen, über die Qual der künstlichen Befruchtung oder indem sich ein Paar eine arme Leihmutter aus Indien besorgt? Es ist also bereits heute vorauszusehen, dass wir nach Einführung einer »Ehe für alle« solche Abgrenzungsdebatten und Konfliktdiskussionen nicht loswerden, einschließlich der nach wie vor offenen Frage, was denn nun die eigentliche Natur einer Ehe ist.

Passagere serielle Monogamie
Gleichzeitig haben zentrale Wertvorstellungen wieder eine konservativere Richtung eingeschlagen – zumindest teilweise. Vor allem junge Erwachsene sehnen sich weniger nach hemmungsloser sexueller Freizügigkeit, als vielmehr nach einer festen Beziehung mit gegenseitigem Treuegelöbnis – wieder romantisch eingefärbt: am liebsten bis der Tod es scheidet. Auf dem Weg dorthin werden jedoch mehrere intime Partnerschaften erprobt. »Passagere serielle Monogamie« heißt das sperrige, aber treffende Schlagwort für das Paarungsverhalten im 21. Jahrhundert. Und trotzdem scheinen junge Leute Sex stärker als noch eine Generation zuvor an Liebe und Treue zu binden. Männliche Jugendliche sind zwar nicht so romantisch wie junge Frauen, legen aber großen Wert auf gegenseitiges Verstehen und Vertrauen.

Andererseits zeigt sich das Phänomen der seriellen Monogamie inzwischen auch in ehelichen Bindungen. Die Scheidungsrate ist seit den 1970er-Jahren kontinuierlich gestiegen, wenngleich sich die Zeiten bis zur Scheidung deutlich verlängert haben; damals ließen sich Ehepaare nach durchschnittlich acht Jahren scheiden. Nach Daten des Statistischen Bundesamtes hält eine Ehe inzwischen durchschnittlich nur noch zehn Jahre (ohne Kinder) bis 15 Jahre (mit Kinder). Auch der Anteil der Spätscheidungen ist deutlich angewachsen. Zur Trennung kommt es in Ehen mit Kindern häufig dann, wenn die Kinder erwachsen werden und das Elternhaus verlassen. Ohne Erziehungsaufgabe wissen viele Paare offenkundig nur mehr wenig mit sich anzufangen. Und um hier vollständig zu bleiben: Im Jahr 2017 vermeldete das Statistische Bundesamt, dass sich auch die Zahl der seit 2001 möglichen eingetragenen gleichgeschlechtlichen Lebensgemeinschaften, die durch richterlichen Beschluss aufgehoben wurden, im Jahr 2016 deutlich erhöhte, insgesamt neun Prozent mehr als noch 2016.

6.6 Das allmähliche Verschwinden sexueller Lust

Fast zeitgleich beobachten Sexualforscher eine zunehmende sexuelle Inaktivität – auch in bestehenden Partnerschaften. Die Zahl der Personen, die sich selbst als sexuell inaktiv bezeichnen, jedenfalls ist beträchtlich. Sie nimmt mit dem Alter zu und hängt davon ab, ob sich die Personen in einer ehelichen Beziehung befinden. Weiter hängt die Zahl sexueller Kontakte vom ökonomischen Status ab: Je höher das Einkommen, umso häufiger sind regelmäßige sexuelle Kontakte (Smith, 1998). Häufigkeiten, mit denen Personen durchschnittlich ihre Kohabitationsfrequenz beziffern, liegen in der Altersspanne zwischen 18 und 29 Jahren gegenwärtig bei über 80 Mal pro Jahr. Sie sinkt danach beständig bis auf ungefähr 60 Mal pro Jahr bei Personen in den 40er-Lebensjahren bis hin zu etwa 10 Mal pro Jahr bei Personen, die 70 Jahre und älter sind.

Sexuelle Inaktivität
Korrespondierend fallen Untersuchungen zur sexuellen Inaktivität aus. Etwa 1 bis 3 Prozent der jungen Erwachsenen geben an, gegenwärtig nicht sexuell aktiv zu sein, während solche Angaben bei Personen jenseits des 70. Lebensjahres etwa 60 Prozent betragen. Innerhalb der letzten Gruppe spielt es eine Rolle, ob sie sich (noch) in einer (ehelichen) Partnerschaft befinden: Nur etwa ein Drittel der (Ehe-)Partner über 70 halten sich für sexuell abstinent, während diese Zahl bei Personen ohne (Ehe-)Partner auf über 90 Prozent ansteigt. In der Altersspanne bis zum 50. Lebensjahr geben bis zu 30 Prozent der Unverheirateten an, in den vorausgehenden vier Wochen sexuell inaktiv gewesen zu sein, während dies nur auf etwa 16 Prozent der Personen in ehelichen Beziehungen zutrifft.

Bis zur Hälfte der in den westlichen Gesellschaften dazu Befragten haben seltener als einmal in der Woche Geschlechtsverkehr. Singles tun es noch seltener: Nach einer Untersuchung des Hamburger Sexualwissenschaftlers Gunter Schmidt mit knapp 800 Hamburgern und Leipzigern sind 60-jährige Paare im Schnitt sexuell deutlich aktiver als 30-jährige Singles. Und Langzeitbeobachtungen wiederholter Erhebungen verweisen eindrücklich auf eine Zunahme allgemeiner sexueller Inaktivität und dokumentieren gegenwärtig ein eher als karg zu bezeichnendes Sexualleben zwischen Männern und Frauen (Schmidt, 1995, 2002). Und dann auch noch die Gründung der Internet-Community AVEN (→ Exkurs über das Phänomen »Asexualität«).

Exkurs

Das Phänomen der »Asexualität«
Symptomatisch für die neue Abstinenz des dritten Jahrtausends ist auch die Gründung der Internet-Community AVEN (Asexual Visibility and Education Network): 2001 eröffnete der damals 21 Jahre alte US-Amerikaner David Jay das erste mittlerweile weltweit bekannte und verbreitete Forum für »Asexuelle« – Menschen, die kein Bedürfnis nach Sex haben. Innerhalb von wenigen Jahren verzeichnete www.asexuality.org bereits über 10.000 Mitglieder. Allein in Deutsch-

land tauschen sich rund 3.000 bis 4.000 Menschen regelmäßig darüber aus, wie es sich damit lebt, keine Lust auf Sex zu haben und auch nicht darunter zu leiden.
Asexuell, nichtsexuell, zölibatär? Und so beschreibt dies ein Mitglied von AVEN, das für die öffentliche Akzeptanz von fleischlicher Unlust wirbt: »Asexuell. Nichtsexuell. Antisexuell. Zölibatär. Diese Ausdrücke haben verschiedene Bedeutungsfelder, je nachdem mit wem man spricht. Aber egal, wie man es definiert, mein ›Zustand‹ kann am besten anhand eines Satzes zusammengefasst werden: Ich will keinen Sex. So einfach ist das. Es ist nicht so, dass ich Sex aus dem Weg gehen würde, weil ich Angst davor habe, oder dass es das Resultat einer vermeintlichen moralischen Verpflichtung ist, oder dass ich lieber keine Familie gründen würde. Ich habe einfach kein Interesse an Sex, und ich mag es so.«

Dabei verstehen sich AVEN-Anhänger keineswegs als psychisch oder körperlich krank, sondern als völlig gesunde Menschen, deren geschlechtliche Orientierung nicht hetero-, homo- oder bisexuell ist, sondern eben asexuell. Das öffentliche Aufsehen, das mit diesem Anliegen einher geht, zeigt: In einem Zeitalter, in dem sexuelle Wünsche kaum gesellschaftlichen oder religiösen Zwängen mehr unterliegen, scheint es nur noch ein Tabu zu geben – keinen Sex zu wollen.

Orientierungslos überfordert?

Das 20. Jahrhundert stand, wie beschrieben, unter dem Motto der sexuellen Liberalisierung, angestoßen von der Frauen-, Studenten- und Homosexuellen-Bewegung. Die Befreiung breiter Bevölkerungsschichten aus sexuellen Zwängen durch die Abschaffung sexueller Tabus wurde angestrebt. Und die sexuelle Revolution hat in der Tat viele Tabus gebrochen. Sexualität konnte zu keiner Zeit so sanktionsfrei gelebt werden wie heute. Eine Bewertung von Sexualität in Richtung »pervers« oder »unmoralisch« sind im gesellschaftlichen Diskurs kaum mehr zu finden. Und einmal selbstkritisch gewendet, sind einige Kapitel dieses Buches geeignet, diesen Prozess weiter zu befördern. Lediglich zwei Tabus sind erhalten geblieben: die Pädophilie und das Gewalttabu. Als zentrale Werte werden die Gleichstellung der Geschlechter und die sexuelle Selbstbestimmung gehandelt.

Der Trend zur Selbstbestimmung lässt sich klar an demografischen Fakten ablesen: die Heiratsrate nimmt ab und die Scheidungsrate steigt, Ehen sind instabiler und das Eintrittsalter in die Institution Ehe ist erhöht. Mit der beobachtbaren Abnahme sexueller Lust scheint in einem weiteren Sinne auch eine Abnahme von Liebe, Partnerschaft und Ehe einherzugehen. Da es heute jedem freigestellt ist, wie er und sie ihr sexuelles Leben gestalten, scheint es gerade so, als ob diese Wahlfreiheit überfordert.

6.7 Sexuelle Kultur ohne Tabu

Die aktuelle Zahl sexuell inaktiver Personen ist also beträchtlich. Der liberalisierte Umgang mit Sexualität hat also nicht zur Vermehrung von Begierde und Leidenschaft geführt. Im Gegenteil: In dem Maße, wie die traditionelle Sexualmoral mit ihren Verboten und Sanktionen und Schuldgefühlen abgelöst wurde, macht sich scheinbar Langeweile breit. Offensichtlich waren es gerade die unerfüllten, oft verbotenen oder tabuisierten sexuellen Wünsche und Bedürfnisse, die eine unglaubliche Triebkraft und Intensität in Gang zu setzen vermochten. Die kulturell sanktionierte, nicht erfüllte oder nur heimlich mögliche Sexualität trug erheblich zur wechselseitigen Anziehung bei und war nicht ohne Grund ein unverzichtbares Kernelement jeder guten schöngeistigen Literatur, Operette oder Oper.

Es sieht fast so aus, als seien gerade Tabus notwendige Voraussetzungen für eine »Kultur der Lüste«. Sich gemeinsam dem Unbekannten oder Verbotenen auszuliefern, bedingt gegenseitiges Vertrauen. Grenzen, die gemeinsam überschritten werden, dienen nicht nur der Sexualisierung, sondern auch der Bindung aneinander. Heute hingegen scheint in Sachen Sex fast alles möglich und toleriert. Die öffentlichen, teils banalen Dauerdarstellungen von und über Sexualität in den Medien, Talkshows und Fernsehserien sowie kostenfreies Betrachten von Pornos im Internet tragen ihr Übriges dazu bei, dass ein wichtiges Element sexueller Lust und Begierde verloren geht.

Oder anders betrachtet: Die Sexualität hat in dem Maße, wie sie zu einer tolerierten Form des Umgangs zwischen Menschen wurde, einen Teil ihrer subversiven Kraft eingebüßt. Kein Wunder, dass sie sich selbst immer wieder neue Orte der Heimlichkeit, Fantasiewelten und vermeintliche Tabuzonen sucht. So boomen heute anonymisierte Formen des Sexuellen, bei denen ausdrücklich auf intime körperliche Kontakte verzichtet wird – Internetpornos, Telefon- und Cybersex sind besonders prägnante Beispiele dafür, zumal sie die vor wenigen Jahren noch boomenden Peepshows und Videokabinen inzwischen in die Pleite getrieben haben.

Vielleicht lässt sich angesichts des Mangels an sexuellen Verbotszonen auch mitbegreifen, weshalb die destruktive Sphäre der Sexualität auch im 21. Jahrhundert nicht besiegt worden ist. Die Stichworte sind hinlänglich bekannt: frauenverachtende Pornografie, sexuelle Belästigungen am Arbeitsplatz, alltäglicher Sexismus, Inzest, sexueller Missbrauch und sexuelle Gewalt. Schockierte das öffentliche Gewissen vor 200 Jahren noch der Anblick eines nackten Damenknöchels, sorgte noch in den 1960ern ein nackter Busen im Kinofilm für Skandale. Um den Zuschauer von heute bei der Stange zu halten, dringen die Medien immer tiefer in die Tabuzonen vor und peppen bereits das Vorabendprogramm mit der Darstellung destruktiver sexueller Empfindungen und Praktiken auf wie etwa Hass, Eifersucht, Macht sowie Missbrauch oder Vergewaltigung.

Idealer Sex auf allen Kanälen

Natürlich ist der moralische Schleier, der einstmals die Sexualität verhüllte, nicht völlig gelüftet. Auf den ersten Blick scheint es so, als sei die Sexualität nur individualisiert worden. Mit der sexuellen Emanzipation wurde sie nämlich in die einzelnen Personen hinein verlagert, die nun allein entscheiden dürfen und müssen, was sie tun sollen oder wollen. Das aber ist nur die eine Seite der Medaille. Denn die neue individuelle

Sexualmoral entsteht nicht unabhängig von Bildern und Vorstellungen, die in der Öffentlichkeit vertreten werden – auch was die Ansprüche an eine positiv gelebte Sexualität angeht.

Vermittelt über die Medien wird Sexualität inzwischen als Ausdruck eines gesunden Selbstwertgefühls mit hoher Leistungsfähigkeit verknüpft. Oder wie es der Zukunftsforscher Matthias Horx (2007) in seiner Studie *Sexstyles 2010* für den Erotikkonzerns Beate Uhse formuliert: Für eine gute Partnerschaft ist guter Sex heute ein Muss! Inszenierung und stolze Präsentation der eigenen Fähigkeiten werden zu den wichtigsten Komponenten des Liebeslebens.

Und so prophezeit Horx denn auch, wie der ideale Liebhaber jeden Alters im 21. Jahrhundert aussehen soll: Da sind zunächst die »Experimentierfreudigen« zwischen 20 und 30 Jahren, die Sex nebenbei und ohne weitere Verpflichtung genießen und sich ihre Beziehung(en) durch sexuelle Grenzerfahrungen aufheizen. Daneben angeln sich die »Cool Cats« unter den Frauen bis Mitte der Dreißiger selbstbewusst nicht nur den einen, sondern jeden Mann, den sie haben wollen. Weiter pflegen die »Zwanglosen« zwischen 30 und 50 Jahren, zu deren Persönlichkeitsprofil perfektes Aussehen, Jugend und Sportlichkeit gehören, neben dem Fitnessstudio ihr zweites regelmäßiges Hobby: guten Sex. Und dann die »extravaganten Damen« jenseits der 40 – sie genießen als gut situierte Karrierefrauen auch in punkto Erotik alle Freiheiten – jüngere Liebhaber nicht ausgeschlossen. Nicht zu vergessen sind schließlich die »Sex Gourmets« ab 50 Jahren, deren Reife und Erfahrung das Liebesspiel gelassen und abwechslungsreich werden lässt.

Kehrseite überhöhter Ansprüche
Solchermaßen propagierte Ideale erzeugen Ansprüche und Erwartungsdruck gegenüber sich und dem Partner. Sieht die Realität dann anders aus, stellt sich schnell das Gefühl ein, versagt zu haben. Nicht von ungefähr hat im Verlauf der sexuellen Liberalisierung die Zahl der sexuellen Funktionsstörungen kontinuierlich zugenommen, und dabei insbesondere die Störungen der sexuellen Appetenz und des sexuellen Begehrens (→ Kap. 4). Auf den Punkt gebracht zeigen aktuelle Forschungsergebnisse zu dieser Frage: Gut ein Drittel der Bevölkerung scheint unter Problemen mit dem Sexualleben zu leiden.

Kommen Paare wegen zunehmender Konflikte in der Partnerschaft zu einem Psychotherapeuten, werden inzwischen in drei Vierteln aller Fälle Probleme mit der Sexualität als belastendstes Konfliktthema angegeben (Schindler et al., 2013; Heinrichs et al., 2008). Aber auch bei Paaren, die keine Experten konsultieren, sind Probleme mit der Sexualität als Konfliktthema inzwischen Spitzenreiter. So scheinen beim Thema Sex mittlerweile zwar viele äußere Zwänge verschwunden zu sein. Dies gilt jedoch keineswegs für die inneren Zwänge, die von den Menschen im Privaten aufgebaut werden.

6.8 Blick in die Zukunft

Kann man trotz dieser Zahlen auch positive Entwicklungen in der Folge der sexuellen Liberalisierung ausmachen? Ein Verdienst ist sicher, dass zerrüttete Ehen nicht mehr bis zum bitteren Ende gelebt werden müssen. Auch dass die sexuelle Initiative heute gleichberechtigter als noch vor Jahrzehnten von beiden Geschlechtern ergriffen wird, geht auf das Konto der sexuellen Liberalisierung. Viele Frauen genießen neue Freiheiten und bestimmen mit, wie sich intime sexuelle Beziehungen gestalten sollen. Die meisten Männer scheinen das verstanden zu haben, denn repräsentative Umfragen zeigen: Eine große Mehrzahl der Frauen fühlt sich heute von Männern respektiert.

Diese Entwicklung scheint das Ergebnis einer neuen Verhandlungsmoral zu sein, die sich in den letzten Jahrzehnten herausgebildet hat (Schmidt, 1998). Wurde früher die sexuelle Moral von Kirche, Staat oder anderen Institutionen konstruiert, so entscheidet heute das Paar allein darüber, wie sich sexuelle Kontakte gestalten sollen. Die moralische Beurteilung von außen fällt weg – einmal abgesehen von medialen Einflüssen, denen man sich schwer entziehen kann. Trotz dieser unmerklichen Einflussnahme hat das Paar den Eindruck, als handele es seine sexuellen Normen selber aus. So ist alles erlaubt, solange man sich in der Partnerschaft einig ist.

In der Verhandlungsmoral als neuem Interaktionsmodell sieht der Sexualforscher Gunter Schmidt (2014) jedoch einen weiteren Grund für das zunehmende Problem der sexuellen Unlust. Sexualität werde auf etwas Verbales reduziert und führe zur allgemeinen Rationalisierung des Sexuellen. In eine ähnliche Richtung argumentiert sein Kollege Volkmar Sigusch (2005), wenn er konstatiert, dass die Sexualität heute nicht mehr als die Lust- und Glücksmöglichkeit schlechthin begriffen werden könne. Wir scheinen zwar sexuell aktiv, aber wichtige Komponenten fehlen: Spontaneität und Regellosigkeit, Hingabe und Ekstase, Risiko und Subjektivität. Sigusch sieht in der Verhandlungsmoral deshalb kritisch die paradoxe Unmöglichkeit aufscheinen, etwa einerseits selbstlos zu lieben, andererseits alles Sexuelle jedoch aushandeln zu wollen. Damit erreiche – so Sigusch – das Kommunikationsmodell der Verhandlungsmoral einen bemerkenswerten historischen Sieg der kollektiven Sexualhemmung, mit einem Wort: der sozialen Impotenz.

Nun, diese Warnung ist sicherlich reichlich überspitzt formuliert. Wenn man der Forschung glaubt, orientieren sich die Menschen zu Beginn des 21. Jahrhunderts, wie bereits dargelegt, wieder an konservativen Beziehungsvorstellungen – nur mit dem Unterschied, dass Beziehungen kündbar geworden sind. Die hohe Bewertung der Treue und die offenkundig steigende Treuepraxis verweisen neuerdings auf eine zeitliche Begrenzung der Treue. Hier findet sich vielleicht eine der wichtigen Änderungen gegenüber früher, als Treue heute nämlich nicht mehr an eine Person oder an die Institution Ehe gebunden ist, sondern an ein Gefühl. Liebe und Sexualität halten sich so lange die wechselseitige Treue, wie beide Partner ihre Beziehung als intakt und befriedigend erleben.

Deshalb gilt es, den Sexualwissenschaftlern für ihre Voraussagen über die Zukunft der Sexualität und Liebe zwingend folgenden Rat mit auf den Weg zu geben: Sie sollten bei ihren Analysen immer auch einen Blick auf die mit zwei Dritteln größere Gruppe in unserer Gesellschaft werfen, die bei Befragungen nicht über sexuelle Probleme berichtet. Die Betreffenden scheinen nämlich mit ihrem Sexualleben weitgehend bis sogar sehr zufrieden zu sein – unabhängig davon, ob sie es nun ein, zwei oder kein Mal pro Woche tun.

Literatur

Abbey, A. (1991). Acquaintance rape and alcohol consumption on college campuses: How are they linked? Journal of the American College Health, 39, 165–169.

Abel, G.G. & Osborn, C. (1992). The paraphilias: The extent and nature of sexually deviant and criminal behavior. Psychiatric Clinics of North America, 15, 675–687.

Abel, G.G. & Osborn, C. (1995). Pedophilia. In G.O. Gabbard (Ed.), Treatments of psychiatric disorders (Vol. 2, 2nd ed., pp. 1959–1975). Washington, DC: American Psychiatric Press.

Abel, G.G. & Rouleau, J.L. (1990). The nature and extent of sexual assault. In W.L. Marshall, D.R. Laws & H.E. Barbaree (Eds.), Handbook of sexual assault (pp. 9–22). New York: Plenum Press.

Abel, G.G., Mittelman, M.S. & Becker, J.V. (1985). Sexual offenders: Results of assessments and recommendations for treatment. In M.H. Ben-Aron, S.J. Hucker & C.D. Webster (Eds.), Clinical criminology: Current concepts (pp. 191–205). Toronto: M&M Graphics.

Abel, G.G., Becker, J.V., Mittelman, M.S., Cunningham-Rathner, J., Rouleau, J.L. & Murphy, W.D. (1987). Self-report sex crimes of non-incarcerated paraphiliacs. Journal of Interpersonal Violence, 2, 3–25.

Abel, G.G., Becker, J.V., Cunningham-Rathner, J., Mittelman, M.S. & Rouleau, J.L. (1988). Multiple paraphilic diagnoses among sex offenders. Bulletin of the American Academy of Psychiatry and the Law, 16, 153–168.

Ahlmeyer, S., Kleinsasser, D., Stoner, J. & Retzlaff, P. (2003). Psychopathology of incarcerated sex offenders. Journal of Personality Disorders, 17, 306–319.

Alexander, M.A. (1999). Sex offender treatment efficacy revisited. Sexual Abuse: A Journal of Research and Treatment, 11, 101–116.

American Psychological Association (2000). Guidelines for psychotherapy with lesbian, gay, and bisexual Clients. Washington, DC: American Psychological Association.

APA – American Psychiatric Association (1980). Diagnostic and statistical manual of mental disorders (3 rd ed.). Washington, DC: American Psychiatric Association.

APA – American Psychiatric Association (1987). Diagnostic and statistical manual of mental disorders (3 rd ed., revised). Washington, DC: American Psychiatric Association. [deutsch (1989). Diagnostisches und Statistisches Manual Psychischer Störungen DSM-III-R. Weinheim: Beltz.

APA – American Psychiatric Association (1994). Diagnostic and statistical manual of mental disorders – DSM IV (4th ed.). Washington, DC: American Psychiatric Association. [deutsch: Saß, H. et al. (1996). Diagnostisches und Statistisches Manual Psychischer Störungen DSM-IV. Göttingen: Hogrefe.

APA – American Psychiatric Association (1999). Dangerous sex offenders. A Task-Force Report. Washington, DC: American Psychiatric Association.

APA – American Psychiatric Association (2000). Diagnostic and statistical manual of mental disorders – DSM-IV-TR (4th ed., Text Revision). Washington, DC: American Psychiatric Association. [deutsch: Saß, H. et al. (2003). Diagnostisches und Statistisches Manual Psychischer Störungen-Textrevision- DSM-IV-TR. Göttingen: Hogrefe.

APA – American Psychiatric Association (2013). Diagnostic and statistical manual of mental disorders – DSM-5 (5th ed.). Washington, DC: American Psychiatric Association [deutsch Falkai, P. & Wittchen, H.-U. (Hrsg.). (2015). Diagnostisches und Statistisches Manual Psychischer Störungen DSM-5. Göttingen: Hogrefe.

Arndt, W.B. (1991). Gender disorders and the paraphilias. Madison, CT: International Universities Press.

Arrigo, B.A. & Purcell, C.E. (2001). Explaining paraphilias and lust murder: Toward an integrated model. International Journal of Offender Therapy and Comparative Criminology, 45, 6–31.

Bagemihl, B. (1999). Biological exuberances: Animal homosexuality and natural diversity. New York: St. Martin's Press.

Bailey, J.M. & Pillard, R.C. (1991). A genetic study of male sexual orientation. Archives of General Psychiatry, 48, 1089–1096.

Bailey, J.M. & Zucker, K.J. (1995). Childhood sex-typed behavior and sexual orientation. A conceptual and quantitative review. Developmental Psychology, 31, 43–55.

Bailey, J.M., Dunne, M.P. & Martin, N.G. (2000). Genetic and environmental influences on sexual orientation and its correlates in an Australian twin sample. Journal of Personality and Social Psychology, 78, 524–536.

Bailey, J.M., Pillard, R.C., Neale, M.C. & Agyei, Y. (1993). Heritable factors influence sexual orientation in women. Archives of General Psychiatry, 50, 217–223.

Baker, J.M. (2002). How homophobia hurts children. Nurturing diversity at home, at school, and in the community. Binghamton, NY: Haworth-Press.

Bancroft, J. (1989). Human sexuality and its problems (2nd ed.). Edinburgh: Churchill Livingstone.

Barber, M.E. (2000). Examining differences in sexual expression and coming out between lesbians and gay men. Journal of the Gay and Lesbian Medical Association, 4, 167–174.

Barlow, D.H. (1986). Causes of sexual dysfunction. The role of anxiety and cognitive interference. Journal of Consulting and Clinical Psychology, 54, 140–148.

Basson, R. (2000). The female sexual response: a different model. Journal of Sex & Marital Therapy, 26 (1), 51–65.

Baumeister, R.F. & Butler, J.L. (1997). Sexual masochism: Deviance without pathology. In D.R. Laws & W.T. O'Donohue (Eds.), Sexual deviance: Theory, assessment, and treatment (pp. 225–239). New York: Guilford.

Becker, S. (2009). Transsexuelle Entwicklungen: Verlaufsdiagnostik, Psychotherapie und Indikation zu somatischen Behandlungen. Psychotherapie im Dialog, 10 (1), 13–18.

Becker, S., Bosinski, H., Clement, U., Eicher, W., Goerlich, T., Hartmann, U., Kockott, G., Langer, D., Preuss, W., Schmidt, G., Springer, A. & Wille, R. (1998). German Standards for the Treatment and Diagnostic Assessment of Transsexuals. International Journal of Transgenderism, 2 (4).

Beier, K.M., Bosinski, H.A.G. & Loewit, K. (2005). Sexualmedizin (2. Aufl.). München: Urban & Fischer.

Bell, A.P., Weinberg, M.S. & Hammersmith, S.K. (1981). Sexual preferences: Its development in men and women. Bloomington: Indiana University Press.

Bem, D.J. (1996). Exotic Becomes Erotic: A developmental theory of sexual orientation. Psychological Review, 103, 320–335.

Bem, D.J. (2000). Exotic Becomes Erotic: Interpreting the biological correlates of sexual orientation. Archives of Sexual Behavior, 29, 531–548.

Berberich, H. & Brähler, E. (2001). Sexualität und Partnerschaft in der zweiten Lebenshälfte. Gießen: Psychosozial Verlag.

Berger, W. (2001). Lesben – Schwule – Kinder: Die Studie der schwul-lesbischen Forschungsgruppe München. In Verband lesbischer Psychologinnen und schwuler Psychologen in Deutschland e.V. (VLSP) (Hrsg.), Beratung von Lesben und Schwulen (S. 92–101). Berlin: Dt. AIDS-Hilfe e.V.

Bernardo, A., Halhuber, M.J. & Kockott, G. (1996). Herz und Sex. Sexualität bei Herzinfarkt-Kranken und -Gefährdeten. Wien: Facultas Universitäts Verlag.

Berner, M.M. (2015). Sexualstörungen. In M. Berger (Hrsg.), Psychische Erkrankungen. Klinik und Therapie (5. Aufl., S. 685–706). München: Urban & Fischer.

Berner, W., Hill, A., Briken, P. & Kraus, Ch. (2004). Störungen der Sexualpräferenz – Paraphilien. In G. Kockott & E.M. Fahrner (Hrsg.), Sexualstörungen (S. 107–152). Stuttgart: Thieme.

Bevier, P.J., Chiasson, M.A., Hefferman, R.T. & Castro, K.G. (1995). Women at a sexually transmitted disease clinic who report same-sex contact: Their HIV seroprevalence and risk behaviors. American Journal of Public Health, 85, 1366–1371.

Bieber, I., Dain, H.J., Dince, P.R., Drellich, M.G., Grand, H.C., Gundlach, R.H., Kremer, M.W., Rifkin, A.H., Wilbur, C.B. & Bieber, T.B. (1962). Homosexuality: A psychoanalytic study. New York: Random House.

Biechele, U. (2001). Schwule Jugendliche: Lebenssituation und psychosozialer Hilfebedarf. In Verband lesbischer Psychologinnen und schwuler Psychologen in Deutschland e.V. (VLSP) (Hrsg.), Beratung von Lesben und Schwulen (S. 102–111). Berlin: Dt. AIDS-Hilfe e.V.

Biechele, U., Reisbeck, G. & Keupp, H. (2001). Schwule Jugendliche: Ergebnisse zur Lebenssituation, sozialen und sexuellen Identität. Hannover: Niedersächsisches Ministerium für Frauen, Arbeit und Soziales.

Blaire, C.D. & Lanyon, R.I. (1981). Exhibitionism: Etiology and treatment. Psychological Bulletin, 89, 439–463.

Blumstein, P. & Schwartz, P. (1983). American couples. Money, work, sex. New York: William Morrow.

Bodenmann, G. & Fux, C. (2013). Was Paare stark macht: Das Geheimnis glücklicher Beziehungen (4. Aufl.). Luzern/Zürich: Beobachter-Edition im Springer-Verlag Schweiz.

Brown, G.R. (1995). Transvestism. In G.O. Gabbard (Ed.), Treatments of psychiatric disorders (2nd edn., Vol. 2, pp. 1977–1999). Washington, DC: American Psychiatric Press.

Bucher, T., Hornung, R. & Buddeberg, C. (2003). Sexualität in der zweiten Lebenshälfte. Ergebnisse einer empirischen Untersuchung. Zeitschrift für Sexualforschung, 16, 249–271.

Buddeberg, C. (2009). Stört das Alter die Sexualität. In H. Lang (Hrsg.), Gestörte Sexualität. Ursachen, Erscheinungsformen, Therapie (S. 27–30). Würzburg: Königshausen & Neumann.

Buddeberg, C. & Maake, C. (2005). Sexualberatung: Eine Einführung für Ärzte, Psychotherapeuten und Familienberater. Stuttgart: Thieme.

Burgess, A.W., Hartman, C.R., Ressler, R.K., Douglas, J.E. & McCormack, A. (1986). Sexual homicide: A motivational model. Journal of Interpersonal Violence, 13, 251–272.

Cass, V.C. (1979). Homosexual identity formation: A theoretical model. Journal of Homosexuality, 4, 219–235.

Cates, J. (1987). Adolescent sexuality: Gay and lesbian issues. Child Welfare, 116, 353–364.

Cavanaugh-Johnson, T. (1988). Child perpetrators: Children who molest children. Child Abuse and Neglect: The International Journal, 12, 219–229.

Cedzich, D.A. & Bosinski, H.A. (2010). Sexualmedizin in der hausärztlichen Praxis: Gewachsenes Problembewusstsein bei nach wie vor unzureichenden Kenntnissen. Sexuologie, 17 (3/4), 5–13.

Clark, D. (1987). The new loving someone gay. Berkeley, CA: Celestial Arts.

Clement, U. (1986). Sexualität im sozialen Wandel. Stuttgart: Enke.

Clement, U. (2004). Systemische Sexualtherapie. Stuttgart: Klett-Cotta.

Clement, U. (2011). Systemische Therapie sexueller Luststörungen. In V. Sigusch (Hrsg.), Sexuelle Störungen und ihre Behandlung (S. 177–183). Stuttgart: Thieme.

Clement, U. (2014). Trends in der Sexualtherapie. Familiendynamik, 14, 4–11.

Clement, U. & Eck, A. (2013). Systemische Sexualtherapie. In M. Berner & P. Briken (Hrsg.), Praxisbuch sexuelle Störungen (S. 182–188). Stuttgart: Thieme.

Clement, U. & Senf, W. (1996). Transsexualität. Behandlung und Begutachtung. Stuttgart: Schattauer.

Coates, S., Friedman, R. & Wolfe, S. (1991). The etiology of boyhood gender identity disorder: A model for integrating, temperament, development and psychodynamics. Psychoanalytic Dialogues, 1, 481–523.

Cohen-Kettenis, P. & Pfäfflin, F. (2003). Transgenderism and intersexuality in childhood and adolescence. Thousand Oaks, CA: Sage Publications.

Cole, S.W., Kemeney, M.E., Taylor, S.E., Visscher, B.R. & Fahey, J.L. (1996). Accelerated course of human immunodeficiency virus infection in gay men who conceal their homosexual identity. Psychosomatic Medicine, 58, 219–231.

Dannecker, M. (2002). Erosion der HIV-Prävention? Zeitschrift für Sexualforschung, 15, 58–64.

D'Augelli, A.R. & Hershberger, S.L. (1993). Lesbian, gay, and bisexual youth in community settings: Personal challenges and mental health problems. American Journal of Community Psychology, 21, 421–448.

Davies, D. (1996a). Homophobia and heterosexism. In D. Davies & C. Neal (Eds.), Pink therapy (pp. 41–65). Buckingham: Open University Press.

Davies, D. (1996b). Working with people coming out. In D. Davies & C. Neal (Eds.), Pink therapy (pp. 66–85). Buckingham: Open University Press.

Davies, D. (1996c). Toward a model of gay affirmative therapy. In D. Davies & C. Neal (Eds.), Pink therapy (pp. 2–40). Buckingham: Open University Press.

Davies, D. & Neal, C. (Eds.). (1996). Pink therapy. A guide for counsellors and therapists working with lesbian, gay and bisexual clients. Buckingham: Open University Press.

Davies, D. & Neal, C. (Eds.). (2000). Pink therapy 2. Therapeutic perspectives on working with lesbian, gay and bisexual clients. Buckingham: Open University Press.

Davison, G.C. (1976). Homosexuality: The ethical challenge. Journal of Consulting and Clinical Psychology, 44, 157–162.

deSilva, P. (1995). Paraphilias and sexual dysfunction. International Review of Psychiatry, 7, 225–230.

Dietz, P.E., Hazelwood, R.R. & Warren, J. (1990). The sexually sadistic criminal and his offences. Bulletin of the American Academy of Psychiatry and the Law, 18, 163–178.

Dunne, M.P., Bailey, J.M., Kirk, K.M. & Martin, N.G. (2000). The subtlety of sex-atypicality. Archives of Sexual Behavior, 29, 549–565.

Egg, R. (2002). Rückfälligkeit von Sexualstraftätern. In T. Fabian, G. Jacobs, S. Nowara & I. Rode (Hrsg.), Qualitätssicherung in der Rechtspsychologie (S. 321–335). Münster: Lit-Verlag.

Eicher, W. (1996a). Hormonbehandlung bei Transsexuellen. In U. Clement & W. Senf (Hrsg.), Transsexualität. Behandlung und Begutachtung (S. 54–57). Stuttgart: Schattauer.

Eicher, W. (1996b). Transformationsoperationen. In U. Clement & W. Senf (Hrsg.), Transsexualität. Behandlung und Begutachtung (S. 58–63). Stuttgart: Schattauer.

Eicher, W. (2001). Sexuelle Probleme und Störungen in der gynäkologischen Praxis. In V. Sigusch (Hrsg.), Sexuelle Störungen und ihre Behandlung (3. Aufl., S. 385–394). Stuttgart: Thieme.

Einhorn, L. & Polgar, M. (1994). HIV-risk behavior among lesbians and bisexual women. AIDS Education and Prevention, 6, 514–523.

Ekins, R. & King, D. (2001a). Transgendering, migrating and love of oneself as a woman: A contribution to a sociology of autogynephilia. International Journal of Transgenderism, 5 (3).

Ekins, R. & King, D. (2001b). Tales of the unexpected: Exploring transgender diversity through personal narrative. In F. Haynes & T. McKenna (Eds.), Unseen genders: Beyond the binaries (pp. 123–142). New York/Frankfurt: Peter Lang.

Ellis, L. & Ames, M.A. (1987). Neurohormonal functioning and sexual orientation: A theory of homosexuality-heterosexuality. Psychological Bulletin, 101, 233–258.

Esquirol, E. (1839). Des maladies mentales considérées sous les rapports médical, hygiénique et médico-legal. Paris: Baillière. [Zugrunde gelegt die in Buchform vorliegende deutsche Übersetzung des 1. Kapitels: Von den Geisteskrankheiten (1968). Bern: Huber].

Etnyre, W.S. (1990). Body image and gay American men. In R. Kus (Ed.), Keys to caring. Boston, MA: Alyson Publications.

Fagen, J. & Wexler, S. (1988). Explanations of sexual assault among violent delinquents. Journal of Adolescent Research, 3, 363–385.

Fagot, B.I. & Hagan, R. (1991). Observations of parent reactions to sex stereotyped behaviours. Child Development, 62, 617–628.

Fahrner, E.M. (1985). Psychologische Behandlung von Sexualstörungen bei männlichen Alkoholabhängigen. München: Röttger.

Fahrner, E.M. (1998). Sexualität und Partnerschaft im Rahmen der stationären Behandlung von alkoholabhängigen Männern. Teil 1. Ergebnisse der Erhebung zu Beginn und am Ende der Therapie. Band 41 IFT-Berichte. München: Institut für Therapieforschung.

Fahrner, E.M. (1999). Sexualität und Partnerschaft im Rahmen der stationären Behandlung von alkoholabhängigen Männern. Teil 2. Ergebnisse der Katamnes. Band 49 IFT-Berichte. München: Institut für Therapieforschung.

Fahrner-Tutsek, E.M. & Kockott, G. (2015). Sensualitätstraining. In M. Linden & M. Hautzinger (Hrsg.), Verhaltenstherapiemanual (S. 243–246). Heidelberg: Springer.

Fedora, O., Reddon, J.R. & Yeudall, L.T. (1986). Stimuli eliciting sexual arousal in genital exhibitionists: A possible clinical application. Archives of Sexual Behavior, 15, 417–427.

Fedoroff, J.P., Fishell, A. & Fedoroff, B. (1999). A case series of women evaluated paraphilic sexual disorders. Canadian Journal of Human Sexuality, 8, 127–141.

Feiger, A., Kiev, A., Shrivastava, R.K., Wisseling, P.G. & Wilcox, C.S. (1996). Nefazodone versus sertraline in outpatients with major depression: Focus on efficacy, tolerability, and effects on sexual function and satisfaction. Journal of Clinical Psychiatry, 57 (Suppl. 2), 53–62.

Feldman, H.A., Goldstein, I., Hatzichristou, D.G., Krane, R.J. & McKinlay, J.B. (1994). Impotence and its medical and psychosocial correlates: results of the Massachusetts Male Aging Study. Journal of Urology, 151, 54–61.

Fiedler, P. (2004). Sexuelle Orientierung und sexuelle Abweichung. Heterosexualität–Homosexualität – Transgederismus -und- Paraphilien – sexueller Missbrauch – sexuelle Gewalt. Weinheim: Beltz.

Fiedler, P. (2006). Störungen der Sexualpräferenz. In Rohde, A. & Marneros, A. (Hrsg.), Geschlechtsspezifische Psychiatrie und Psychotherapie (S. 245–259). Stuttgart: Kohlhammer.

Fiedler, P. (2009). Sexuelle Störungen. In J.M. Fegert, A. Streeck-Fischer & H.J. Freyberger (Hrsg.), Adoleszenzpsychiatrie. Psychiatrie und Psychotherapie der Adoleszenz und des jungen Erwachsenenalters (S. 411–429). Stuttgart: Schattauer.

Fiedler, P. (2010a). Sexualität. Stuttgart: Reclam Sachbuch.

Fiedler, P. (2010b). Verhaltenstherapie mon amour. Mythos – Fiktion – Wirklichkeit. Stuttgart: Schattauer.

Fiedler, P. (2014). Sexualitäten. Hetero-, Homo-, Bi-, Trans- und Intersexualität. In K. Menne & J. Rohloff (Hrsg.), Sexualität und Entwicklung. Beratung im Spannungsfeld von Normalität und Gefährdung (S. 72–93). Weinheim: Beltz-Juventa.

Fiedler, P. & Herpertz, S.C. (2016). Persönlichkeitsstörungen (7. Aufl.). Weinheim: Beltz-PVU.

Frable, D.E.S. (1997). Gender, racial, ethnic, sexual, and class identities. Annual Review of Psychology, 48, 139–162.

Freud, S. (1905). Drei Abhandlungen zur Sexualtheorie (3., überarb. Aufl. [1915]). Leipzig: Deuticke. [zugrunde gelegt: (1982). Studienausgabe. Bd. V: Sexualleben. Frankfurt/M.: Fischer TB.]

Freud, S. (1947). Letter to an American mother. American Journal of Psychiatry, 107, 786–787. [Original 1935].

Freund, K., Scher, H. & Hucker, S. (1983). The courtship disorders. Archives of Sexual Behavior, 12, 369–379.

Freund, K., Scher, H. & Hucker, S. (1984). The courtship disorders: A further investigation. Archives of Sexual Behavior, 13, 133–139.

Freund, K., Seto, M.C. & Kuban, M. (1997). Frotteurism: The theory of courtship disorder. In D.R. Laws & W.T. O'Donohue (Eds.), Sexual deviance: Theory, assessment, and treatment (pp. 111–130). New York: Guilford Press.

Fugl-Meyer, A., Fugl-Meyer, K. & Lundberg, P.O. (1999). Sexualrehabilitation. In P. Frommelt & H. Grötzbach (Hrsg.), Neurorehabilitation (S. 370–388). Berlin: Blackwell.

Garrels, L. (1998). Das Geschlechtserleben Intersexueller im Diskurs. Zeitschrift für Sexualforschung, 11, 197–211.

Golombok, S. & Tasker, F. (1994). Children in lesbian and gay families: Theories and evidence. Annual Reviews of Sex Research, 5, 73–100.

Goos, U. (2003). Konzepte der Bisexualität. Zeitschrift für Sexualforschung, 16, 51–65.

Green, R. (2001). (Serious) Sadomasochism: A protected right of privacy? Archives of Sexual Behavior, 30, 543–550.

Greenfeld, L. (1997). Sex offences and offenders: An analysis of data on rape and sexual assault (NCJ-163 392). Washington, DC: Bureau of Justice Statistics.

Gromus, B. (2002). Sexualstörungen der Frau. Göttingen: Hogrefe.

Grossmann, T. (2002). Prähomosexuelle Kindheiten. Eine empirische Untersuchung über Geschlechtsrollenkonformität und -nonkonformität bei homosexuellen Männern. Zeitschrift für Sexualforschung, 15, 98–119.

Hamer, D.H., Hu, S., Magnuson, V.L., Hu, N. & Pattatucci, A.M.L. (1993). A linkage between DNA markers on the X chromosome and male sexual orientation. Science, 261, 321–327.

Hanson, R.K. & Bussière, M.T. (1998). Predicting relapse: A meta-analysis of sexual offender recidivism studies. Journal of Consulting and Clinical Psychology, 66, 348–362.

Hanson, R.K., Gordon, S., Harris, E.J.R., Marques, J.K., Murphy, W., Quinsey, V.L. & Seto, M.C. (2002). First report of the collaborative data project on the effectiveness of psychological treatment for sex offenders. Sexual Abuse: A Journal of Research and Treatment, 14, 169–194.

Hargarden, H. & Llewellin, S. (1996). Lesbian and gay parenting issues. In D. Davies & C. Neal (Eds.), Pink therapy (pp. 116–130). Buckingham: Open University Press.

Hartmann, U., Niccolosi, A., Glasser, D.B., Gingell, C., Buvat, J., Moreira, E. & Laumann, E. (2002). Sexualität in der Arzt-Patient-Kommunikation. Ergebnisse der »Globalen Studie zu sexuellen Einstellungen und Verhaltensweisen«. Sexuologie, 9, 50–60.

Haselbacher, G. (2007). Sexuelle Lustlosigkeit – Vorkommen und Behandlung in der gynäkologischen Sprechstunde. Sexuologie, 14 (2/3), 109–114.

Heinrichs, N., Bodenmann, G. & Hahlweg, K. (2008). Prävention bei Paaren und Familien. Göttingen: Hogrefe.

Henschel, A. (1820). Von der Sexualität der Pflanzen. Breslau: Wilhelm Gottlieb Korn.

Herek, G.M., Cogan, J.C., Gillis, J.R. & Glunt, E.K. (1998). Correlates of internalised homophobia in a community sample of lesbian and gay men. Journal of the Gay and Lesbian Medical Association, 2, 17–25.

Hickey, E. (1997). Serial murderers and their victims (2nd Ed.). Belmont, CA: Wadsworth.

Hillbrand, M., Foster, H. & Hirt, M. (1990). Rapists and child molesters: Psychometric comparisons. Archives of Sexual Behavior, 19, 65–71.

Holmes, R. (1991). Sex crimes. Newbury Park, CA: Sage.

Hoyer, J., Kunst, H. & Schmidt, A. (2001). Social phobia as a comorbid condition in sex offenders with paraphilia or impulse control disorder. Journal of Nervous and Mental Disease, 189, 463–470.

Horx, M. (2007). Sexstyles 2010. Zukunftstudie im Auftrag der Beate Uhse AG.

Hu, S., Pattatucci, A.M., Patterson, C., Li, L., Fulker, D.W., Cherny, S.S., Kruglyak, L. & Hamer, D.H. (1995). Linkage between sexual orientation and chromosome Xq28 in males but not in females. Nature Genetics, 11, 248–256.

Hucker, S.J. (1997). Sexual sadism: Psychopathology and theory. In D.R. Laws & W.T. O'Donohue (Eds.), Sexual deviance: Theory, assessment, and treatment (pp. 194–209). New York: Guilford Press.

Hucker, S.J., Langevin, R., Wortzman, G., Bain, J., Handy, L., Chambers, J. & Wright, S. (1986). Neuropsychological impairment in pedophils. Canadian Journal of Behavioural Science, 18, 440–448.

Hudson, S.M. & Ward, T. (1997). Rape: Psychopathology and theory. In D.R. Laws & W.T. O'Donohue (Eds.), Sexual deviance: Theory, assessment, and treatment (pp. 332–355). New York: Guilford.

Isay, R.A. (1989). Being homosexual: Gay men and their development. New York: Avon Books.

Kaan, H. (1844). Psychopathia sexualis. Lipsiae: Apud Leopoldum Voss.

Kämmerer, A. & Rosenkranz, J. (2001). Sexuelle Störungen. In A. Franke & A. Kämmerer (Hrsg.), Klinische Psychologie der Frau. Ein Lehrbuch (S. 323–355). Göttingen: Hogrefe.

Kaplan, M.S. & Green, A. (1995). Eleven incarcerated female sexual offenders: A comparison of sexual histories with non-offenders. Sexual Abuse: A Journal of Research and Treatment, 7, 287–299.

Keenan, T. & Ward, T. (2003). Developmental antecedents of sexual offending. In T. Ward, R. Laws & S.M. Hudson (Eds.), Sexual deviance. Issues and controversies (pp. 119–134). Thousand Oaks, CA: Sage.

Kelly, A.E. & Yuan, K.H. (2009). Clients' secret keeping and the working alliance in adult outpatient therapy. Psychotherapy: Theory, Research, Practice, Training, 46 (2), 193–202.

Kinsey, A.C., Pomeroy, W.B. & Martin, C.E. (1948). Sexual behavior in the human male. Philadelphia: Saunders. [dt. (1955). Das sexuelle Verhalten des Mannes. Frankfurt: Fischer.]

Kinsey, A.C., Pomeroy, W.B. & Martin, C.E. (1953). Sexual behavior in the human female. Philadelphia: Saunders. [dt. (1954). Das sexuelle Verhalten der Frau. Frankfurt: Fischer.]

Klein, F. (1978). The bisexual option. A concept of one-hundred percent intimacy. New York: Arbor House. [2. Aufl. (1993). The bisexual option. New York: The Harrington Park Press.]

Kockott, G. (1996). Die klinische Koordination der Behandlung und Begutachtung. In U. Clement & W. Senf (Hrsg.), Transsexualität. Behandlung und Begutachtung (S. 8–17). Stuttgart: Schattauer.

Kockott, G. & Berner, M.M. (2004). Sexualstörungen. In M. Berger (Hrsg.), Psychische Erkrankungen. Klinik und Therapie (S. 849–874). München: Urban & Fischer.

Kockott, G. & Fahrner, E.M. (2000). Sexualstörungen des Mannes. Göttingen: Hogrefe.

Kockott, G. & Fahrner, E.M. (2004). Sexuelle Funktionsstörungen. In G. Kockott & E.M. Fahrner (Hrsg.), Sexualstörungen (S. 1–76). Stuttgart: Thieme.

Kockott, G. & Pfeiffer, W. (1996). Sexual disorders in nonacute psychiatric outpatients. Comprehensive Psychiatry, 37, 56–51.

Krafft-Ebing, R. Frh. v. (1886). Psychopathia Sexualis. Mit besonderer Berücksichtigung der conträren Sexualempfindungen. Stuttgart: Enke.

Kröber, H.L. (1999). Wandlungsprozesse im psychiatrischen Maßregelvollzug. Zeitschrift für Sexualforschung, 12, 93–107.

Kutchinsky, B. (1970). Studies on pornography and sex crimes in Denmark. Copenhagen: New Social Science Monographs.

Lane, S. (1991). The sexual abuse cycle. In G.D. Ryan & S.L. Lane (Eds.), Juvenile sexual offending: Causes, consequences, and correction (pp. 103–141). Lexington, MA: Lexington.

Lang, H. (Hrsg.). (2009). Gestörte Sexualität. Ursachen, Erscheinungsformen, Therapie. Würzburg: Königshausen & Neumann.

Laumann, E.O., Paik, A. & Rosen, R.C. (1999). Sexual dysfunction in the United States: Prevalence and predictors. Journal of the American Medical Association, 281, 537–544.

Lemp, G.F., Jones, M., Kellogg, T.A., Nieri, G.N., Anderson, L., Withum, D. & Katz, M. (1995). HIV seroprevalence and risk behaviors among lesbians and bisexual women in San Francisco and Berkeley, California. American Journal of Public Health, 85, 1549–1552.

Lima, G., LoPresto, C.T., Sherman, M.F. & Sobelman, S.A. (1993). The relationship between homophobia and self-esteem in gay males with AIDS. Journal of Homosexuality, 25, 69–76.

Lübcke-Westermann, D. (2003). Persönlichkeitsstörung, Sexualstraftat und Empathie. Theorie, Empirie und Biographie. Frankfurt: Peter Lang.

Malony, H.N. (Ed.). (2002). Pastoral care and counseling in sexual diversity. Binghamton, NY: Haworth Press.

Marneros, A. (2007). Sexualmörder ... Sexualtäter ... Sexualopfer. Eine erklärende Erzählung (3. Aufl.). Bonn: Psychiatrie-Verlag.

Marneros, A., Ullrich, S. & Rössner, D. (Hrsg.). (2002). Angeklagte Straftäter. Das Dilemma der Begutachtung. Baden-Baden: Nomos.

Marshall, W.L. (1989). Intimacy, loneliness and sexual offenders. Behaviour Research and Therapy, 27, 491–503.

Marshall, W.L. (1997). Pedophilia: Psychopathology and theory. In D.R. Laws & W. O'Donohue (Eds.), Sexual deviance: Theory, assessment, and treatment (pp. 152–174). New York: Guilford.

Marshall, W.L. & Eccles, A. (1991). Issues in clinical practice with sex offenders. Journal of Interpersonal Violence, 6, 68–93.

Marshall, W.L., Hudson, S.M., Jones, R. & Fernandez, Y.M. (1995). Empathy of sex offenders. Clinical Psychology Review, 15, 99–113.

Marshall, W.L., Anderson, D. & Fernandez, Y.M. (1999). Cognitive behavioral treatment of sexual offenders. Chichester, UK: Wiley.

Mason, F.L. (1997). Fetishism: Psychopathology and theory. In D.R. Laws & W.T. O'Donohue (Eds.), Sexual deviance: Theory, assessment, and treatment (pp. 75–91). New York: Guilford Press.

Masters, W.H. & Johnson, V.E. (1966). Human sexual response. Boston: Little Brown [dt. (1967). Die sexuelle Reaktion. Frankfurt a. M.: Akademische Verlagsgesellschaft.]

Masters, W.H. & Johnson, V.E. (1970). Human sexual inadequacy. Boston: Little Brown [dt. (1973). Impotenz und Anorgasmie. Zur Therapie funktioneller Sexualstörungen. Frankfurt a. M.: Goverts, Krüger & Stahlberg.]

Mathews, R.J. & Weinman, M.L. (1982). Sexual dysfunction in depression. Archives of Sexual Behavior, 11, 323–328.

Mathews, R., Mathews, J.K. & Speltz, K. (1989). Female sex offenders: An exploratory study. Orwell, VT: Safer Society Press.

Matthiesen, S. & Hauch, M. (2004). Wenn sexuelle Erfahrungen zum Problem werden. Familiendynamik, 29, 139–160.

Matussek, P., Luks, O. & Seibt, G. (1986). Partner relationships of depressives. Psychopthology, 19, 143–156.

Maudsley, H. (1874). Responsebility in mental disease. London: King.

McClintock, M.K. & Herdt, G. (1996). Rethinking puberty: The development of sexual attraction. Current Directions im Psychological Science, 5, 178–183.

McCormack, A., Rokous, F.E., Hazelwood, R.R. & Burgess, A.W. (1992). An exploration of incest in the childhood development of serial rapists. Journal of Family Violence, 7, 219–228.

McKirnan, D.J., Stokes, J.P., Doll, L. & Burzette, R.G. (1995). Bisexually active men: Social characteristics and sexual behavior. Journal of Sex Research, 32, 65–76.

Meyenburg, B. (2001). Geschlechtsidentitätsstörungen im Kindes- und Jugendalter. In V. Sigusch (Hrsg.), Sexuelle Störungen und ihre Behandlung (3. Aufl., S. 538–553). Stuttgart: Thieme.

Meyer, J.K. (1995). Paraphilias. In H.I. Kaplan & B.J. Sadock (Eds.), Comprehensive textbook of psychiatry VI (Vol. 1, 6th edn., pp. 1334–1347). Baltimore: Williams & Wilkins.

Meyer-Bahlburg, H.F.L. (1984). Psychoendocrine research on sexual orientation: Current status and future options. Progress in Brain Research, 61, 375–398.

Mohr, J.W., Turner, R.E. & Jerry, M.B. (1964). Pedophilia and exhibitionism. Toronto: University of Toronto Press.

Money, J. (1984). Paraphilias: Phenomenology and classification. American Journal of Psychotherapy, 38, 164–179.

Money, J. (1986). Lovemaps: Clinical concepts of sexual/erotic health and pathology, paraphilia, and gender transposition in childhood, adolescence, and maturity. Buffalo, NY: Prometheus.

Money, J. (1994). Zur Geschichte des Konzepts Gender Identity Disorder. Zeitschrift für Sexualforschung, 7, 20–34.

Money, J. & Ehrhardt, A.A. (1972). Man & Woman. Boy & Girl. Baltimore, MD: John Hopkins University Press.

Money, J. & Tucker, P. (1975). Sexual signatures. Boston: Little, Brown.

Money, J. & Werlas, J. (1982). Paraphilic sexuality and child abuse: The parents. Journal of Sex and Marital Therapy, 8, 57–64.

Money, J., Hampson, J.G. & Hampson, J.L. (1957). Imprinting and the establishment of gender role. Archives of Neurology and Psychiatry, 77, 333–336.

Morgenthaler, F. (1981/1987). Homosexualität. Heterosexualität. Perversion. Frankfurt/M.: Qumram. [seit 1987: Frankfurt/M.: Fischer-TB.]

Munroe, R.L. & Gauvin, M. (2001). Why the paraphilias? Domesticating strange sex. Cross-Cultural Research, 35, 44–64.

Murphy, W.D. (1997). Exhibitionism: Psychopathology and theory. In D.R. Laws & W.T. O'Donohue (Eds.), Sexual deviance: Theory, assessment, and treatment (pp. 22–39). New York: Guilford Press.

Neal, C. & Davies, D. (Eds.). (2000). Pink therapy 3. Issues in therapy with lesbian, gay, bisexual and transgender clients. Buckingham: Open University Press.

Nestoros, J.N., Lehmann, H.E. & Ban, T.A. (1981). Sexual behavior of the male schizophrenic: The impact of illness and medications. Archives of Sexual Behavior, 10, 421–442.

Nickel, H. & Schmidt-Denter, U. (1980). Sozialverhalten von Vorschulkindern. Konflikt, Kooperation und Spiel in institutionellen Gruppen. München: Reinhardt.

O'Halloran, R.L. & Dietz, P.E. (1993). Autoerotic fatalities with power hydraulics. Journal of Forensic Sciences, 38, 359–364.

Patterson, C.J. (1992). Children of lesbian and gay parents. Child Development, 63, 1025–1042.

Perkins, D.O., Leserman, J. Murphy, C. & Evans, D.L. (1993). Psychosocial predictors of high-risk sexual behavior among HIV-negative homosexual men. AIDS Education and Prevention, 5, 141–152.

Pfäfflin, F. (1990). Neuroendokrinologische Forschungsergebnisse und Sexualwissenschaft. Zeitschrift für Sexualforschung, 3, 54–74.

Pfäfflin, F. (2000). Sexualstraftaten. In U. Venzlaff & K. Foerster (Hrsg.), Psychiatrische Begutachtung (3. Aufl., S. 241–266). München: Urban & Fischer.

Pfäfflin, F. (2003). Anmerkungen zum Begriff der Geschlechtsidentität. Psychodynamische Psychotherapie, 2, 141–153.

Pfäfflin, F. & Coleman, E. (1997). Introduction. International Journal of Transgenderism, 1 (1).

Rauchfleisch, U. (2001). Schwule, Lesben, Bisexuelle. Lebensweisheiten, Vorurteile, Einsichten (3. Aufl.). Göttingen: Sammlung Vandenhoeck.

Reiche, R. (1990). Geschlechterspannung. Eine psychoanalytische Untersuchung. Frankfurt/M.: Fischer-TB.

Remafedi, G., French, S., Story, M., Resnick, M.D. & Blum, R. (1998). The relationship between suicide risk and sexual orientation: Results of a population-based study. American Journal of Public Health, 88, 57–60.

Ressler, R.K., Burgess, A.W. & Douglass, J.E. (1988). Sexual homicide: Patterns and motives. New York: Free Press.

Revenstorf, D. (1998). Beziehungs- und Sexualstörungen. In U. Baumann & M. Perrez (Hrsg.), Lehrbuch Klinische Psychologie – Psychotherapie (2. Aufl., S. 1005–1034). Bern: Huber.

Revenstorf, D. (2008). Die geheimen Mechanismen der Liebe. 7 Regeln für eine glückliche Beziehung. Stuttgart: Klett-Cotta.

Richardson, D.R. & Hammock, G.S. (1991). Alcohol and acquaintance rape. In A. Parrot & L. Bechhofer (Eds.), Acquaintance rape: The hidden crime (pp. 83–95). New York: Wiley.

Richter-Appelt, H. (2001). Psychoanalyse und sexuelle Funktionsstörungen. In V. Sigusch (Hrsg.), Sexuelle Störungen und ihre Behandlung (S. 261–279). Stuttgart: Thieme.

Rosario, M., Meyer-Bahlburg, H.F.L., Hunter, J., Exner, T.M., Gwadz, M. & Keller, A.M. (1996). Psychosexual development of urban lesbian, gay, and bisexual youths. The Journal of Sex Research, 33, 113–126.

Rosario, M., Hunter, J., Maguen, S., Gwadz, M. & Smith, R. (2001). The coming-out process and its adaptational and health-related associations among gay, lesbian, and bisexual youths: Stipulation and exploration of a model. American Journal of Community Psychology, 29, 133–160.

Rosman, J. & Resnick, P. (1989). Necrophilia: An analysis of 122 cases involving necrophilic acts and fantasies. Bulletin of the American Academy of Psychiatry and the Law, 17, 153–163.

Ross, R.W. & Rosser, B.R.S. (1996). Measurement and correlates of internalised homo-

phobia: A factor analytic study. Journal of Clinical Psychology, 52, 15–21.
Rotheram-Borus, M.J., Hunter, J. & Rosario, M. (1994). Suicidal behavior and gay-related stress among gay and bisexual male adolescent. Journal of Adolescent Research, 9, 498–508.
Rush, B. (1812). Medical inquiries and observations upon the diseases of the mind. Philadelphia: Richardson. [wieder aufgelegt 1962. New York: Hafner Press.]

Savin-Williams, R. (1990). Gay and lesbian youth: Expression of identity. New York: Hemisphere.
Savin-Williams, R. (1996). «… And then I became gay". New York: Routledge.
Schäfer, G.A., Englert, H.S., Ahlers, C.J., Roll, S., Willich, S.N. & Beier, K.M. (2003). Erektionsstörung und Lebensqualität – Erste Ergebnisse der Berliner Männer-Studie. Sexuologie, 10 (2/3), 50–61.
Scherotzki-Hanniger, F., Appelt, H. & Strauß, B. (1986). Zur Sexualität alkoholkranker Frauen. Suchtgefahren, 32, 386–399.
Schindler, L., Hahlweg, K. & Revenstorf, D. (2013). Partnerschaftsprobleme? So gelingt Ihre Beziehung. Handbuch für Paare (4. Aufl.). Heidelberg: Springer.
Schmidt, G. (Hrsg.). (1993). Jugendsexualität. Stuttgart: Enke.
Schmidt, G. (1993 b). Tendenzen und Entwicklungen. In G. Arentewicz & G. Schmidt (Hrsg.), Sexuell gestörte Beziehungen. Konzept und Technik der Paartherapie (3. Aufl., S. 1–12). Stuttgart: Enke.
Schmidt, G. (1995). Über den Wandel heterosexueller Beziehungen. Zeitschrift für Sexualforschung, 8, 1–11.
Schmidt, G. (1998). Sexuelle Verhältnisse. Über das Verschwinden der Sexualmoral. Reinbek: Rowohlt.
Schmidt, G. (2001). Paartherapie bei sexuellen Funktionsstörungen. In V. Sigusch (Hrsg.), Sexuellen Störungen und ihre Behandlung (S. 180–199). Stuttgart: Thieme.
Schmidt, G. (2002). Lassen sich aus dem kulturellen Wandel von Sexualität und Familie in den westlichen Gesellschaften Tendenzen der zukünftigen Entwicklung in der Volksrepublik China ableiten. Zeitschrift für Sexualforschung, 15, 43–55.
Schmidt, G. (2003). Sexualität und Kultur: Soziokultureller Wandel der Sexualität. Vortrag im Rahmen der Ringvorlesung »Sexualität im Wandel« der Universität und Eidgenössischen Technischen Hochschule Zürich am 3. April 2003.
Schmidt, G. (2006). Spätmoderne Beziehungswelten. Report über Partnerschaft und Sexualität in drei Genertionen. Wiesbaden: VS Verlag für Sozialwissenschaften.
Schmidt, G. (2014). Das neue Der Die Das. Über die Modernisierung des Sexuellen. Gießen: Psychosozial Verlag.
Schmidt-Denter, U. & Nickel, H. (1995). Vom Kleinkind zum Schulkind. München: Reinhardt.
Schnarch, D. (1994). Passionate marriage. New York: Henry Holt.
Schneider, H.D. (1980). Sexualverhalten in der zweiten Lebenshälfte. Stuttgart: Kohlhammer.
Schover, L.R. & Jensen, S.B. (1988). Sexuality and chronic illness. New York: Guilford.
Scott, G.G. (1983). Erotic power: An exploration of dominance and submission. Secausus, NJ: Citadel.
Segraves, R.T. (1998). Antidepressant-induced sexual dysfunction. Journal of Clinical Psychiatry, 59 (Suppl. 4), 48–54.
Seibt, A., McAlister, A.L., Freeman, A.C., Krepcho, M.A., Hedrick, A.R. & Wilson, R. (1993). Condom use and sexual identity among men who have sex with men – Dallas 1991. Morbidity and Mortality Weekly Report, 42, 13–14.
Seligman, M.E.P. (1971). Phobias and preparedness. Behavior Therapy, 2, 307–320.
Serbin, R.C., Malcolm, P.B., Khanna, A. & Barbaree, H.E. (1993). Psychopathy and deviant sexual arousal in incarcerated sexual offenders. Journal of Interpersonal Violence, 9, 3–11.
Serretti, A. & Chiesa, A. (2009). Treatment-emergent sexual dysfunction related to antidepressants: A meta-analysis. Journal of Clinical Psychopharmacology, 29, 259–266.
Shidlo, A., Schroeder, M. & Drescher, J. (Eds.). (2002). Sexual conversion therapy: Ethical,

clinical, and research perspectives. Binghamton, NY: Haworth Press.
Shifren, J.L., Monz, B.U., Russo, P.A., Segreti, A. & Johannes, C.B. (2008). Sexual problems and distress in United States Women: Prevalence and correlates. Obstetrics & Gynecology, 112 (5), 970–978.
Sigusch, V. (1991). Die Transsexuellen und unser nosomorpher Blick. Zeitschrift für Sexualforschung, 4, 309–343.
Sigusch, V. (Hrsg.) (1997). Sexuelle Störungen und ihre Behandlung. Stuttgart: Thieme. [3. Aufl. (2001)].
Sigusch, V. (1998). Jugendsexualität – Veränderungen in den letzten Jahrzehnten. Deutsches Ärzteblatt, 95 (20), A-1240–1243.
Sigusch, V. (2001). Kultureller Wandel der Sexualität. In V. Sigusch (Hrsg.), Sexuelle Störungen und ihre Behandlung (3. Aufl., S. 16–52). Stuttgart: Thieme.
Sigusch, V. (2001b). Transsexuelle Entwicklungen. In V. Sigusch (Hrsg.), Sexuelle Störungen und ihre Behandlung (3. Aufl., S. 554–592). Stuttgart: Thieme.
Sigusch, V. (2001c). Organogenese sexueller Funktionsstörungen. In V. Sigusch (Hrsg.), Sexuelle Störungen und ihre Behandlung (3. Aufl., S. 224–260). Stuttgart: Thieme.
Sigusch, V. (2005). Neosexualitäten. Über den kulturellen Wandel von Liebe und Perversion. Frankfurt a. M.: Campus.
Sigusch, V. & Schmidt, G. (1973). Jugendsexualität. Stuttgart: Enke.
Silberstein, L., Mishkind, M., Striegal-Moore, R. & Timko, C. (1989). Men and their bodies: A comparison of homosexual and heterosexual men. Psychosomatic Medicine, 51, 337–346.
Simon, G. (1996). Working with people in relationships. In D. Davies & C. Neal (Eds.), Pink therapy (pp. 101–115). Buckingham: Open University Press.
Simon, R.I. (1996). Bad men do what good men dream: A forensic psychiatrist illuminates the darker side of human behavior. In R.I. Simon (Ed.). Serial sexual killers: Your life for their orgasm (pp. 279–312). Washington, DC: Amercan Psychiatric Press.
Simon, W. & Gagnon, J.H. (1986). Sexual scripts: Permanence and change. Archives of Sexual Behavior, 15, 97–120.
Simons, J.S. & Carey, M.P. (2001). Prevalence of sexual dysfunctions: Results from a decade of research. Archives of Sexual Behavior, 30, 177–219.
Smith, T.W. (1998). American sexual behavior: Trends, socio-demographic differences and risk behavior. University of Chicago: National Opinion Research Council.
Stacey, J. & Biblartz, T.J. (2001). (How) Does the sexual orientation of parents matter? American Sociology Review, 66, 159–183.
Stoller, R.J. (1968). Sex and gender. On the development of masculinity and femininity. New York: Science House.
Stoller, R.J. (1976). Sex and gender: Vol. II. The transsexual experiment. New York: Aronson.
Stoller, R.J. (1979). Perversionen. Die erotische Form von Haß. Reinbek: Rowohlt. [engl. (1975). Perversion: The erotic form of hatred. London: Maresfield Library.]
Sullivan, H.S. (1940). Conceptions of modern psychiatry. New York: Norton.

Taylor, A. (1983). Conceptions of masculinity and femininity as a basis for stereotypes of male and female homosexuals. Journal of Homosexuality, 9, 37–53.
Thase, M.E., Reynolds, C.F., Jennings, J.R., Frank, E., Howell, J.R., Houck, P.R., Berman, S. & Kupfer, D.J. (1988). Nocturnal penile tumescence is diminished in depressed men. Biological Psychiatry, 24, 33–46.
Tingle, D., Barnard, G.W., Robbin, L., Newman, G. & Hutchinson, D. (1986). Childhood and adolescent characteristics of pedophils and rapists. International Journal of Law and Psychiatry, 9, 103–116.
Tissot, S.A. (1758). Onania. Genf. [dt. 1774: Die Onanie, oder Abhandlung über die Krankheiten die von der Selbstbefleckung herrühren. Leipzig: Friedrich Gotthold Jacobäer und Sohn.]

Valverde, S. (2012). The modern sex doll-owner: A descriptive analysis. San Luis Obispo: Theses at the Faculty of California State Polytechnic University.
Van Lijnden, C. (2017). Nur Du und ich: Im Gerichtssaal hält Tom überzeugende Plädoyers – zu Hause teilt er sein Leben mit Brigitte,

einer Puppe aus Silikon. DIE ZEIT, Nr. 6, 2. Februar 2017, S. 50–51.

Veniegas, R.C. & Conley, T.D. (2000). Biological research on women's sexual orientations: Evaluating the scientific evidence. Journal of Social Issues, 56, 267–282.

Weig, W. (2000). Die Rolle von Psychiatrie und Psychotherapie in der Sexualmedizin nach der Einführung von Viagra®. Nervenarzt, 71, 218–221.

Weig, W. (2003). Psychiatrische Erkrankungen und sexuelle Dysfunktion. In W. Gaebel & H.P. Hartung (Hrsg.), Psyche, Schmerz, Sexuelle Dysfunktion (S. 85–90). Heidelberg: Springer.

Weig, W. (2006). Sexuelle Funktionsstörungen aus nervenärztlicher Perspektive. Nervenarzt, 77, 101–109.

Weig, W. (2007). Sexualität. In T. Becker, J. Bäuml, G. Pitschel-Walz & W. Weig (Hrsg.), Rehabilitation bei schizophrenen Erkrankungen (S. 231–235). Köln: Deutscher Ärzte-Verlag.

Weinberg, T.S. & Kamel, W.L. (Eds.). (1983). S and M: Studies in sadomasochism. Buffalo, NY: Prometheus.

Whitman, J.S. & Boyd, C.J. (2002). The therapist's notebook for lesbian, gay and bisexual clients. Binghamton, NY: Haworth Press.

WHO – Weltgesundheitsorganisation (Hrsg.). (1980). Diagnoseschlüssel und Glossar psychiatrischer Krankheiten. Deutsche Ausgabe der internationalen Klassifikation der Krankheiten der WHO: ICD (= International Classification of Diseases), 9. Revision, Kapitel V (Hrsg.: Degkwitz, R., Helmchen, H., Kockott, G., Mombour, W.). Berlin: Springer.

WHO – Weltgesundheitsorganisation (1991/1993 bis 2015). Internationale Klassifikation psychischer Störungen. ICD-10 Kapitel V (F). Klinisch-diagnostische Leitlinien (1./2. Aufl., Hrsg.: H. Dilling, W. Mombour, M.H. Schmidt & E. Schulte-Markwort). Bern: Huber. [Dem vorliegenden Werk zugrunde gelegt wurde die 10. Auflage (2015), Hrsg.: H. Dilling, W. Mombour, M.H. Schmidt unter Mitarbeit von E. Schulte-Markwort und H Remschmidt].

Wolf, C. (1979). Bisexualität. Frankfurt/M.: Goverts.

Zinik, G. (1985). Identity conflict or adaptive flexibility? Bisexuality reconsidered. Journal of Homosexuality, 11 (1/2), 7–19.

Zinik, L. (1996). Working with single people. In D. Davies & C. Neal (Eds.), Pink therapy (pp. 89–100). Buckingham: Open University Press.

Zucker, K.J. & Bradley, S.J. (1995). Gender identity disorder and psychosocial problems in children and adolescence. New York: Guilford Press.

Zuger, B. (1984). Early effeminate behavior in boys: Outcome and significance for homosexuality. Journal of Nervous and Mental Disease, 172, 90–97.

Sachwortverzeichnis

A
Abwehrbisexualität 19, 65
Abweichung
– vs. Normalität 120, 161
Adoption 54
Adrenogenitales Syndrom 81
Affirmative Psychotherapie 41
– bei Geschlechtsidentitätsstörungen 67
– bei Homosexualität 39
– bei Intersexualität 82
– bei Problemen der sexuellen Orientierung 39
– bei Transsexualität 71
– Bibliotherapie 43
– Leitlinien 43
– Paartherapie 50
– Psychotherapeutenmerkmale 42
Agalmatophilie 128
Androgenresistenz 80
Androgynität 19

B
Behandlungskonzepte *Siehe* Affirmative Psychotherapie bzw. Psychologische Therapie
Bibliotherapie 43
Bindungsforschung 24, 26, 135
Bisexualität 19
– Abwehrbisexualität 19, 65

C
Coming-out
– als Risikozeit 36
– Depressionsrisiko 45
– Suizidrisiko 45
Cross-Dressing 69, 131
Crossing 124

D
Dildo 38
Dyspareunie 98

E
Ejaculatio praecox 94
– Behandlung 112
Ejaculatio retarda 94

Erektionsstörungen 93
– Behandlung 112
Erotophonie 124
Erwartungsangst 101
Essstörungen 48
Exhibitionismus 136
– Alternativdiagnosen 136
– Epidemiologie 137
– rechtliche Aspekte 137

F
Fetischismus 127
– Fetisch und Geschlecht 130
– Kritik der Diagnose 127
Frotteurismus 137
– Epidemiologie 138
– rechtliche Aspekte 138

G
Geschlecht 14
– Biologie 61
– chromosomal 76
Geschlechtsambiguität *Siehe* Intersexualität
Geschlechtsdysphorie 55 ff., 61
Geschlechtsidentität 14 f., 34
– Entwicklung 62
Geschlechtsidentitätsstörung 55, 57
– Entwicklung 62
– in der Jugend 59
– in der Kindheit 58
– Prognose 68
– psychologische Therapie und Beratung 67
Geschlechtskrankheiten 37
Geschlechtspartnerorientierung 14, 34
Geschlechtsrolle 14, 16
– nicht-konformes Verhalten 26, 58
Gonadendysgenesie 78

H
Hegarstifte 114
Hermaphroditismus 77
Heterosexismus 45
Heterosexualität
– Entwicklung 28, 61
HIV

- Aufklärungskampagnen   38
- Risikozeit   37
Homophobie   45
- internalisierte   50
Homosexualität
- Coming-out   31, 44f.
- Diagnosewandel bis zum Verzicht   23
- Entwicklung   13, 23, 25, 28, 61
- Homosexuelle als Eltern   52
- Identitätsambivalenz   46
- im Tierreich   13
- nicht-geschlechtsrollenkonformes Verhalten   61
- Paartherapie   50
- Partnerschaftsmodelle   51
- Psychopathologisierung   162
- Selbstpräsentation   47
- Suizidrisiko   37
Hypersexualität   95

I

Impulskontrollstörung   123
Infibulation   159
Insemination   53
Intersexualität   55, 57, 74
- Adrenogenitales Syndrom   81
- Androgenresistenz   80
- Hermaphroditismus   77
- Klinefelter-Syndrom   77
- Pseudo-Hermaphroditismus   79
- psychologische Therapie und Beratung   82
- Testikuläre Feminisierung   80
- Turner-Syndrom   78
- Zuweisung des Geschlechts   57, 82
Inzest   141

K

Klinefelter-Syndrom   77
Koprophilie   127
Körperbildstörungen   48
Krisenzeit Adoleszenz   100

M

Masturbation   157
- als eigenständige Sexualform   167
Masturbationswahnsinn   159

N

Nekrophilie   124, 127
Normalität
- vs. Abweichung   120, 161

O

Ödipus-Komplex   24
Onanie   158

P

Paartherapie *Siehe auch* Systemische Sexualtherapie
- bei Homosexualität   50
Pädophilie *Siehe auch* Sexueller Missbrauch
- Diagnostik   140
- Differenzialdiagnostik   141
- psychologische Therapie   150
- rechtliche Aspekte   142
- vs. Inzest   141
- vs. Sexueller Missbrauch   141
Paraphilie   120
- Alternativdiagnosen   144
- Ätiologie   143
- Behandlungswirkungen   148
- bei Frauen   125
- bei Männern   124
- Epidemiologie   123
- im DSM-5 und in der ICD-10   122
- Pathogenese   143
- psychologische Therapie   150
- vs. Impulskontrollstörung   123
Partnerschaftserwartungen   102
Partnerwahl   18
Passagere serielle Monogamie   19, 51
Peeping   134
Phimose   94
Priapismus   94
Pseudo-Hermaphroditismus   79
Psychiatrie   157, 160
- Kritik am Krankheitsmodell   121
Psychologische Therapie
- bei Geschlechtsidentitätsstörungen   67
- bei Intersexualität   82
- bei Periculären Paraphilien   150
- bei Problemen der sexuellen Orientierung   39
- bei Sexualdelinquenz   150
- bei sexuellen Funktionsstörungen   110
- bei Transsexualität   71
- Psychodynamische Therapie   41f.
- Systemische Sexualtherapie   116
- Verhaltenstherapie   42
Psychopathia Sexualis   127, 161

R

Rechtliche Aspekte
- Adoption 54
- Embryonenschutzgesetz (EschG) 53
- Exhibitionismus 137
- Frotteurismus 138
- Homosexuelle als Eltern 53
- Pädophilie 142
- Sexueller Missbrauch 142
- Sexueller Sadismus 139
- Transsexuellen-Gesetz 70
- Vergewaltigung 140
- Voyeurismus 136

S

San Franciso-Studie 26
Sensualitätstraining 110
Sex Flush 86
Sexualberatung 109
Sexualdelinquenz
- Ätiologie 145
- Behandlungswirkungen 148
- psychische Störungen bei Sexualdelinquenten 136
- psychologische Therapie 150
- Rückfallprävention 153
Sexualität
- Entwicklung 76
- generischer Binarismus 64
- im hohen Alter 31
- prokreativ 122
- rekreativ 122
- sexuelle Aktivität 169
Sexualleben
- im Verlauf der Partnerschaft 84
- in Kindheit und Jugend 58
Sexualtherapie
- Sensualitätstraining 110
- Voraussetzungen 110
Sexuelle Funktionsstörungen 136
- Appetenz-Störungen 92, 96
- Arzneimittel induzierte Störungen 105
- Ätiologie 99
- Behandlung ohne Partner 114
- bei der Frau 96
- bei psychischen Störungen 106
- beim Mann 92
- Diagnose-Voraussetzungen 84, 88
- Diagnostik 90
- Dyspareunie 94, 98
- Ejaculatio praecox 94
- Ejaculatio retarda 94
- Epidemiologie 89
- Erektionsstörungen 93
- Hypersexualität 95
- körperliche Ursachen 103
- multifaktorielle Bedingungen 85
- Orgasmusstörungen 94, 98
- Phänomenologie 88
- Priapismus 94
- psychische Ursachen 100
- Sexuelle Aversion 92, 96
- somatogene Ursachen 102
- Systemische Sexualtherapie 116
- Vaginismus 97
- Versagen genitaler Reaktionen 93, 97
Sexuelle Orientierung 18
- Androgynität 19
- Bisexualität 18
- Endokrinologie 21
- Entwicklung 23, 25, 58
- Entwicklung und Entwicklungspsychologie 13
- Exotic Becomes Erotic 28
- Genetik 21
- geschlechtsrollenkonformes Verhalten 61
- Heterosexualität 61
- Homosexualität 56, 61
- Intersexualität 56, 74
- Kindheit und Jugend 28
- Monosexualität 19
- Passagere serielle Monogamie 20, 51
- Transsexualität 56, 61, 69
Sexuelle Reaktionszyklus 85
Sexueller Fetischismus Siehe Fetischismus
Sexueller Missbrauch
- psychologische Therapie 150
- rechtliche Aspekte 142
- vs. Pädophilie 141
Sexueller Sadismus 138
- Periculärer Sexueller Sadismus 139
- rechtliche Aspekte 139
- sexuell sadistische Gewalt 139
Soziale Angst und Phobien 136
Spannen 134
Squeeze-Technik 112
Stigmatisierung 34
Störung der Geschlechtsidentität Siehe Geschlechtsidentitätsstörung
Systemische Sexualtherapie 116

– Ideales Sexuelles Szenario   117
– Phasenverlauf   117
– Therapie sexueller Luststörungen   117

T

Teasing-Technik   112
Transgenderismus   55, 64
Transsexualität   55, 69
– affirmative Psychotherapie   71
– Entwicklung   61, 69
– im DSM-IV-TR und in der ICD-10   55
– primär vs. sekundär   69
– Standards der Behandlung   71
– Transgenderismus   64
– vs. Transvestitismus   61, 70
Transsexuellen-Gesetz   70
Transvestitismus
– Motive, Bedürfnisse   131
– Psychotherapie?   131
– Transgenderismus   65

– vs. Transsexualität   61, 65
Turner-Syndrom   78

U

Urophilie   127

V

Vaginismus   97
– Behandlung   113
Vergewaltigung
– rechtliche Aspekte   140
– sexuell sadistische Gewalt   139
Vibrator   38
Voyeurismus   134
– Alternativdiagnosen   135
– Behandlung   135
– rechtliche Aspekte   136

Z

Zoophilie   124

Das Standardwerk vollständig überarbeitet

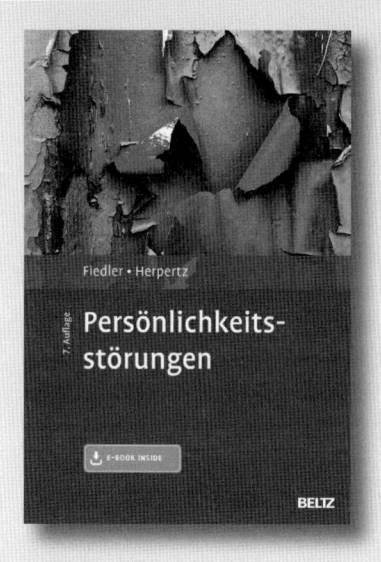

Patienten mit Persönlichkeitsstörungen – für Therapeuten eine Herausforderung, weil sie als schwierig gelten. Aber ist das wirklich so? Neuere Forschungen legen nahe, dass auch Patienten mit Persönlichkeitsstörungen für Änderungen empfänglich sind und erfolgreich behandelt werden können.

In der 7. Auflage des Klassikers geben Peter Fiedler und Sabine Herpertz den aktuellen Forschungsstand wieder. Zu zehn Persönlichkeitsstörungen erfahren die Leser alles über Ätiologie, Diagnostik und Behandlung. Dabei wird besonders auf die Diagnostik nach ICD-10 und DSM-5 eingegangen, sowohl das empfohlene Vorgehen in Sektion II wie auch das Alternativ-Modell in Sektion III. Ein Ausblick auf die ICD-11 rundet diese umfassende Übersicht ab, die auch das Konzept »Persönlichkeitsstörungen« kritisch beleuchtet.

Peter Fiedler • Sabine Herpertz
Persönlichkeitsstörungen
Mit E-Book inside
2016. 548 Seiten. Gebunden.
ISBN 978-3-621-28013-6

Dieses Buch ist auch als E-Book erhältlich.
ISBN 978-3-621-28334-2

Neu in der 7. Auflage:
▶ Neurobiologie und Genetik
▶ Ätiologie, Diagnostik und Behandlung der Persönlichkeitsstörungen in einem Kapitel
▶ Diagnostische Kriterien nach DSM-5

Die Arbeit mit Paaren sicher meistern

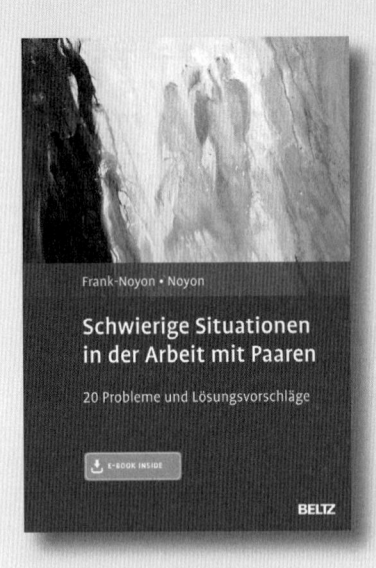

Alibi-Veranstaltungen, enttäuschte Elternpaare, sexuelle Lust(losigkeit): Die Arbeit mit Paaren in Therapie und Beratung kann eine große Herausforderung sein. Eva Frank-Noyon und Alexander Noyon zeigen, wie diese gut zu meistern ist.

Die erfahrenen Paartherapeuten stellen Lösungsmöglichkeiten für schwierige Situationen vor, die in der Arbeit mit Paaren häufig auftreten. Fallbeispiele veranschaulichen die jeweilige Situation, die anschließend hinsichtlich der behandlungsrelevanten Merkmale analysiert wird. Konkrete Interventionsideen, Beispieldialoge und Dos und Don'ts dienen als hilfreiche Wegweiser für das eigene therapeutische Vorgehen.

Aus dem Inhalt
Abwertende Paare • Affären • Extreme Eifersucht • Finanzen • Fordernde Paare • Intellektualisierende Paare • Patchwork-Paare • Psychische Erkrankungen • Schicksalhafte Krisenzustände • Angeheiratete Familie • Privatsphäre und Geheimnisse • Unerfüllter Kinderwunsch • Vorwürfe u. a.

Eva Frank-Noyon •
Alexander Noyon
**Schwierige Situationen
in der Arbeit mit Paaren**
20 Probleme und Lösungsvorschläge. Mit E-Book inside
2016. 352 Seiten. Gebunden
ISBN 978-3-621-28316-8

Dieses Buch ist auch als E-Book erhältlich.
ISBN 978-3-621-28327-4

Verlagsgruppe Beltz • Postfach 100154 • 69441 Weinheim • www.beltz.de